PEGADAS NO RIO, SOMBRAS NO TEMPO

CIP-BRASIL. CATALOGAÇÃO NA PUBLICAÇÃO
SINDICATO NACIONAL DOS EDITORES DE LIVROS, RJ

P422

Pegadas no rio, sombras do tempo : biografias, histórias de vida e trajetórias africanas / organização Matheus Serva Pereira, Silvio de Almeida Carvalho Filho, Washington Nascimento. - 1. ed. - São Paulo : Selo Negro, 2024.
288 p. ; 24 cm.

Inclui bibliografia
ISBN 978-85-8455-013-5

1. Africanos - História. 2. África do Sul - História. 3. África do Sul - Aspectos culturais. I. Pereira, Matheus Serva. II. Carvalho Filho, Silvio de Almeida. III. Nascimento, Washington.

24-94048
CDD: 960
CDU: 94(680)

Gabriela Faray Ferreira Lopes - Bibliotecária - CRB-7/6643

www.selonegro.com.br

Compre em lugar de fotocopiar.
Cada real que você dá por um livro recompensa seus autores
e os convida a produzir mais sobre o tema;
incentiva seus editores a encomendar, traduzir e publicar
outras obras sobre o assunto;
e paga aos livreiros por estocar e levar até você livros
para a sua informação e o seu entretenimento.
Cada real que você dá pela fotocópia não autorizada de um livro
financia o crime
e ajuda a matar a produção intelectual de seu país.

PEGADAS NO RIO, SOMBRAS NO TEMPO

Biografias, histórias de vida e trajetórias africanas

Matheus Serva Pereira
Silvio de Almeida Carvalho Filho
Washington Nascimento

(orgs.)

PEGADAS NO RIO, SOMBRAS NO TEMPO
Biografias, histórias de vida e trajetórias africanas
Copyright © 2024 by autores
Direitos desta edição reservados para Summus Editorial

Editora executiva: **Soraia Bini Cury**
Coordenação editorial: **Janaína Marcoantonio**
Preparação: **Mariana Marcoantonio**
Revisão: **César Carvalho**
Capa: **Delfin [Studio DelRey]**
Projeto gráfico: **Crayon Editorial**
Diagramação: **Natalia Aranda**

Selo Negro Edições
Departamento editorial
Rua Itapicuru, 613 — 7º andar
05006-000 — São Paulo — SP
Fone: (11) 3872-3322
http://www.selonegro.com.br
e-mail: selonegro@selonegro.com.br

Atendimento ao consumidor:
Summus Editorial
Fone: (11) 3865-9890

Vendas por atacado:
Fone: (11) 3873-8638
e-mail: vendas@summus.com.br

Impresso no Brasil

— *O barco está lá, na curva do rio. Lá dentro está o remo.*

— *E, depois, onde guardo a canoa?*

— *Não se preocupe, ela vem sozinha de volta.*

Mwadia sorriu, sem esconder alguma desconfiança. O curandeiro enrugou a voz, realçando em tom de desagrado.

— *Você está a duvidar, comadre?*

— *Deixe, Lázaro, não me dê importância.*

— *Há muito que quero dizer isto, Mwadia Malunga: você ficou muito tempo lá no seminário, perdeu o espírito das nossas coisas, nem parece uma africana.*

— *Há muitas maneiras de ser africana.*

— *É preciso não esquecer quem somos...*

— *E quem somos, compadre Lázaro? Quem somos?*

Mia Couto, *O outro pé da sereia.*

SUMÁRIO

Prefácio 9
Teresa Cruz e Silva

Apresentação 11
Matheus Serva Pereira, Silvio de Almeida Carvalho Filho e Washington Nascimento

1. Biografias, histórias de vida e trajetórias africanas: aproximações a um
   debate teórico-metodológico 15
Matheus Serva Pereira e Washington Nascimento

2. A candace Amanishakheto e a força do feminino: uma análise a partir da
   cultura material de Cuxe (África, I AEC-I EC) 27
Fernanda Chamarelli de Oliveira

3. António de Oliveira de Cadornega e o contexto de escrita da obra *História
   geral das guerras angolanas* 47
Priscila Weber

4. Kafuxi Ambari: a trajetória de um título político 65
Crislayne Alfagali

5. Luhuna, o "cirurgião das chuvas": poder, agências e guerras de um nkhumbi
   (sudoeste africano, XIX-XX) 91
Washington Nascimento

6. Tomé Agostinho das Neves: a inglória denúncia do racismo e do
colonialismo em São Tomé e Príncipe 117
Augusto Nascimento

7. Carlos Estermann: cientista, missionário e pesquisador das culturas do
sudoeste angolano (1925-1976) 147
Inês Almeida Silva Oliveira

8. Aline Sitoé Diatta e a resistência diola em Casamance 161
Mariana Bracks Fonseca

9. Joseph Ki-Zerbo e suas dimensões políticas e educacionais 181
Mariana Gino

10. Uanhenga Xitu: o percurso do enfermeiro em direção ao nacionalista 201
Nathalia Rocha Siqueira

11. Pepetela: nas trincheiras da memória (1962-1975) 221
Carolina Bezerra Machado

12. Paulo Freire em Angola: esperança e melancolia na reconstrução nacional
angolana (1961-1991) 239
Priscila Henriques Lima

13. O bispo Jaime Gonçalves: perspectivas que desafiam as narrativas oficiais
em Moçambique 259
Silas Fiorotti

PREFÁCIO

Esta belíssima coletânea de textos, reunidos por Matheus Serva Pereira, Silvio de Almeida Carvalho Filho e Washington Nascimento, convida-nos a viajar por algumas regiões do continente africano, passando pelas margens do Mar Vermelho, fixando-se mais no Atlântico e a Ocidente e descendo para o Índico.

Como o título da obra já indica, os coautores, a partir de biografias, histórias e trajetórias de vida, trazem uma valiosa contribuição ao debate sobre questões metodológicas referentes ao uso e à validação de fontes históricas, através de diversos recursos documentais. Ao mesmo tempo que "dão voz" e visibilidade a protagonistas da história da África, relembram-nos constantemente que os percursos desses atores não podem ser descontextualizados das temporalidades em que viveram. Retomam, assim, Amílcar Cabral ou Eduardo Mondlane, dois líderes históricos dos movimentos de libertação na África, e suas preocupações sobre a necessidade permanente de partirmos das nossas realidades quando analisamos o nosso continente, levando-nos ainda a reviver as teses de Mahmood Mamdani, ou as de Paulin Hountondji, sobre a vigilância a se manter na produção científica para não incorrermos no risco de nos fixarmos num conhecimento por analogia, permanecendo reféns de quadros teóricos produzidos fora dessas mesmas realidades. Assim, os capítulos que compõem este livro abrem vários espaços para muitos outros debates ontológicos e epistémicos que norteiam as ciências sociais e as humanidades em nossos dias.

Produzido no âmbito do grupo de pesquisa Áfricas: Sociedade, Política e Cultura (Uerj-CNPq), esta coletânea, ao cruzar diferentes geografias e temporalidades, apresenta uma riqueza de abordagens, que nos ajudam a (re)ler temas como resistência, emancipação, cultura, construção de heróis, racismo e nacionalismo, entre muitos outros, constantemente problematizados pelos seus autores. São leituras que nos trazem igualmente discussões sobre alguns conceitos e sua operacionalização, introduzindo autores contemporâneos, para realçar o papel dos sujeitos africanos na história da África.

Um destaque particular pode ser dado às análises que nos trazem percursos de mulheres e relações de poder, com ênfase nas relações entre poder e gênero. Ao problematizar esses conceitos e apoiar-se na abordagem de renomadas feministas, como Ifi Amadiume ou Oyèrónké Oyěwùmí, entre outras autoras invocadas, essas análises buscam, mais uma vez, uma leitura a partir do continente.

Em suma, este é um livro convidativo e reflexivo sobre as diversas formas de ler o continente africano, trazendo-nos importantes contribuições entre um passado mais remoto e um mais contemporâneo, para enriquecer a história do que hoje são o Sudão, Mali, Senegal, Angola, São Tomé e Príncipe, e, mais ao sul, Moçambique.

Estou certa de que as questões levantadas pelos diferentes autores representam um estímulo para um questionamento permanente às fontes e sua problematização, e para novas discussões de caráter epistemológico na busca de novos debates teóricos.

Maputo, 2 de julho de 2024
Teresa Cruz e Silva (Universidade Eduardo Mondlane, Moçambique)

APRESENTAÇÃO

MATHEUS SERVA PEREIRA
SILVIO DE ALMEIDA CARVALHO FILHO
WASHINGTON NASCIMENTO

Este livro é resultado dos trabalhos realizados pelo grupo de pesquisa Áfricas: Sociedade, Política e Cultura (Uerj-CNPq). Foi construído a muitas mãos desde o ano 2021. O desejo era dar mais um passo na trajetória do grupo, criado em 2015, evidenciando as produções dos membros e cristalizando o seu amadurecimento.

Uma das características do grupo é a pluralidade das pesquisas realizadas pelos seus integrantes. Por conta disso, nossa primeira reflexão foi sobre o que tínhamos em comum, que temas, que eixos. Afinal, o que nos une? No debate interno, percebemos que os estudos ligados a biografias, histórias de vida e trajetórias no continente africano eram um caminho partilhado por muitos de nossos pesquisadores e pesquisadoras. Com isso, começamos o trabalho de mapear as pesquisas (dissertações e teses), bem como acionar uma ampla rede de pesquisadores e pesquisadoras experientes que vinham colaborando com as atividades realizadas pelo grupo. Foi nesse esforço coletivo que nasceu a coletânea *Pegadas no rio, sombras no tempo — Biografias, histórias de vida e trajetórias africanas*, organizada por Matheus Serva Pereira, Silvio de Almeida Carvalho Filho e Washington Nascimento.

O livro é composto de 13 capítulos, que, cronologicamente, vão desde o século I Antes da Era Comum (AEC), na região do Sudão antigo, até o século XXI, no Moçambique independente. A amplitude temporal e espacial tem como objetivo apresentar a elasticidade do recurso teórico-metodológico que permeia todos os textos, os muitos arquivos que nos permitem investigar o passado africano e abarcar uma variedade de contextos africanos.

No primeiro capítulo, Matheus Serva Pereira e Washington Nascimento apresentam, justamente, uma aproximação aos muitos debates que atravessam a escrita da história por meio das biografias, histórias de vida e trajetórias, bem como sua aplicabilidade no campo da história da África. O capítulo subsequente, que explora as muitas possibilidades e os desafios teórico-metodológicos do tipo de abordagem que propomos ao longo do livro, é o de Fernanda Chamarelli de Oliveira. A autora aborda a questão das mulheres que assumiram importantes papéis nas esferas social e política de Cuxe, região da Núbia (atual Sudão), entre os séculos I AEC e I EC.

O terceiro capítulo, de Priscila Weber, analisa a história dos manuscritos de Oliveira de Cadornega, produzidos, originalmente, no século XVII. Ao acompanhar o contexto em que o livro foi produzido, a autora se debruça sobre as muitas Angolas existentes naquele período e o modo como a história da região se conecta com outras partes do mundo. O capítulo seguinte, de Crislayne Alfagali, ao propor de maneira inovadora a biografia de um título de poder, consegue nos apresentar um texto instigante que, de forma vasta e detalhada, cruza bibliografia e fontes. Com isso, a autora apresenta a complexidade das relações de poder entre as autoridades africanas da região de Kisama, atual Angola, e da diplomacia que estabeleceram com os europeus, especialmente no século XVIII.

O quinto capítulo, de Washington Nascimento, analisa a complexidade das agências africanas no contexto oitocentista de expansão colonial europeia na África a partir da trajetória do "guerrilheiro" e "cirurgião das chuvas" Luhuna. Importante liderança dos nkhumbi nas duas últimas décadas do século XIX, o líder político e militar liderou uma resistência armada contra a ação colonial portuguesa no sudoeste angolano. O capítulo 6, de Augusto Nascimento, dedica sua análise à vida e à obra de Tomé Agostinho das Neves, prolixo escritor são-tomense, que viveu entre finais do século XIX e início do XX, tendo sido, muito por conta de suas opiniões sobre o colonialismo, esquecido do panteão de intelectuais de São Tomé e Príncipe estabelecido no período pós-colonial.

Retornando para o território atual de Angola, temos o capítulo de Inês Almeida Silva Oliveira, que alarga a ideia de "sujeitos africanos" ao refletir sobre como a trajetória de Carlos Estermann, missionário etnólogo francês, está imbricada à história do sudoeste angolano. O capítulo 8, de Mariana Bracks Fonseca, nos leva para onde hoje é o atual Senegal. A autora aborda a história da dominação e exploração colonial francesa no território, ao longo dos séculos XIX e XX, por meio de uma análise detalhada da vida e das resistências ao colonialismo por parte de Aline Sitoé Diatta e sua família.

No nono capítulo, Mariana Gino nos traz uma abordagem singular da vida e obra de Joseph Ki-Zerbo. Nascido no Alto Volta, quando o país ainda era colonizado pela França, vivenciou intensamente os processos de descolonização e as vicissitudes na construção das nações africanas. Intelectual, professor, historiador, político, Ki-Zerbo foi um sujeito rotulado de muitas maneiras ao longo de sua complexa trajetória. A autora nos mostra como todas essas formas distintas para nomear a atuação de Ki-Zerbo devem levar em consideração a relação que ele estabeleceu ao longo da vida com a religião católica, sua militância anticolonial e a sala de aula.

Os capítulos seguintes, respectivamente de autoria de Nathalia Rocha Siqueira e Carolina Bezerra Machado, abordam dois importantes literatos angolanos: Uanhenga Xitu e Pepetela. De maneira minuciosa, lançando-se sobre um manancial de fontes — arquivísticas e literárias —, ambas intercalam a produção literária dos escritores com suas trajetórias de vida e experiências, que foram fundamentais para a história do colonialismo e do pós-colonialismo de Angola.

No capítulo 12, Priscila Henriques Lima conecta dois lados do oceano Atlântico, mais especificamente o Brasil e Angola, apresentando-nos como o pensamento do intelectual brasileiro Paulo Freire foi impactado por sua experiência na África e, ao mesmo tempo, como sua proposta de educação se fez presente nos anos iniciais da independência angolana. Por último, o capítulo de Silas Fiorotti, dedicado ao bispo Jaime Gonçalves, avança em uma problematização das narrativas oficiais sobre a história moçambicana, apresentando-nos as muitas disputas pelos significados do passado recente do país.

O mapa dos capítulos auxilia o(a) leitor(a) a se guiar na diversidade, podendo escolher livremente a paragem em que deseja estar por mais tempo. Afinal, há muitas maneiras de se ler um livro, assim como há muitas maneiras de ser africano(a).

1 BIOGRAFIAS, HISTÓRIAS DE VIDA E TRAJETÓRIAS AFRICANAS: APROXIMAÇÕES A UM DEBATE TEÓRICO-METODOLÓGICO

MATHEUS SERVA PEREIRA
WASHINGTON NASCIMENTO

Na década de 1960, ao longo das muitas reuniões realizadas em vários países, como Gana e Costa do Marfim, para se pensar as balizas da construção de uma história africana, foram acordados os eixos principais que poderiam ser vistos com maior ou menor intensidade nos livros da coleção História Geral da África, coordenada pela Organização das Nações Unidas para a Educação, a Ciência e a Cultura (Unesco), dedicada à escrita do passado africano a partir do próprio continente. O regionalismo, por exemplo, tinha como objetivo estabelecer o foco nos processos de longa duração, em que os fatores de adequação ecossistêmica dos povos sobre o seu meio circundante se tornam os elementos dominantes na explicação histórica. Outro desses eixos foi o difusionismo interafricano, que consiste em uma abordagem que diz respeito ao fato de que as dinâmicas fundamentais da história da África estão diretamente relacionadas a fenômenos internos próprios. Com destaque, foi estabelecida uma defesa do que veio a ser designado como "sujeito africano". A ideia era contrapor-se a uma escrita do passado africano que tinha a ação de sujeitos externos, sobretudo brancos europeus, como centro ao narrar a história do continente. Nesse sentido, o centro da nova narrativa do mundo que emergia fruto dos movimentos de libertação e que planejava novas sociedades pós-descolonizações deveria ser construído a partir de uma análise da história da África que privilegia as ações, sobretudo políticas, de africanos e africanas.[1]

Esse não é, necessariamente, um fenômeno recente. Desde, pelo menos, finais do século XVIII e meados do século XIX, tanto africanos escravizados que conseguiram conquistar sua liberdade como homens negros nascidos nas Américas que lidaram dia a dia com a luta contra a escravidão e o racismo publicaram autobiografias para transmitir as experiências traumáticas pelas quais passaram, utilizando a escrita de si como ferramenta política de transformação.[2] Em uma perspectiva acadêmica, especialmente em vertentes historiográficas que se apresentam tendo como uma de suas principais premissas a luta contra as muitas formas de racismo, como é o caso dos estudos da diáspora africana e das afro-américas, o uso da ferramenta metodológica e da estrutura narrativa biográfica ou da escrita de si como instrumento de posicionamento político e forma de produção analítica sobre o passado é constitutivo dos campos.[3] Integrando uma tendência global que perpassou o século XX, o protagonismo de africanas e africanos como agentes de suas próprias histórias tornou-se uma prerrogativa da historiografia sobre a África proposta pela coleção da Unesco e, ao mesmo tempo, a transcendeu.

Desde meados dos anos 1970, a emergência da escrita da África a partir de premissas distintas daquelas existentes no período colonial teve nas biografias uma importante metodologia para a construção de um passado em premissas pós-coloniais. Como apresenta Heather Hughes, esse fenômeno, com suas múltiplas formas e variados temas e preocupações, transitou ao longo do tempo e do contexto, ganhando distintos significados políticos que andaram conjuntamente com os tipos escolhidos para serem biografados, assim como as maneiras como foram interpretados.[4] Fossem sobre um indivíduo específico, sobre uma coleção de pequenos textos tendo como base trajetórias específicas, ou sobre um coletivo de pessoas (trabalhadores, intelectuais, enfermeiros etc.), as análises biográficas mostram que sempre houve uma íntima relação entre construção da nação, escrita do passado e quem possui o poder para ditar o que deve ser contado e como o passado deve ser reescrito. As biografias, as histórias de vida e as trajetórias pessoais foram promovidas dentro de uma série de dinâmicas relacionadas à elaboração de "historiografias nacionalistas e patrióticas", que colocavam a história a serviço da nação.[5] Não à toa, na primeira década do século XXI, após anos de disputas em torno dos muitos significados que envolviam as independências africanas, os projetos de nação, o papel do indivíduo na história e os processos de construção de identidades coletivas nos contextos africanos pós-coloniais — tanto os coletivistas transnacionais pan-africanistas como aqueles circunscritos aos projetos nacionalistas —, a bibliografia especializada identificou e posicionou-se contrária ao pêndulo entre a hagiografia e a demonização existente nas biografias produzidas em e a partir dos contextos africanos.[6]

É relevante ressaltar que, concomitantemente ao fenômeno da construção da história da África como campo de pesquisa acadêmica, a história como campo de pesquisa passava por intensas transformações. Muitos já apontaram para as variadas maneiras pelas quais o estudo do passado foi repensado a partir dos anos 1960. Não é nosso objetivo revisitar essa questão. Porém, colocando essas transformações para dialogar com a historiografia sobre o passado africano a partir de uma perspectiva pós-colonial, encontramos interessantes interconexões com os debates historiográficos teórico-metodológicos, sobretudo das variadas escalas de análise, que reformularam as maneiras como direcionamos nossas perguntas para e sobre o passado. A micro-história italiana, por exemplo, com grande impacto nas muitas vertentes historiográficas após os anos 1960-1970, foi traduzida para outras regiões por meio da adoção de um estilo de escrita narrativa que não necessariamente esteve ou está presente nas definições de seus principais autores. De fato, os primeiros trabalhos produzidos na Itália que se identificavam com a alcunha de micro-história tiveram como perspectiva apresentar o passado como um lugar não familiar para o presente. Um dos objetivos era o de desconstruir uma linearidade entre tempos históricos, apresentando, com isso, novos e inesperados olhares para fenômenos conhecidos. Em contraste, a história narrativa inspirada pela micro-história apresenta como um de seus objetivos o de nos aproximar do passado, permitindo que os leitores e as leitoras se sintam parte de um tempo histórico prévio que foi perdido ou, principalmente, silenciado. Nesse sentido, a tradução de um conjunto, não necessariamente uniforme ou coeso, de pressupostos identificáveis com a micro-história italiana promoveu uma valorização da escrita da história a partir da maneira como indivíduos — de origem, gênero, raça ou classe diversos — poderiam nos guiar sobre processos e eventos históricos.[7] Para os contextos africanos, o racismo e a dominação colonial seriam os grandes agentes silenciadores de um passado que estava ainda por ser desbravado.

A revalorização do indivíduo como objeto da história, em concomitância com a defesa de novas possibilidades de análise que levassem em consideração variadas escalas, com a potencialidade de trazer à tona sujeitos, eventos, fenômenos ou processos antes marginalizados, impactou de imediato a escrita da história da África e o olhar privilegiado para o emprego do recurso biográfico. Porém o uso da biografia em contraposição ao domínio colonial estimulou, primordialmente, uma produção bastante tradicional no que tange aos tipos que mereciam ser biografados. A crítica à valorização das grandes estruturas sociais e dos grandes modelos explicativos, presente na guinada historiográfica que buscou apresentar a pluralidade, as incertezas e os descaminhos existentes no passado, não encontrou acolhimento no justificável desejo dos movimentos de libertação de empregarem a história como ferramenta crítica ao racismo colonial e como local para a consolidação das identidades nacionais em construção.

Essas dinâmicas, ao mesmo tempo que trouxeram consigo questões sobre o papel do indivíduo na e para a história, elencaram como personagem privilegiado de abordagem na historiografia africanista aqueles sujeitos cujas biografias e trajetórias de vida tinham impactado a formação da nação, fosse por meio de suas ações nas lutas de libertação ou do processo de seleção de heróis — do presente e de um passado mais longínquo — que representavam as resistências contra o poder dominador colonial.

Muitos dos países africanos que haviam conseguido conquistar sua independência na segunda metade do século XX patrocinaram a produção de biografias ou autobiografias de seus "grandes cidadãos". Escrever sobre esses sujeitos, selecionando quem deveria entrar para o panteão dos heróis nacionais e por que deveria fazê-lo significava, sobretudo, a defesa da soberania nacional e do direito a um passado que lhes fora negado quando do período de subjugação ao poder europeu. A significativa quantidade de histórias de vida construídas em torno dos principais nomes dos processos de independência e das diferentes transições vivenciadas pelos países africanos depois do fim do colonialismo ou dos regimes racistas de exceção é um exemplo dessa valorização do estudo de trajetórias de vida e de biografias como ferramentas de acesso ao passado e de promoção de projetos políticos de libertação. O sul-africano Nelson Mandela é, sem dúvida, aquele que reúne a maior quantidade de biografias, com um quase incontável número de livros, filmes e documentários, que construíram uma verdadeira indústria ao redor das narrativas sobre sua vida. Muitos outros, predominantemente homens, e por diferentes motivos, também costumam ser objeto de investigação, como é o caso do senegalês Leopold Senghor ou do guineense Amílcar Cabral. De modo geral, é perceptível a correlação entre os indivíduos que mais comumente tiveram sua vida retratada pela bibliografia, com o enquadramento dessas trajetórias em *scripts* que correspondessem às expectativas sobre a formação e a ação de lideranças africanas — sobretudo no século XX —, e os processos de investigação ou invenção presentes no esforço de construção de heróis para as nações africanas independentes.

É evidente que a proliferação de investigações que partem da análise de trajetórias de vida para a apreciação crítica de processos e contextos históricos teve um avanço significativo desde meados dos anos 1960 e 1970.[8] As biografias, histórias de vida e trajetórias — individuais ou coletivas — como ponto de partida para o estudo da complexidade africana e a escrita da história da África não deixaram de enfrentar dilemas teórico-metodológicos semelhantes aos encontrados no exercício complexo da escrita historiográfica sobre o passado. A ampliação do campo trouxe também a ampliação do debate sobre a relação entre biografado e sociedade, entre o modo como "os indivíduos fazem a história" e "a história faz os indivíduos".[9] Os dilemas e desafios no enfrentamento da "ilusão biográfica", a relação de proximidade e distanciamento entre autor e objeto investigado, as conexões emocionais entre biografado e biógrafo, assim como entre contextos históricos, regras/expectativas sociais, práticas culturais e as liberdades — ou ausências de liberdade — das ações individuais, são, provavelmente, as principais questões transversais que permeiam as investigações históricas que avançaram com o emprego da biografia e do estudo de trajetórias de vida para a análise do passado.[10]

Apesar disso, ter o continente africano como ponto de partida para a observação histórica pode trazer novas e interessantes perspectivas para a consolidada maneira de se escrever a história por meio da biografia. Ao encararmos que a própria ideia de indivíduo, e também a maneira como compreendemos as interações existentes entre sujeito e suas muitas relações com o coletivo, com a sociedade, podem ser historicizadas e nos remeter à construção das sociedades ocidentais modernas, somos levados a considerar que diferentes sociedades, ao longo do tempo e do espaço, elaboraram maneiras distintas de contar e relembrar o passado, sobretudo por meio da oralidade, que promovem outras formas de compreender a relação indivíduo-sociedade.[11]

Mais recentemente, sobretudo a partir dos anos 1990, a emergência de novas perspectivas da historiografia africana e sobre a África, de certo modo, reorganizou a escrita da história do continente, em especial aquela produzida nas academias e por acadêmicos africanos, trazendo novas problematizações sobre os discursos nacionalistas e de libertação. Cada vez mais, a complexificação da produção acadêmica sobre o passado africano tem levado a uma proliferação de temas e abordagens e ao uso diversificado de fontes e arquivos. Destacamos que essa diversificação não trouxe consigo, necessariamente, o abandono do protagonismo e do "sujeito africano" como agentes da história. Porém, alargou significativamente o sentido dado à ideia de sujeito, trazendo para o primeiro plano, nas problematizações sobre o passado, as experiências de mulheres, "pessoas comuns", músicos, religiosos e até mesmo objetos, que passaram a ser compreendidos como passíveis de serem biografados. Outros tempos históricos também ganham destaque nas análises. O longo século XX, que permanece sendo densamente estudado, caminha ao lado de uma atenção crescente para séculos — muitos séculos — anteriores. Ao mesmo tempo, encontramos cada vez mais pesquisas sobre variados tempos e contextos históricos, que acabam por complexificar a ideia de África no singular, apresentando os muitos sujeitos e processos históricos que atravessam o continente e alimentando os debates ao redor de conceitos como afrocentrismo e africanidade.[12]

Isso não quer dizer que tenhamos entrado em um período em que a escrita de trajetórias de vida, biografias ou autobiografias esteja encontrando um campo completamente distinto daqueles existentes nos anos logo após as independências africanas iniciadas na segunda metade do século XX. Também não significa que tenha deixado de existir um interesse mercadológico — e do público em geral — de conhecer, aproximar-se ou desvendar os mistérios da vida de sujeitos do presente e do passado, sobretudo aqueles mais famosos. Inúmeras são as livrarias com sessões dedicadas exclusivamente aos muitos tipos de biografias, em geral com a foto das pessoas biografadas estampada na capa. O fenômeno de vendas da autobiografia do comediante sul-africano Trevor Noah, *Born a crime* (*Nascido do crime*), publicada originalmente em 2016, traduzida para vários idiomas e impressa em um número maior ainda de países, é um exemplo significativo de como a escrita de si, especialmente para sanar o desejo do público de familiarizar-se com o passado africano, continua tendo um forte apelo.[13]

A autobiografia de Noah abre oportunidades para que avaliemos questões relacionadas com a escrita de si, de trajetórias de vida, e com a metodologia biográfica na construção do saber histórico. O autor, ao contar a sua vida, consegue cruzar eventos singulares e contextualmente localizados com aspectos amplos das transformações históricas que permeiam seu caminhar na África do Sul dos anos 1980, 1990 e 2000. Ao apresentar-se como fruto de uma relação proibida — e perigosa — entre uma mulher xhosa sul-africana e um homem suíço-alemão, podemos observar a própria existência de Noah como um tipo de situação que muito atraiu a micro-história italiana. Referimo-nos à ideia de pesquisa histórica a partir do método do "saber indiciário" que permite desvendar o "excepcional normal", que corresponde aos sujeitos e fenômenos idiossincráticos, ou seja, pessoas, situações, eventos que, em sua singularidade, fogem às regras estabelecidas — ou esperadas — para determinado contexto histórico e que, por isso mesmo, nos auxiliam na análise de padrões e questões mais amplas. Como apresenta Carlo Ginzburg, ao comparar o trabalho do historiador com o de um investigador policial e aproximá-lo do exercício etnográfico da antropologia social, a busca pelo singular está no desejo de extrapolar — e desvendar — o não familiar, com o intuito de encontrar o que viria a ser o típico.[14] Nesse sentido, a pesquisa historiográfica é identificável não como um projeto de recuperação de fatos, mas como um exercício de seleção, interpretação e invenção, inclusive quando da nossa escolha de quem biografamos e de como contamos essa história, baseada em diferentes interações e traduções que o exercício historiográfico faz com a literatura existente, com o trabalho de campo e com seus arquivos.[15]

O exercício de conexões contextuais, históricas e disciplinares remete-nos a uma aproximação entre a proposta micro e a mais recente "virada" historiográfica para o global.[16] Conforme aponta uma extensa bibliografia, a "virada global", que, de certa forma, foi operacionalizada para uma oposição à "virada" do "micro" e, por consequência, marginalizou abordagens que privilegiam objetos de análise circunscritos tendeu a apresentar o continente africano como um apêndice de processos históricos mundiais.[17] Felizmente, o descompasso entre a história da África e a história global parece ser águas passadas.[18] De maneira semelhante, o suposto abismo intransponível entre as abordagens micro e macro tem sido sistematicamente reavaliado, com um perceptível caminhar para a construção de pontes que combinam e interconectam as escalas de análise. As palavras de Giovanni Levi, historiador que se notabilizou como um dos principais nomes da micro-história italiana e crítico da "virada global", podem ser interessantes para refletirmos sobre as muitas maneiras pelas quais biografias, escalas variadas de análise e debates teórico-metodológicos têm a potencialidade de promover aproximações em vez de distanciamentos. Ao criticar a noção da biografia como capaz de explicar o que viria a ser uma vida típica de determinado momento histórico — pois isso seria uma falsificação, considerando que nenhuma vida é igual a outra —, Levi apresenta uma definição de história como "a ciência das perguntas gerais, mas das respostas locais".[19] Portanto, na sua percepção, a micro-história pode ser compreendida como um dispositivo de alerta — ou um lembrete — da ênfase demasiada nas estruturas, nas determinações, nas camisas de força da floresta de símbolos da cultura ou das amarras socioeconômicas que impossibilitariam a existência de qualquer coisa fora do que é definido como macro. É, ao mesmo tempo, um esforço de posicionar o saber histórico constituído no processo de formulações de perguntas e no modo como dialogamos com o processo de tentar responder às perguntas que lançamos sobre o passado, mais do que nas escalas de análise propriamente ditas.

Independentemente do debate que acabamos de apresentar, as trajetórias, histórias de vida, biografias e autobiografias continuam sendo uma ferramenta importante para o acesso ao passado, tanto para nos causar estranhamentos, enxergando-o como um país estrangeiro que precisa ser desbravado, como para nos apresentar um mundo que nos é familiar, mas que tem silenciamentos sistêmicos. Nos contextos dos estudos e literaturas africanos, nos últimos anos, muitas autobiografias têm sido escritas por pessoas que veem no formato um potencial valor epistemológico de elaboração de saberes históricos. Com interessantes reverberações nos esforços acadêmicos e políticos ao redor dos significados dos processos históricos, essas publicações ganharam importância na formulação de reflexões sobre o período colonial e pós-colonial. Em Portugal, por exemplo, principalmente a partir da década de 2010, ganhou vida uma série de produções de cunho autobiográfico, com características ficcionais e não ficcionais. Elaboradas com o intuito de revisitar o passado colonial do país, essas obras foram produzidas, sobretudo, por descendentes dos colonizadores. Muitas delas revisitam memórias familiares, cruzando-as com a história de Portugal, frequentemente em um esforço de acertar contas com o passado de exploração perpetrada em solo africano.[20]

No caso do campo acadêmico, o exercício historiográfico por meio da biografia perpassa uma vigilância epistemológica feita por meio do questionamento ininterrupto da relação entre historiador e biografado. Nesse sentido, num passado relativamente recente, as biografias foram usadas de modo regular para corroborar projetos nacionais. Hoje, podemos apontar para uma complexificação dessas histórias, inclusive por meio do emprego da biografia. É assim que uma parcela importante da historiografia contemporânea sobre o passado moçambicano, por exemplo, tem revisitado as trajetórias daqueles elencados como heróis, heroínas e vilões do processo de independência e apontado para novos potenciais biografáveis. O passado enquanto campo em disputa no contexto moçambicano, como observa João Paulo Borges Coelho, tem na Frente de Libertação de Moçambique (Frelimo) e suas principais lideranças os agentes que se colocam como protagonistas da história do país, elaborando um "roteiro de libertação" que, de certa maneira, intenta monopolizar os relatos possíveis sobre o passado do país e a nação.[21] A partir da virada do século XX para o XXI, quando começaram a pulular debates sobre que passado moçambicano deveria ser contado e de que maneira, reavaliando o "roteiro de libertação", identificou-se que a escolha pela produção e publicação de autobiografias de antigos combatentes da luta armada de libertação foi uma arma importante para a consolidação das macronarrativas oficiais sobre a história de Moçambique encapsuladas pela Frelimo.[22] Ao mesmo tempo, a historiografia moçambicana tem demonstrado como são possíveis outras abordagens, por meio tanto de novos sujeitos que emergem, cabíveis de serem biografados, quanto de novos olhares para indivíduos de destaque da história de Moçambique.[23] Ou seja, as biografias continuam vivas na história e, em especial, na história da África.[24]

Nenhuma biografia é definitiva: os parâmetros adotados

A conceitualização de indivíduo, assim como a de outros conceitos de análise social, tem uma história conectada com a construção das ciências durante a modernidade europeia. Assim, a própria noção de indivíduo em contextos africanos precisa ser, constantemente, problematizada a partir das experiências concretas, no tempo e no espaço, daquilo que for biografado. Ao mesmo tempo, a artificialidade da divisão estabelecida por lógicas do pensamento europeu ocidental entre o eu-indivíduo e o nós-coletivo precisa ser questionada no sentido de que sociedade e sujeito estão em permanente entrelaçamento. Perceptível desde meados dos anos 1970, essa crítica foi aprofundada na década de 1980 com a constituição dos estudos subalternos e consolidou-se, especialmente a partir dos anos 2000, com a publicação do livro *Provincializing Europe — Postcolonial thought and historical difference* [Provincializando a Europa — Pensamento pós-colonial e diferença histórica], do historiador Dipesh Chakrabarty. Ao questionarem os limites da disciplina história, localizando-a como uma forma de conhecimento que produz um saber sobre o passado a partir de um tempo e um espaço específicos — o Ocidente moderno —, autores como Chakrabarty problematizaram lógicas lineares, sobretudo marxistas, a respeito do tempo e da agência dos sujeitos. Para o presente livro, estivemos atentos a como a crítica à pretensão universalista da disciplina história teve como um de seus pontos fulcrais o questionamento da subordinação do coletivo à figura do indivíduo, compreendendo que a própria ideia de indivíduo é "uma das formas hegemônicas pela qual a modernidade ocidental configurava a humanidade".[25] Portanto, defendemos que as distinções, especialmente para refletirmos sobre o continente africano, entre biografia — como sinônimo de ação e experiências individuais — e história — como local da sociedade, do coletivo e do contexto — devem ser, a todo custo, complexificadas.

Como apresentamos anteriormente, existe uma predominância da historiografia africana e africanista em temas ligados à história política, à história dos Estados e à história dos "grandes homens", sobretudo os heróis nacionais, que repercute na construção das abordagens biográficas restringindo o alargamento do uso desse arcabouço teórico-metodológico. Essa tendência tem uma história, e acreditamos ser importante problematizá-la por meio de exemplos de outros sujeitos biografados, inclusive que avancem para perspectivas que englobem tempos históricos não necessariamente atrelados às experiências coloniais e pós-coloniais do século XX.

Outra predominância que detectamos é a de uma aproximação com que o(a) pesquisador(a) tende a lidar com o seu objeto, muitas vezes ignorando distanciamentos analíticos e/ou adotando leituras teleológicas da vida dos indivíduos analisados. Os capítulos existentes no livro têm como intuito apresentar possibilidades e enfrentar o desafio de evitarmos a produção de "biografias heroicas" ou "biografias étnicas", que potencializam simplificações do passado, glorificam sujeitos, estereotipam as experiências africanas e acabam por tratá-las de maneira desumanizada ou fora do tempo histórico.

A questão da representatividade do biografado também nos foi fundamental durante a escrita. Como definir se um personagem é representativo de um todo ou não? E que todo é esse? Quais são as implicações políticas no tempo presente da construção de determinada biografia e não de outra? Essas foram algumas das perguntas gerais que os capítulos que compõem a coletânea intentaram enfrentar.

Por fim, não há uma forma canônica para se escrever uma biografia. O que nos guiou ao longo da elaboração do livro foi a relação que as investigações para a escrita dos capítulos estabeleceram com suas fontes e arquivos. Nenhuma fonte fala por si mesma. Assim como toda organização arquivística impõe um desafio de acesso e de possibilidades de formas de escrita da história. É no exercício historiográfico de questionamento dos objetivos e das maneiras pelas quais as fontes foram produzidas, armazenadas e disponibilizadas que elaboramos o conhecimento acadêmico histórico sobre o passado. Afinal, onde se estabelece o início do narrar uma trajetória de vida, o que é selecionado e o que fica de fora do contar a história no ato de biografar revela que nenhuma biografia é, em si, completa. Como toda escrita da história, ela responde aos interesses do(a) pesquisador(a) e ao tempo histórico no qual esse especialista está observando o indivíduo biografado, estando sujeita a toda uma série de interferências existentes em qualquer trabalho de pesquisa. Portanto, nenhuma biografia é definitiva. Muda-se o tempo, mudam-se as perguntas, alteram-se os interesses.

Notas

1. Muryatan Barbosa, "A construção da perspectiva africana: uma história do projeto História Geral da África (Unesco)". *Revista Brasileira de História*, v. 32, n. 64, p. 211-230, 2012. Disponível em: https://doi.org/10.1590/S0102-01882012000200012. Acesso em: 20 maio 2024. Uma reflexão mais profunda sobre esse tema pode ser encontrada na tese do mesmo autor: Muryatan Barbosa, *A África por ela mesma: a perspectiva africana na História Geral da África (Unesco)*. Tese (Doutorado em História Social) — Faculdade de Filosofia, Letras e Ciências Humanas, Universidade de São Paulo, São Paulo, 2012. Disponível em: https://doi.org/10.11606/T.8.2012.tde-09012013-165600. Acesso em: 20 maio 2024.

2. Ver Samuel Moore M. G. Baquaqua, *Biografia de Mahommah Gardo Baquaqua*. Joinville: Clube de Autores, 2022. Os movimentos abolicionistas, especialmente baseados no contexto estadunidense, foram prolíferos na promoção de autobiografias de ex-escravizados e ex-escravizadas, como forma de popularização das atrocidades do sistema escravista e de defesa de suas causas. Ver, dentre muitos exemplos possíveis: Olaudah Equiano, *A interessante narrativa da vida de Olaudah Equiano — Ou Gustavus Vassa, o Africano, escrita por ele mesmo*. São Paulo: Editora 34, 2022; William Wells Brown, *Narrativa de William Wells Brown, escravo fugitivo, escrita por ele mesmo*. São Paulo: Hedra, 2020; Frederick Douglass, *Narrativa da vida de Frederick Douglass e outros textos*. São Paulo: Penguin-Companhia, 2021.

3. Ver, por exemplo, Flávio dos Santos Gomes; Jaime Lauriano; Lilia Moritz Schwarcz, *Enciclopédia negra — Biografias afro-brasileiras*. São Paulo: Companhia das Letras, 2021; ou André Rebouças, *Cartas da África — Registro de correspondência, 1891-1893*. Organização de Hebe Mattos. São Paulo: Chão Editora, 2022.

4. Hunter Hughes, "African Biography and Historiography". In: *Oxford Research Encyclopedia of African History*. Oxford: Oxford University Press, 2018, p. 1-23.

5. Terence Ranger, "Nationalist historiography, patriotic history and the History of the Nation: the struggle over the past in Zimbabwe". *Journal of Southern African Studies*, v. 30, n. 2, p. 215-234, 2004.

6. Cheryl-Ann Michael, "African biography: hagiography or demonization?". *Social Dynamic*, v. 30, n. 1, p. 1-10, 2004.

7. Francesca Trivellato, "Is there a future for Italian microhistory in the age of global history?". *California Italian Studies*, v. 2, n. 1, 2011. Disponível em: https://doi.org/10.5070/C321009025. Acesso em: 21 maio 2024.

8. Um esforço coletivo que impulsionou a produção de uma série de pequenas biografias e que buscou ampliar as fronteiras da biografia para pensar o continente africano pode ser encontrado em Henry Louis Gates; Emmanuel Akyeampong; Steven J. Niven (orgs.). *Dictionary of African biography*. Oxford: Oxford University Press, 2011.

9. Hunter Hughes, *op. cit.*, p. 14.

10. Faz mais de 40 anos que essas questões perpassam o debate que estamos apresentando brevemente neste capítulo. Como exemplos, ver: Pierre Bourdieu, "A ilusão biográfica", e Giovanni Levi, "Usos da biografia". In: Marieta de Morais Ferreira; Janaina Amado. *Usos e abusos da história oral*. Rio de Janeiro: Editora FGV, 2006. Biografias, histórias de vida e trajetórias são abordagens ligeiramente diferentes, a partir de um semelhante objeto de pesquisa escolhido para o estudo do passado. No presente livro, apesar de usarmos as três palavras quase como sinônimos, podemos distingui-las da seguinte maneira: a biografia pode ser entendida como um texto preocupado em analisar processos formadores e a disseminação de influências, podendo ser de indivíduos ou mesmo de outros fenômenos, como um título no qual se preocupa com os processos formadores; as histórias de vida se concentram na análise de um percurso que tem como objeto central um determinado sujeito, acompanhando-o desde o nascimento até a morte; já as trajetórias são compreendidas como um recorte na vida de uma pessoa e, para o caso deste livro, como a relação desta com o continente africano.

11. Nesse sentido, como um exemplo de estudo de caso, ver: Babacar Fall, "Orality and life histories: rethinking the social and political history of Senegal". *Africa Today*, v. 50, n. 2, p. 55-65, Outono-Inverno, 2003.

12. Sobre o assunto, ver: Archie Mafeje, "Africanidade: uma ontologia combativa". *AbeÁfrica: Revista da Associação Brasileira de Estudos Africanos*, v. 3, n. 3, p. 315-326, out. 2019.

13. Trevor Noah. *Born a crime — Stories from a South African childhood*. Nova York: Spiegel & Grau, 2016. [Ed. bras.: *Nascido do crime — Histórias da minha infância na África do Sul*. Rio de Janeiro: Verus, 2020.]

14. Ver, por exemplo, Carlo Ginzburg, *Mitos, emblemas, sinais — Morfologia e história*. São Paulo: Companhia das Letras, 1989; ou Carlo Ginzburg; Carlo Poni, "O nome e o como: troca desigual e mercado historiográfico". In: Carlo Ginzburg; Enrico Castelnuovo; Carlo Poni, *A micro-história e outros ensaios*. Lisboa: Difel, 1989, p. 169-178.

15. Ver Ricardo Roque, "O arquivo, a coleção e o caçador: autobiografia de uma etnografia histórica". *Etnográfica*, v. 26, n. 2, p. 303-325, 2022. Disponível em: https://revistas.rcaap.pt/etnografica/article/view/32275. Acesso em: 21 maio 2024.

16 Trivellato foi pioneira em propor a costura entre as abordagens da micro-história e da "virada global". Para uma visão recente sobre o tema, ver: Deivy Ferreira Carneiro, "Micro-história e história global: decifrando os procedimentos literários e filológicos na contribuição de Carlo Ginzburg para o debate historiográfico". *Topoi*, v. 23, n. 51, p. 1037-1058, set.-dez. 2022. Disponível em: https://doi.org/10.1590/2237-101X02305121. Acesso em: 21 maio 2024.

17 Eric Burton *et al.*, "Introduction: moorings and (dis)entanglements between Africa and East Germany during the Cold War". In: Eric Burton; Anne Dietrich; Immanuel R. Harisch; Marcia C. Schenck. (orgs.), *Navigating Socialist Encounters — Moorings and (dis)entanglements between Africa and East Germany during the Cold War*. Berlim/Boston: De Gruyter Oldenbourg, 2021, p. 1-60.

18 Ver Andreas Eckert, "A escrita da História e a virada global: perspectivas de um historiador de África". [Entrevista concedida a] Ana Carolina Schveitzer e William Blakemore Lyon. [Traduzida por] Ana Carolina Schveitzer e Matheus Serva Pereira. *Esboços*, v. 28, n. 48, p. 617-635, maio/ago. 2021. Disponível em: https://doi.org/10.5007/2175-7976.2021.e80610. Acesso em: 21 maio 2024.

19 Giovanni Levi, "O trabalho do historiador: pesquisar, resumir, comunicar". *Tempo*, v. 20, n. 0, p. 1, 2014. Disponível em: https://doi.org/10.5533/TEM-1980-542X-2014203606. Acesso em: 21 maio 2024.

20 Como parâmetro de exemplo, ver: Isabel Figueiredo, *Caderno de memórias coloniais*. Coimbra: Angelus Novus, 2009; Dulce Maria Cardoso, *O retorno*. Lisboa: Tinta da China, 2012. Ou o documentário de Catarina Demony, *Debaixo do tapete*. Portugal, 2023, 48 min. Um caso singular e que merece destaque do fenômeno de lidar com o passado — e o presente — do racismo e dos vestígios coloniais contemporâneos em Portugal é o de Grada Kilomba, *Memórias da plantação — Episódios do racismo cotidiano*. Rio de Janeiro: Cobogó, 2019 (publicado originalmente em inglês em 2008). Para análises recentes sobre a relação entre memória e passado colonial português, que tem dedicado especial atenção para o caso dos chamados "retornados", ver: Christoph Kalter, *Postcolonial people — The return from Africa and the remaking of Portugal*. Cambridge: Cambridge University Press, 2022. Ou João Pedro George, *O império às costas — Retornados, racismo e pós-colonialismo*. Lisboa: Objectiva, 2023.

21 João Paulo Borges Coelho, "Política e História contemporânea em Moçambique". *Revista de História (USP)*, n. 178, p. 1-19, 2019. Disponível em: https://revistas.usp.br/revhistoria/article/view/146896. Acesso em: 21 maio 2024.

22 Rita Chaves, "Autobiografias em Moçambique: a escrita como monumento (2001-2013)". *Revista de História (USP)*, n. 178, p. 1-22, 2019. Disponível em: https://revistas.usp.br/revhistoria/article/view/143657. Acesso em: 21 maio 2024.

23 Teresa Cruz e Silva (org.), *Zedequias Manganhela — Uma biografia contextualizada (1912-1972)*. Maputo: Marimbique, 2014; Omar Ribeiro Thomaz, "Esboço de Joana: entre rumores e a exigência da história em Moçambique". In: Francisco Carlos Palomanes Martinho; Helena Wakim Moreno; Marina Simões Galvanese (org.), *Portugal e os 60 anos da guerra em África*. Rio de Janeiro: Editora FGV, 2022.

24 As biografias como forma de construção e promoção sobre o passado africano continuam vivas, inclusive em muitas outras tradições historiográficas distintas das que identificamos brevemente ao longo deste capítulo. Um exemplo importante é o da coleção *Ohio Short Histories of Africa*, da Ohio University Press, dedicada a disponibilizar livros de caráter introdutório sobre a história do continente. Apesar de não ser uma coleção exclusivamente dedicada a biografias, publicou diversos estudos biográficos, com enfoque em importantes nomes do continente, como Samora Machel, Kwame Nkrumah, Chris Ani, Wangari Maathai, Amílcar Cabral, entre muitos outros. No contexto acadêmico brasileiro, muitas pesquisas têm se dedicado ao estudado do passado africano por meio da investigação de um conjunto de trajetórias de vida. Ver, por exemplo, Fábio Baqueiro Figueiredo, *Entre raças, tribos e nações: os intelectuais do Centro de Estudos Angolanos, 1960-1980*. Tese (Doutorado em Estudos Étnicos e Africanos) — Universidade Federal da Bahia, Faculdade de Filosofia e Ciências Humanas, Programa Multidisciplinar de Pós-Graduação em Estudos Étnicos e Africanos, 2012; Luiza Nascimento dos Reis, *Estudantes africanos e africanas no Brasil (Anos 1960)*. Recife: Editora UFPE, 2021. Disponível em: https://editora.ufpc.br/books/catalog/book/716. Acesso em: 21 maio 2024. Também merece destaque a continuidade da escrita por meio de biografias e trajetórias de vida no trato com a agência de grupos subalternizados que foram silenciados ao longo do tempo. De maneira instigante, nessa perspectiva, ver Saidiya Hartman, *Vidas rebeldes, belos experimentos — Histórias íntimas de meninas negras desordeiras, mulheres encrenqueiras e queers radicais*. São Paulo: Fósforo, 2022.

25 José Neves; Marcos Cardão, "No 20º aniversário de *Provincializing Europe*". *Práticas da História. Journal on Theory, Historiography and Uses of the Past*, n. 11, p. 7-13, 2021. Disponível em: https://praticasdahistoria.pt/article/view/24183/17831. Acesso em: 21 maio 2024.

2 A CANDACE AMANISHAKHETO E A FORÇA DO FEMININO: UMA ANÁLISE A PARTIR DA CULTURA MATERIAL DE CUXE (ÁFRICA, I AEC-I EC)

FERNANDA CHAMARELLI DE OLIVEIRA

As candaces foram mulheres que assumiram importantes papéis nas esferas social e política de Cuxe, região da Núbia (atual Sudão), entre os séculos I AEC e I EC, atuando como governantes autônomas e independentes ou como conselheiras de seus maridos e filhos. A partir do conceito de matrifocalidade, relacionando-o com o local etnográfico e o recorte temporal em questão, procuramos entender quais fatores presentes naquela sociedade possibilitaram o elevado *status* ocupado por essas mulheres.[1] Elas circulam pela mitologia africana (e africanista) como figuras de destaque nos estudos que envolvem as civilizações da África na antiguidade, representando a força da mulher como indivíduo ativo.

O termo "candace" deriva da palavra de origem meroítica *ktke* ou *kdke*, que, a partir de sua latinização, após o contato romano com essa sociedade, passou a significar "rainha-mãe".[2] Alcançou maior importância e reconhecimento pela identificação dessas mulheres como soberanas nos escritos e relatos feitos por narradores gregos e romanos. No entanto, o título de origem cuxita não foi utilizado apenas para as mulheres que governaram e exerceram o poder central; também serviu para identificar e nomear as esposas e mães dos soberanos. Estas tinham um papel de extrema relevância ao lado deles no governo, bem como na legitimação de sua coroação; tratava-se de uma governação compartilhada.[3]

Com o estudo das candaces, buscaremos relativizar o binômio homem *vs.* mulher, posto que o entendemos a partir de uma construção sociocultural da sociedade ocidental na qual estamos inseridos, mas que nas sociedades consideradas neste trabalho não assumia o mesmo significado. Como tentaremos demonstrar, o feminino, enquanto ser biológico, foi socialmente construído e, assim, não pode ser dissociado das construções sócio-históricas de cada um desses espaços. Ou seja, ser mulher e ser mãe em Cuxe, na África antiga, era dotado de outros referenciais culturais associados aos locais e às temporalidades em questão.

Ao abordar as representações das candaces no reino de Cuxe, nos aprofundaremos na análise de Amanishakheto, uma reconhecida governante da região da Núbia que evidencia a força do elemento feminino não como antagônico ao masculino, mas como complementar a ele. Para tanto, faremos uso da cultura material da região de Cuxe naquele período. Como a escrita meroítica ainda não se encontra decifrável em sua totalidade, a cultura material se configura como a principal fonte de pesquisa e análise do reino de Cuxe. Por essa razão, outras fontes materiais serão utilizadas de forma comparada.

Dessa forma, optamos por realizar a análise da estela de Hamadab a partir da metodologia baseada na grade de análise desenvolvida pelo Núcleo de Estudos da Antiguidade da Universidade do Estado do Rio de Janeiro (NEA-Uerj), com base na obra *Introdução à análise da imagem*, de Martine Joly, que apresenta como proposta um estudo em que são percebidos o contexto, o destinador, o destinatário e o código.[4] Buscamos fazer que a compreensão da imagem alcance mais do que o simples olhar, pois, para a autora, utilizar o aspecto semiótico para abordar ou estudar fenômenos significa considerar o seu "modo de produção de sentido", ou seja, a forma como eles promovem interpretações e significados.

Já a metodologia aplicada ao elemento textual será baseada na análise de conteúdo a partir de Eni Orlandi, em concordância com a grade de análise do discurso desenvolvida pelo NEA-Uerj.[5] A iconografia e as titulaturas também formam o *corpus* a ser analisado como fontes complementares, a partir de uma análise em três etapas: pré--iconográfica, iconográfica e iconológica.[6]

Destacamos que algumas das fontes complementares imagéticas que foram por nós utilizadas são representações da iconografia original. Optamos por essa utilização por entender que, em muitas situações, devido ao estado de conservação da imagem original, o uso de sua representação facilita sua visualização e análise. Essas imagens fazem parte da bibliografia por nós pesquisada e de obras de compilação de fontes, que podem ser consultadas para mais informações sobre sua produção nas referências que se apresentam logo abaixo de cada uma.

A candace Amanishakheto

Soberana sucessora de Amanirenas no governo de Méroe, a candace Amanishakheto tem consideráveis comprovações de seu reinado, como uma estela de granito que foi descoberta no pátio do último templo de Amon, em Méroe, e seus cartuchos em dois blocos localizados no templo T, em Kawa, onde seu nome aparece junto ao de Akinidad. No palácio construído por ela em Wad ban Naqa, também foram encontrados: (i) um cartucho[7] proveniente de sua suposta mesa de oferendas funerárias; (ii) um texto em uma estela localizada em Hamadab (mais uma vez, junto ao nome de Akinidad); (iii) estelas oriundas do templo de Amon, em Naqa, pertencentes à soberana; e (iv) uma estela escrita em meroítico cursivo, que originalmente se localizava em Qasr Ibrim e hoje está no Museu Britânico.[8]

Sua titulação foi a primeira entre os soberanos de Méroe a ser escrita em hieróglifos meroíticos e escrita cursiva, e seu governo é considerado de grande prosperidade, levando em consideração indicativos como a construção e a suntuosidade dos prédios em Kawa e Wad ban Naqa, bem como sua importante coleção de joias. Entre as peças, que se destacam por seu refinamento, encontram-se importações de Roma, ou do Egito romano, e anéis com selo de ouro (ver a seguir) contendo representações interpretadas como sendo do nascimento divino da soberana, de sua eleição enquanto governante e de sua coroação, legitimada por Amon.[9]

Figura 1 — Anel de Amanishakheto: escolha divina como soberana

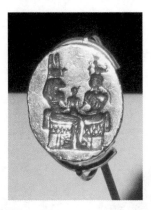

Fonte: Neues Museum, Berlim. Disponível em: https://commons.wikimedia.org/wiki/File:Berlin_Neues_Museum_-_tresor_de_la_reine_Amanishakheto_01.jpg. Acesso em: 27 maio 2024.

Observando a cena representada nesse anel, de acordo com Angelika Lohwasser, do lado esquerdo, vemos Amon retratado com um adereço de plumas duplas na cabeça, que demonstram sua posição de prestígio no panteão de divindades núbias, além da presença da serpente Uraeus. Do lado direito, a figura representada seria a da mãe de Amanishakheto, candace, sendo escolhida pela divindade para ser a mãe da próxima sucessora no trono. As pernas dos dois personagens da cena aparecem cruzadas, demonstrando um sinal de proximidade.[10]

O que nos chama a atenção é a representação do poder materno. À mãe de Amanishakheto é conferida grande importância, já que ela foi legitimada como aquela que seria a mãe do próximo soberano, que desde seu nascimento estava sendo concebido e reconhecido como futuro governante. A relevância da figura materna se mostra tamanha que, para legitimar a função que viria a ser exercida pela criança, ela deveria estar junto com Amon, pois seu papel nesse rito era igualmente importante para mostrar a origem divina da futura candace.[11] Sequencialmente, outras cenas são representadas nos demais anéis da coleção de joias da soberana, como é possível ver a seguir:

A cena, segundo Lohwasser, retrata a candace mãe de Amanishakheto usando em sua cabeça um adereço com escorpião, sentada em frente a seu marido, que usa um diadema e em sua testa um anel de escudo com um símbolo de um corvo, tocando a criança que representa a soberana. Ele a toca especificamente em seu cotovelo, o que representava um sinal de escolha, de eleição para exercer a função de governante. Existe uma interpretação diferente para essa imagem, a partir da qual a mulher representada seria a própria Amanishakheto em seu papel de soberana mãe. No entanto, essa hipótese ainda é bastante discutida, por se acreditar tratar-se de uma iconografia que buscava mostrar como divino o nascimento da própria soberana e legitimar sua eleição como futura soberana.[12]

Figura 2 — Anel de Amanishakheto: filiação divina

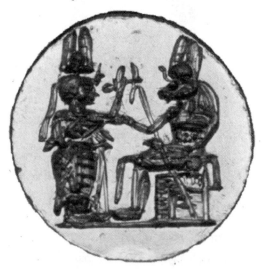

Fonte: J. C. Strijbos, Queen Amanishakheto. Disponível em: https://www.academia.edu/33724971/Amanishakheto. Acesso em: 20 abr. 2019.

Nas cenas subsequentes, de acordo com Lohwasser, é possível observar a importância concedida à sua coroação e os símbolos que representavam sua função. Em um dos anéis (figura 2), Amanishakheto tem seu poder legitimado por Amon, que aparece tocando seu cotovelo, elegendo-a como *qore*. Em outro anel (figura 3), a soberana é retratada já com a coroa em suas mãos. Num terceiro (figura 4), ela aparece com os símbolos reais, como o cetro, a coroa com fitas mais longas e a serpente Uraeus.[13]

Figuras 3 e 4 — Legitimação do poder de Amanishakheto

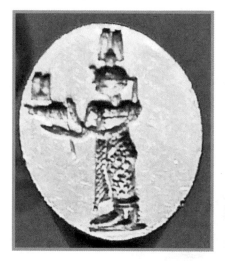
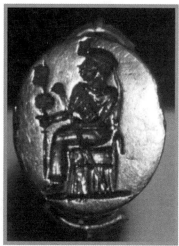

Fonte: J. C. Strijbos, Queen Amanishakheto. Disponível em: https://www.academia.edu/33724971/Amanishakheto. Acesso em: 20 abr. 2019.

Outra importante referência a Amanishakheto que analisaremos aqui são suas estelas encontradas no templo de Amon, em Naga. Em uma das estelas, de acordo com Welsby, confeccionada em arenito, observamos a imagem, à esquerda, da divindade Amesemi, que era consorte de Apedemak. Ela aparece usando na cabeça uma representação de um crescente, com um falcão sobre ele. Do lado direito, vemos Amanishakheto utilizando uma vestimenta similar à da divindade, com um robe até os tornozelos, um xale com franjas sobre o ombro direito, um colar largo e uma peruca com cachos curtos. As duas aparecem abaixo de um disco solar, que as protege com suas asas, como é possível ver na figura 5.[14]

O nome de Amanishakheto, apesar de não estar escrito em um cartucho, segue abaixo da imagem do disco. Novamente, podemos observar uma divindade tocando o cotovelo da soberana, como um sinal de sua legitimação. Ainda nessa cena, Amesemi coloca o braço esquerdo no ombro de Amanishakheto, provavelmente como uma representação de proteção.[15] É interessante pensar que essa estela, muito possivelmente, foi confeccionada com o objetivo de resguardar a soberana e seu reinado, pois nela sua função também é legitimada. Essa proteção é mantida por uma divindade feminina, que nos demonstra mais uma vez ter importância equivalente à de seu consorte no panteão meroítico.

Na segunda estela encontrada nesse mesmo templo de Amon, podemos perceber a recorrência de dois temas já debatidos aqui, a complementariedade entre o feminino

Figura 5 — Estela de Amanishakheto com a divindade Amesemi, do templo de Amon, em Naga

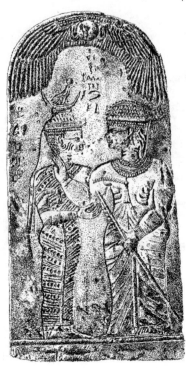

Fonte: J. C. Strijbos, Queen Amanishakheto. Disponível em: https://www.academia.edu/33724971/Amanishakheto. Acesso em: 20 abril 2019.

e o masculino e a representação de soberanas no período meroítico como guerreiras, derrotando prisioneiros, com uma iconografia bastante similar à utilizada anteriormente por soberanos egípcios e núbios, e referida na análise da estela de Hamadab. Na cena representada, segundo C. Rilly, a soberana se encontra entre duas divindades, Apedemak, sentado em um trono à direita, e Amesemi, posicionada à esquerda atrás dela, em um gesto que pode estar representando a proteção concedida e a legitimação de seu poder, pois toca o cotovelo e a coroa da soberana. Abaixo da imagem central, vemos prisioneiros, que se encontram amarrados. Podemos notar que eles têm cabelo curto e encaracolado, à exceção do primeiro, que usa um capacete; este muitas vezes é interpretado como um soldado romano e pode ser observado na imagem a seguir (figura 6).[16]

Apedemak assume o lugar do trono, com o cetro — um lugar muito próximo ao de representação de um soberano governante —, recebendo uma oferenda de Amanishakheto, que pode representar um agradecimento, uma comemoração ou um pedido de proteção. Considerando que logo abaixo observamos as imagens de prisioneiros capturados, podemos associar a confecção dessa estela com a celebração de conquistas militares ou até mesmo interpretá-la como uma forma de afirmar o poder e a força da soberana. Esta também pode ser identificada em seu cargo de governante por suas vestimentas e pelo uso de símbolos, como a coroa e o cetro.

Figura 6 — Estela de Amanishakheto com Apedemak e Amesemi

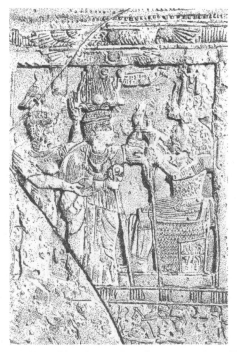

Fonte: J. C. Strijbos, Queen Amanishakheto. Disponível em: https://www.academia.edu/33724971/Amanishakheto. Acesso em: 20 abril 2019.

Já Amesemi é retratada em uma posição bastante particular, que nos parece muito similar à assumida pelas mães dos soberanos em outras estelas,[17] principalmente as relacionadas a cerimônias de coroação ou celebrações. Ela se encontra atrás da soberana, e seu gestual denota um reconhecimento de seu poder e uma legitimação de suas conquistas. Enquanto, em outras iconografias, as mães aparecem reforçando a função que será assumida pelo futuro governante, dando validade a esta, aqui essa posição parece ser tomada por Amesemi, o que, mais uma vez, nos leva a pensar no elemento feminino e na maternidade como dotada de um poder divino. Essa posição também se assemelha àquela que observamos sendo ocupada pelo elemento feminino atrás da divindade masculina, com as mãos tocando-lhe as costas, na altura do ombro. Nesta cena, isso nos leva a pensar que ambas as divindades estariam protegendo e legitimando o governo da soberana.[18]

Ainda analisando a representação das divindades nessa estela e sua conexão com um reconhecimento do poder de Amanishakheto, simbolizado não apenas como um poder político, mas também militar, é importante refletir a respeito da posição da mão de Amesemi sobre a coroa da soberana. Conforme já mencionado, esse gesto representava uma forma de legitimação da função de um governante. As candaces que foram suas antecessoras, Shanakdakhete e Amanirenas, também foram representadas de maneira muito similar, com uma figura masculina tocando suas coroas, o que nos leva a considerar a importância da complementariedade entre feminino e masculino. Nesta estela de Amanishakheto, o que nos chama a atenção é que é uma divindade quem está realizando esse gesto, bastante expressivo e essencial para a afirmação da soberana enquanto líder e governante.

Na pirâmide de Amanishakheto, ao norte de Méroe, no entanto, é possível identificar, na iconografia presente na capela de oferendas, a soberana tendo seu poder legitimado de forma similar a Amanirenas, na estela de Hamadab, com a presença de Akinidad, e a Shanakdakhete, com a presença de uma figura masculina, que é retratada atrás dela, tocando sua coroa. Sua pirâmide foi construída com uma superestrutura de blocos de arenito. Essa capela tem um teto corbelado; a parede do fundo foi quase inteiramente destruída, e a cena à qual nos referimos está na parede esquerda.[19] De acordo com Welsby,[20] Amanishakheto é retratada sentada em um trono, tendo à sua frente um homem com um ramo de palmeira em uma mão, enquanto a outra está elevada para cumprimentar a soberana. Esse homem é seguido de outro, que segura um espelho, atrás do qual está uma mulher que também segura um ramo de palmeira.

A recorrência do gestual utilizado em diferentes representações da legitimação do poder de três candaces que assumiram a função de governantes é um aspecto importante a se analisar. Uma interpretação possível parece ser a de que essas soberanas estariam em constante busca pelo reconhecimento da função exercida por elas (pois seu cargo era comumente ocupado por elementos masculinos), e que, para obtê-lo, seria necessária a presença de um homem. Porém acreditamos que esses elementos masculinos retratados tocando a coroa das soberanas estejam exercendo um papel complementar a elas, na busca de uma unidade.

Quando um soberano, homem, era coroado, sua função era legitimada por elementos femininos de sua família, em especial por sua mãe e por sua esposa. Se, por determinados fatores que ainda não estão claros para nós, essas mulheres, as candaces, chegavam ao poder central, elas precisavam buscar uma forma de reconhecimento para a posição que ocupavam, como era feito por todos os soberanos. Se, quando o masculino assumia a função de governante, a legitimação era realizada por elas, marcando uma complementariedade entre os dois elementos, quando eram elas que assumiam o poder, parece-nos bastante plausível que fosse representada uma figura masculina

Figura 7 — Legitimação de Amanishakheto como soberana

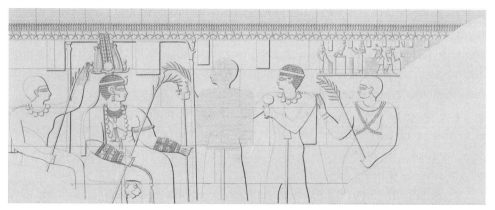

Fonte: J. C. Strijbos, *Queen Amanishakheto*. Disponível em: https://www.academia.edu/33724971/Amanishakheto. Acesso em: 20 abr. 2019.

para exercer o papel de dar legitimidade ao governo delas. Em nossa análise, esse tipo de representação não tornaria mais frágil o lugar ocupado por essas soberanas, nem significaria que era necessária uma iconografia que o amparasse, pois, se assim o fosse, não existiriam cenas retratando o reconhecimento e a proteção de seus governos por divindades, como era usual para soberanos, tanto egípcios quanto cuxitas.

Nas cerimônias de coroação do soberano, a coroa, assim como outras insígnias reais, era entregue a ele por divindades. Na iconografia, esse ato era simbolizado pela mão das divindades erguida em direção à coroa, representando que esta está sendo entregue, ou tocando nela, demonstrando que o soberano já havia sido coroado. Não existe comprovação de que, nessas cerimônias, esses objetos fossem de fato entregues aos governantes. Talvez fossem apenas representações — utilizadas, por exemplo, em estelas — para a legitimação do poder. Existe a hipótese de que essas insígnias fossem entregues concretamente aos soberanos por sacerdotes, que agiam como divindades, pois existem inscrições napatanas que informam que as coroas eram recolhidas e armazenadas no templo de Amon ou em um palácio "real".[21]

É importante salientar que, tanto no período napatano quanto no meroítico, de acordo com Amarilis Pompei, a coroa geralmente era entregue por divindades femininas, com exceção das representações em que ela é conferida por Amon, pois este exerce um papel importante nos rituais de eleição e coroação dos soberanos cuxitas.[22] A partir disso, ao refletir sobre a estela de Amanishakheto, confirmamos a entrega de sua coroa pela divindade feminina, Amesemi, como era usual no período. Como não se trata de uma estela de coroação da soberana, acreditamos que esse gesto possa demonstrar que sua coroação e sua função de governante são reconhecidas e protegidas pela divindade.

A simbologia da entrega da coroa ao soberano pela divindade não fazia parte apenas das cerimônias cuxitas; também era bastante habitual no Egito, nos períodos do reino Novo e Ptolomaico — o que nos mostra, mais uma vez, as relevantes interações culturais que devem ser consideradas entre essas duas sociedades. Nas cerimônias egípcias, a coroação costumava ser realizada por Hórus e Seth, que eram representados de duas maneiras: com as mãos erguidas em direção à coroa ou tocando nela.[23]

Nas imagens a seguir, podemos observar essas representações. A primeira (figura 8) mostra a iconografia de Ramsés II, que se encontra no templo de Abu Simbel, sendo coroado por Hórus e Seth. As divindades tocam a coroa do soberano, demonstrando que este já havia sido coroado por elas.

A segunda (figura 9) é uma representação do período ptolomaico, que se encontra no templo de Edfu, em Kom Ombo. O soberano é retratado acompanhado de duas divindades femininas, Nekhbet e Wadjet, que são identificadas como símbolos das duas terras do Egito e estão conectadas com as duas coroas que o soberano recebia, a do Alto Egito e a do Baixo Egito. Essas divindades são reconhecidas em documentações relacionadas à soberania desde a primeira dinastia; aparecem tocando a coroa do futuro governante, representando, assim como na imagem anterior, que este já havia sido coroado por elas.[24]

Figura 8 — Coroação de Ramsés II por Hórus e Seth

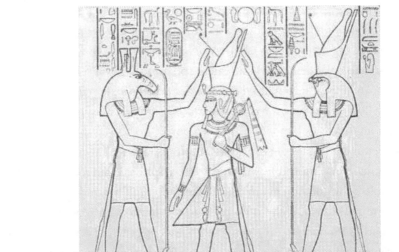

Fonte: Amarillis Pompei, "Delivery of Nubian Royal Insignia: The Crowns". In: Julie R. Anderson; Derek A Welsby (orgs.), *The fourth cataract and beyond — Proceedings of the 12th International Conference for Nubian Studies*. Lovaina: Peeters, 2014, p. 595.

Figura 9 — Soberano ptolomaico acompanhado pelas divindades Nekhbet e Wadjet

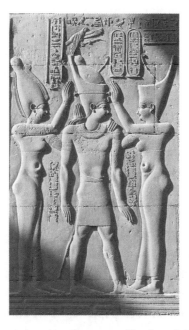

Fonte: Wikimedia Commons. Disponível em: https://commons.wikimedia.org/wiki/File:Kom-Ombo-Epervier-002.jpg. Acesso em: 30 set. 2024.

Em Napata e Méroe, era mais usual receber a coroa de divindades femininas, enquanto na iconografia egípcia não se observa a mesma representação. As cenas que retratam a coroação de soberanos mostram divindades masculinas, que poderiam ser um deus local, além de Hórus, Thot ou Seth, e em geral não eram representadas com a coroa nas mãos, mas legitimando sua entrega. O que nos chama a atenção é a constância de elementos masculinos tomando parte nessa cerimônia, tendo como elementos femininos de destaque duas divindades citadas anteriormente, Nekhbet e Wadjet. Segundo algumas interpretações, elas adotam uma participação menos expressiva do que as divindades masculinas, pois os gestos com que são retratadas demonstram que elas garantem a proteção do soberano e reconhecem seu governo, enquanto caberia aos deuses a legitimação do governante a partir da entrega de uma das principais insígnias reais.[25]

No entanto, pensar que o papel exercido por essas divindades femininas era de menor importância do que o realizado pelos elementos masculinos é não refletir sobre a complementariedade existente entre esses pares — tanto na Núbia como no Egito —, que se mostra fortemente presente, inclusive, na relação entre as divindades. Os elementos masculino e feminino assumem diferentes funções na coroação, mas interagem, completam-se, sendo ambos necessários para a legitimação do governante e para que este seja capaz de manter a ordem cósmica.

Se o papel das divindades femininas fosse de fato apenas passivo ou de menor valor, qual seria a razão para que elas fossem representadas em posições que, naquela sociedade, significavam prestígio e poder? A ligação dessas deusas, associadas às duas terras egípcias, com a proteção do soberano parece remeter à questão da maternidade, no sentido do cuidado e da geração de uma nova vida, pois naquele momento o soberano assume uma nova função que o torna responsável por toda uma comunidade. Além disso, naquelas sociedades, o aleitamento materno tinha uma grande força simbólica, pois se acreditava que através do leite da mãe eram transmitidas forças cósmicas para o futuro soberano. Essa é a razão pela qual muitas deusas, nas iconografias egípcias e cuxitas, são representadas amamentando.

Outra iconografia muito presente é a representação dessas divindades femininas na coroação do futuro soberano. São elas que garantem o equilíbrio cósmico, dando o amparo necessário para que a ordem seja mantida. Sua força e seu poder advêm justamente de serem elas as mães e aquelas que amamentaram o futuro soberano. Desse modo, essas representações revelam seu papel relevante como garantidoras de proteção e legitimação.

No contexto cuxita, as similaridades em relação às representações egípcias podem ser observadas pelo toque das divindades na coroa e pela presença ativa de Hórus, Thot e deuses locais nas iconografias que retratam as cerimônias de coroação. No período napatano, parece existir maior influência da iconografia egípcia, pois é possível perceber que as divindades que tocavam a coroa do soberano e a entregavam eram masculinas. No período meroítico, aqueles que a tocavam parecem representar um casal de divindades, representando tanto o elemento feminino quanto o masculino,[26] como observamos na estela de Amanishakheto, com Apedemak e Amesemi, e como, de certa forma, encontra-se presente na estela de Hamadab com Amon e Mut; esta, apesar de não ser uma iconografia de cerimônia de coroação, tem importante papel na legitimação do governo de Amanirenas.

Uma questão que nos parece relevante é a presença de prisioneiros, que são representados abaixo dos pés da soberana e das divindades, amarrados uns aos outros — de forma bastante análoga à representação presente na estela de Hamadab. A representação de vitórias em campanhas militares não só conferia ao soberano o fortalecimento de seu poder como lhe concedia uma prova de sua proteção divina. As vitórias eram compreendidas como um sinal de amparo e obediência às divindades.[27]

Analisando a cena presente na estela de Amanishakheto, podemos perceber o poder e a importância do casal de divindades não apenas na legitimação de seu governo mas também, possivelmente, na campanha militar na qual os prisioneiros retratados foram capturados. É possível observar que existe uma oferenda entre a soberana e Apedemak, que acreditamos ter sido entregue pela primeira, visto que a divindade está com os braços levantados para recebê-la. Esse gesto seria uma forma de respeito e agradecimento por favores concedidos, o que ocorria também por meio da restauração ou construção de templos para as divindades. Na iconografia egípcia, podemos reconhecer representações similares a essa, com entrega de variados tipos de elementos em homenagem às divindades: vinho, vasos sagrados, oferenda da Maat, que era feita em forma de joias ou de uma estatueta, tecidos, libação de água, entre outros.[28] A seguir, podemos observar um exemplo dessa iconografia na cultura egípcia, em que identificamos Ramsés II oferecendo vinho a Amon-Rá, em representação presente em uma das salas do tesouro, no templo grande de Abu Simbel.

Figura 10 — Ramsés II oferecendo vinho a Amon-Rá no templo de Abu Simbel

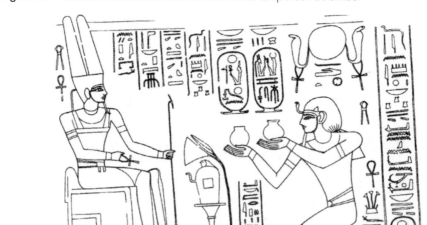

Fonte: José das Candeias Sales, *Poder e iconografia no antigo Egipto*. Lisboa: Livros Horizontes, 2008, p. 34.

A entrega dessas oferendas se mostrava essencial para o fortalecimento do poder dos soberanos no Egito e para a manutenção da ordem cósmica, política e social, sendo também de grande importância em Cuxe. De acordo com Sales, quanto mais extensa a multiplicidade de devoções realizadas pelo governante, maiores seriam a sua proteção e a possibilidade de receber auxílios e favores, reafirmando sua condição de soberano.[29] O fato de se tratar de uma representação bastante comum entre os governantes, e de esta ser utilizada tanto por Amanishakheto como por sua antecessora Amanirenas, mostra-

-nos que ambas assumiram de fato a posição de soberanas independentes e que viam nessa iconografia uma forma de reconhecimento e legitimação de poder, tal qual era ansiada por diversos soberanos que as antecederam.

A iconografia relacionada com as vitórias em campanhas militares e a dominação dos inimigos realmente tinha grande relevância, tanto na cultura egípcia quanto na cuxita, para a afirmação do poder dos soberanos, mostrando como este era capaz de manter a ordem e como era agraciado pela proteção divina. Tal argumentação, mais uma vez, pode ser confirmada quando observamos que mais uma representação conhecida de Amanishakheto, que também se encontra na capela de sua pirâmide, a retrata como vitoriosa em uma batalha, dominando cativos que estão amarrados uns aos outros.[30]

Figura 11 — Imagem de Amanishakheto na capela de sua pirâmide

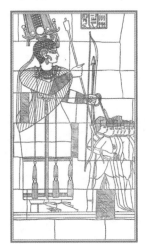
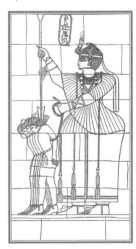

Fonte: J. C. Strijbos, *Queen Amanishakheto*. Disponível em: https://www.academia.edu/33724971/Amanishakheto. Acesso em: 20 abr. 2019.

À esquerda, segundo Török, a soberana aparece com uma *hemhem crown*,[31] em que vemos os chifres de carneiro enrolados atrás das orelhas, segurando um arco e duas flechas, tendo os prisioneiros presos por uma corda. A cena à direita é bastante similar, contendo algumas pequenas diferenças. Nesta, a soberana não utiliza a coroa, tendo em sua cabeça um ornamento: na frente, identificamos uma cabeça de carneiro e, em suas mãos, ela carrega um arco.[32]

Notamos que os inimigos representados não são de fácil identificação, o que se mostrava usual na iconografia meroítica relacionada a campanhas militares. Isso muitas vezes ocorre porque as imagens foram danificadas e suas cores se perderam, ao contrário da iconografia egípcia, em que os atributos ou as vestimentas dos cativos são mais facilmente reconhecíveis. Podemos acrescentar o fato de que muitos desses personagens passavam por modificações que os faziam parecer bastante distintos de representações anteriores. Isso porque, como no próprio caso egípcio, diferentes dominações traziam consigo novas interações culturais e provocavam uma mudança nas formas de representação.[33]

Acreditamos que essa forma de representação da candace, enquanto uma governante que se mostra como líder política e militar, estaria relacionada não a uma busca por legitimação — pelo fato de ser uma figura feminina que ocupava a função de soberana, como se fosse necessária uma afirmação de sua posição —, mas sim a um enaltecimento e uma forma de se fazer retratar que era comum a soberanos, tanto no Egito como em Cuxe. Entendemos que essa era uma maneira reconhecida de demonstrar simbolicamente que a ordem cósmica e social estava mantida, bem como que a dominação política era real e legitimada pelas divindades.

Uma forma bastante similar de representar a dominação de inimigos, que nos ajuda a compreender a iconografia utilizada por Amanishakheto, pode ser observada, por exemplo, no templo de Ísis, em Philae, onde, em seu primeiro pilone, existem representações de Ptolomeu XII,[34] que se fez retratar em posição adotada comumente pelos soberanos, de pé, demonstrando seu poder sobre os inimigos; estes, por sua vez, aparecem ajoelhados e sendo agarrados pelos cabelos, para ser sacrificados às divindades do templo, Ísis, Hathor e Hórus. É interessante observar alguns símbolos utilizados por esse soberano, como a coroa *hemhem*, com a presença de três discos solares que simbolizavam a divindade Rá — que teria protegido esse governante em seu triunfo militar —, uma barbicha postiça cerimonial e imagens da serpente Uraeus, assim como a presença de Hórus, representado por um falcão, que acompanha a cena e se mostra como protetor da soberania de Ptolomeu XII (figura 12).[35]

Em uma comparação entre as duas representações, podemos encontrar similitudes e diferenças bastante elucidativas para nossa análise. É possível refletir sobre o uso de símbolos — por exemplo, o uso da coroa com os discos solares — demonstrando a proteção divina na vitória sobre os inimigos, bem como a força do poder do soberano em manter a ordem e a justiça sob seu governo, o que pode ser identificado em ambas as representações. Assim como a imagem retratada de Ptolomeu XII, a cena de Amanishakheto exercendo domínio sobre os prisioneiros se utiliza de elementos que visam mostrar sua autoridade e importância enquanto governante de Méroe. Em uma das representações, ela utiliza o arco como forma de evidenciar visualmente seu domínio sobre os cativos. De acordo com Sales, esse tipo de imagem costumava ser utilizado por soberanos egípcios anteriores, como Ramsés II; já Ptolomeu XII não fez uso da mesma simbologia.[36]

Figura 12 — Ptolomeu XII no templo de Ísis, em Philae

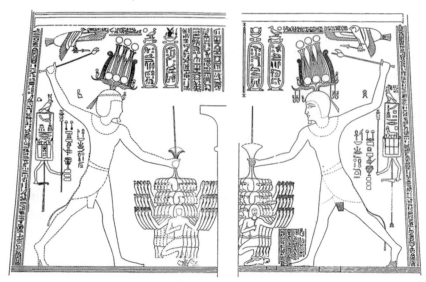

Fonte: José das Candeias Sales, *Poder e iconografia no antigo Egipto*. Lisboa: Livros Horizontes, 2008. p. 113.

No entanto, os elementos presentes em ambas as cenas são suficientes para demonstrar a capacidade do governante na defesa de seu povo, sua força frente aos obstáculos e aos inimigos e seu favoritismo nas batalhas travadas para a manutenção da ordem. De acordo com Sales:

> Estas cenas se destinavam a glorificar o soberano como sendo um meio insubstituível entre as esferas simbólicas de ordem e desordem, tornando o tema do ritual de vitória do guerreiro essencial na ideologia faraônica. O pilão atua como gigantescos "cartazes políticos", nos quais a vitória do faraó é proclamada como indispensável ao bom funcionamento da ordem cósmica.[37]

Assim, acreditamos que a forma como Amanishakheto se faz representar não busca uma reafirmação de seu poder e legitimação de seu governo por se tratar de uma soberana do gênero feminino, mas sim reflete a maneira como ela pretende ser vista, em concordância com símbolos e formas de representação utilizados por outros soberanos egípcios e cuxitas, em diferentes temporalidades, com a intenção de atestar o ideal político do soberano como aquele capaz de manter a *maat*.[38]

O soberano deveria ser aquele que, assim como as divindades e com a permissão destas, era capaz de transformar o caos em ordem. Dessa forma, observamos que a iconografia utilizada pelas candaces — mais especificamente, neste caso, por Amanishakheto — trazem consigo componentes, com maior ou menor aproximação dos já usados por diferentes soberanos, que visam garantir legitimidade para seu governo, seja por meio do reconhecimento e da proteção das divindades no que tange à possibilidade de assumir a função de governante, seja por meio de favoritismo divino e da capacidade de conquistar vitórias militares que assegurem a sobrevivência de seu povo.

Considerações finais

Nossa pesquisa se amparou em dois conceitos centrais para a análise do papel ocupado pela candace Amanishakheto no reino de Cuxe: o da matrifocalidade, proposto por Ifi Amadiume, e o da complementariedade, proposto por Angelika Lohwasser. Com base na análise dessa personagem, bem como das funções e dos lugares sociais ocupados pelas mulheres que compunham a família dos soberanos e com eles estabeleciam uma relação direta, entendemos que na sociedade cuxita o gênero não é determinante de uma desigualdade entre elementos masculinos e femininos, mas que existe uma relação de complementaridade entre eles, dada a sua organização com base na compreensão de que seria necessário manter uma harmonia entre ambos para que a ordem terrena pudesse prevalecer.[39]

Portanto, através do olhar sobre Amanishakheto, buscamos questionar a relação homem *vs.* mulher, entendida como base para as relações de poder na sociedade em questão. O que gostaríamos de salientar é que a dualidade entre masculino e feminino e os papéis sociais assumidos pelo homem e pela mulher, marcados por suas características biológicas, não são capazes de interpretar as culturas africanas sem que existam distorções. Se o gênero é entendido como construção social, também o deve ser como fenômeno histórico e cultural.

A partir disso, percebemos que em algumas sociedades essa construção de gênero nunca chegou a acontecer, e que o exemplo dessa candace evidencia o fato de que seu poder não era dado simplesmente por ela ser "mulher", mas pelos laços estabelecidos pela maternidade, pelo seu lugar como mãe, como aquela que alimenta, muito mais do que aquela que apenas gera.

Notas

1   Entendemos local etnográfico como um espaço com relações sociais, culturais e históricas próprias e subjetivas da análise do pesquisador. Trata-se de um espaço a ser observado, estudado e compreendido considerando as regularidades e variações de práticas e atitudes e o reconhecimento das singularidades e diversidades que constituem os fenômenos sociais, com um olhar para além das definições que se tornam oficiais a partir de sua legitimação por estruturas de poder. É importante considerar esse local como aquele que orienta a pesquisa na busca por produzir um estudo que se refere à experiência singular desenvolvida a partir da inte-

ração entre esse espaço e o pesquisador. Ver James Clifford, *A experiência etnográfica — Antropologia e literatura no século XX*. Rio de Janeiro: Ed. UFRJ, 1998.

2   Cristiano Bispo, "Candaces: dois discursos, duas representações". *Revista Eletrônica de Antiguidade e Medievo*, v. 2, n. 2, p. 6-12, 2009, p. 9. Disponível em: https://www.e-publicacoes.uerj.br/nearco/article/view/55007. Acesso em: 24 maio 2024.

3   *Ibidem*, p. 9-10.

4   Martine Joly, *Introdução à análise da imagem*. 2. ed. Campinas: Papirus, 1986.

5   Eni Puccinelli Orlandi, *Análise de discurso — Princípios & procedimentos*. 8. ed. Campinas: Pontes, 2009.

6   Erwin Panofsky, *Significado nas artes visuais*. São Paulo: Perspectiva, 2007, p. 64-65.

7   Cf. Houaiss, "moldura que, na escrita hieroglífica antiga, continha o nome de um soberano". [N. E.]

8   Necia Desiree Harkless, *Nubian pharaohs and Meroitic kings — The kingdom of Kush*. Bloomington: Author House, 2006, p. 147-148; László Török, *The kingdom of Kush — Handbook of the Napatan-Meroitic civilization*. Leiden: Brill, 1997, p. 456-457.

9   Tormod Eide *et al.*, *Fontes Historiae Nubiorum — Textual sources for the history of the Middle Nile region between the Eighth century BC and the sixth century AD*. Paperback, 1998, p. 723-724; J. C. Strijbos, *Queen Amanishakheto*. Disponível em: https://www.academia.edu/33724971/Amanishakheto. Acesso em: 20 abr. 2019.

10 Angelika Lohwasser, "Die Königin Amanishakheto". In: Mitteilungen der Sudanarchäologischen Gesellschaft zu Berlin, Heft 1. Juli 1994, p. 286. *apud* J. C. Strijbos, *op. cit.*

11 *Idem*.

12 *Ibidem*, p. 287.

13 Angelika Lohwasser, "Der 'Thronschatz' der Königin Amanishakheto". In: C.-B. Arnst; I. Hafemann; A. Lohwasser (orgs.), *Begegnungen — Antike Kulturen im Niltal. Festgabe für Erika Endesfelder, Karl-Heinz Priese, Walter Friedrich Reineke und Steffen Wenig*. Leipzig: Wodtke und Stegbauer, 2001, p. 288-298.

14 D. A. Welsby; J. R. Anderson (orgs.). *Sudan ancient treasures — An exhibition of recent discoveries from the Sudan National Museum*. Londres: British Museum Press, 2004, p. 180-181.

15 *Idem*.

16 Claude Rilly. "L'écriture et la langue de Méroé". In: M. Baud (org.). *Meroé un empire sur le Nil*. Paris: 2010, p. 145-161, *apud* J. C. Strijbos, *op. cit.*

17 A exemplo das estelas de Taharqo, Aspelta e Nastasen, que são retratadas em minha dissertação de mestrado, em que as mães se posicionam atrás do soberano, usualmente tocando o sistro, legitimando seu poder. Fernanda Chamarelli de Oliveira, *Senhoras da Núbia: as candaces na cultura material em Kush (África, I AEC — I EC)*. Dissertação (Mestrado em História) — Pontifícia Universidade Católica do Rio de Janeiro, Rio de Janeiro, 2019.

18 Observamos a imagem da divindade feminina posicionada atrás da masculina, por exemplo, na estela da coroação de Aspelta.

19 Grande parte das imagens presentes na capela da pirâmide de Amanishakheto se encontram parcialmente destruídas, sobretudo devido à erosão, e também porque não foram tomadas, em tempo hábil, medidas de proteção necessárias. Dessa forma, optamos por utilizar uma representação da iconografia que se encontra presente nessa capela, por entendermos que seria mais fácil visualizar e compreender a cena. As imagens da iconografia original podem ser consultadas em: J. C. Strijbos, *op. cit.* A representação que utilizamos aqui teve sua reprodução publicada originalmente em C. R. Lepsius, *Denkmaeler aus Aegypten und Aethiopien — Nach den Zeichnungen der von Seiner Majestät dem Koenige von Preussen, Friedrich Wilhelm IV*. Berlim: Nicolaische Buchhandlung, 1849-1859.

20 D. A. Welsby, *The Kingdom of Kush — The Napatan and Meroitic Empires*. Princeton: Markus Wiener, 1996, p. 18.

21 Amarillis Pompei, "Delivery of Nubian Royal Insignia: The Crowns". In: J. R. Anderson; D. A. Welsby (orgs.). *The fourth cataract and beyond — Proceedings of the 12th International Conference for Nubian Studies*. Lovaina: Peeters, 2014, p. 595.

22 *Ibidem*, p. 595-596.

23 *Ibidem*, p. 595.

24 *Ibidem*, p. 595-596.

25 *Ibidem*, p. 596.

26 *Ibidem*, p. 597.

27 José das Candeias Sales, *Poder e iconografia no antigo Egipto*. Lisboa: Livros Horizontes, 2008, p. 24-26.

28 *Ibidem*, p. 31-35.

29 *Idem*.

30 L. Török. "La royauté méroïtique, les candaces des reines régnantes". In: M. Baud (org.). *Meroé un empire sur le Nil*. Paris/Milão: Musée du Louvre Éditions/Officina Libraria 2010, p. 165-172.

31 Essa coroa se caracteriza por ser tríplice, estando conectada ao nascer do sol, tendo sido usada por Heka, a divindade da magia, no Egito. Tornou-se conhecida no período ptolomaico, porém sua origem data da XVIII dinastia. Foi usada em cerimônias significativas, como a de coroação de novos soberanos, e em momentos de batalhas, o que pode auxiliar nosso entendimento sobre sua utilização nesta imagem de Amanishakheto. A coroa é usualmente colocada sobre um par de chifres de carneiro, possuindo uma cobra de cada lado. Pode conter a imagem de três falcões ou três discos solares.

32 L. Török. "La royauté Méroïtique, Les candaces des reines régnantes". In: M. Baud (org.), *Meroé un empire sur le Nil*, Paris 2010, p. 171-172.

33 Florian Wob, "The representation of captives and enemies in meroitic art". In: Michael H. Zach (org.), *Proceedings of the 11th International Conference for Meroitic Studies*. Viena, 1 — 4 de setembro, 2008, p. 590.

34 A dinastia ptolomaica, que alcança o poder no Egito aproximadamente no século IV AEC, utiliza-se de iconografias e construções já usadas por soberanos anteriores e de grande relevância para demonstrar o respeito e a reverência a divindades egípcias, pois sua ligação com elas se mostrava como um elemento central para o reconhecimento e a autenticidade de seu governo. Ver José das Candeias Sales, "The ritual scenes of smiting the enemies in the pylons of Egyptian temples: symbolism and functions". In: Joana Popielska-Grzybowska e Jadwiga Iwaszczuk (orgs.), *Thinking Symbols. Interdisciplinary Studies. Acta Archaeologica Pultuskiensia*, Vol. VI. Pultusk: Department of Archaeology and Anthropology, 2017, p. 260-261.

35 José das Candeias Sales, *Poder e iconografia no antigo Egipto*. Lisboa: Livros Horizontes, 2008, p. 112-113.

36 *Ibidem*, p. 113.

37 José das Candeias Sales. "The ritual scenes…", *op. cit.*, p. 258, tradução nossa. No original: "These scenes were meant to glorify the sovereign as being an irreplaceable medium among the symbolical spheres of order and disorder, making the theme of the warrior victory ritual an essential one in the pharaonic ideology. The pylon acts as gigantic «political posters» where the pharaoh's victory is proclaimed as being indispensable to the good functioning of the cosmic order".

38 Maat é uma deusa egípcia, filha de Rá, que está diretamente ligada à manutenção da justiça, verdade e ordem do universo. Seu nome era utilizado da mesma forma que o termo usado para se referir às suas responsabilidades. Fernanda Chamarelli de Oliveira, *Senhoras da Núbia…*, *op. cit.*, p. 49.

39 Um olhar mais profundo sobre essa questão está em minha dissertação de mestrado. Fernanda Chamarelli de Oliveira, *op. cit.*

3 ANTÓNIO DE OLIVEIRA DE CADORNEGA E O CONTEXTO DE ESCRITA DA OBRA *HISTÓRIA GERAL DAS GUERRAS ANGOLANAS*[1]

PRISCILA WEBER

António de Oliveira de Cadornega foi um cristão-novo português que, em 1639, embarcou em Lisboa e rumou para "Angola",[2] com um ofício de soldado adquirido junto à Casa de Bragança. Deixou para trás família e estudos para fugir das agruras inquisitoriais. Viveu durante 40 anos em Angola, entre Massangano, entreposto para o escoamento de escravaria, e Luanda, sede da administração lusa.[3] Em virtude das trocas do oficialato que ocorriam após a Restauração Portuguesa, ou quando os Bragança se voltavam para as colônias com o intuito de captar receita e cobrir dividendos resultantes das guerras pós-restauração,[4] Cadornega começava a escrever a *História geral das guerras angolanas*. Em 1681, o autor concluiu a obra e a dedicou ao então príncipe regente de Portugal, d. Pedro II.[5]

O texto possui três tomos, com quase 1.200 páginas manuscritas. Estas trazem laudatórias descrições de sucessos bélicos e administrativos portugueses, nas quais o autor forja um sentimento de fidelidade para com os Bragança por meio dos serviços prestados por gerações de seus familiares àquela casa dinástica,[6] talvez como moeda de troca para permanecer em Angola. Visto que sua família estava sendo perseguida e desmantelada pela Inquisição, retornar a Portugal não se mostrava uma opção viável. Ou ainda, por compor uma elite luandense em cujo mercadejo de escravaria se inseriu, angariando cargos e títulos como vereador e juiz ordinário, Cadornega não pretendia regressar. Outra possibilidade seria a tentativa de se promover para driblar os encalços inquisitoriais com a proteção dos Bragança, caso houvesse um forçado retorno.

Por suas características textuais e paleográficas, o manuscrito que atualmente compõe o acervo da Academia das Ciências de Lisboa é a versão original, redigida por Cadornega de próprio punho, a qual teria saído de Luanda em 1681, chegado a Lisboa em 1683 e sido aprovada, nesse mesmo ano, pelo Santo Ofício, que autorizou sua entrada no reino, bem como a sua cópia. Há cópias da obra de Oliveira de Cadornega que compõem acervos de outras bibliotecas europeias, como a Bibliothèque Nationale de

France, em Paris e a British Library, em Londres, além da Biblioteca Municipal de Évora e da Biblioteca Nacional de Portugal, em Lisboa. Há valor historiográfico em todas as versões, manuscritas e impressas, bem como em todos os trabalhos de análise que utilizaram cópias da obra de Cadornega como aporte documental. O que se pretende é ir em um sentido complementar ao que já foi feito pela historiografia, pois, quando um manuscrito é copiado, muitos conteúdos são inseridos ou suprimidos à revelia do autor, e isso também diz sobre o contexto histórico em que aquele documento foi reproduzido.

Assim, este trabalho observa António de Oliveira de Cadornega enquanto um autor que escreve com um sentido, uma intencionalidade. Entender os motivos que o levaram a embarcar, o modo como ele se estabeleceu em Massangano e, mais tarde, em Luanda, os cargos e títulos que angariou, o desmantelar de sua família — sobretudo depois que sua mãe, Antónia Correia, foi presa, torturada e morta pela Inquisição em 1662 — possibilita que se compreenda que, para além das palavras rigidamente expostas no papel, há o contexto histórico, que perpassa por inteiro a obra *História geral das guerras angolanas*. Esses rastros linguísticos nos conteúdos descritos por Cadornega relatam, por exemplo, sobre as administrações ibéricas e holandesas, os sobados aliados e inimigos e as flutuações fronteiriças, e nos dizem sobre um autor que escreve na tentativa de se apartar das agruras inquisitoriais. Este trabalho analisa o contexto de escrita de uma obra que é considerada uma das principais fontes da história de Angola nos Seiscentos, o qual influencia tanto o que foi descrito na obra quanto o que foi silenciado. Todos esses elementos são importantes para a história de Angola e para se pensar em como a estamos (d)escrevendo.

O embarque de Cadornega e sua necessidade de permanecer nas "Angolas"

A Casa da Áustria administrara Portugal durante três épocas, correspondentes a três Filipes. As atividades desenvolvidas por Filipe II em Portugal, III na Espanha, como a recompilação e refundição da legislação pátria com as Ordenações Filipinas,[7] as melhorias em itens básicos na navegação — especialmente no Tejo, considerado artéria fundamental para a comunicação entre Madri e Lisboa — e o crescimento nas rendas do tesouro através de uma administração tida por aqueles que o apoiavam como mais elaborada eram mote para aclamação.[8]

Contudo, a dinastia dos Filipes, que reinava em Portugal e na Espanha, não dispunha de meios para impor-se sobre grandes porções da costa de "Angola". As chefaturas africanas muitas vezes recebiam presentes dos estrangeiros, mas não se consideravam obrigadas a comerciar com este ou aquele rei[9] e, para arrecadar fundos, a coroa necessitava fazer alguns malabarismos. A Inquisição, fortalecida nesse período, seguramente foi um modo de enriquecimento utilizado pela nobreza da época; basta dizer que entre 1583 e 1593 o sobrinho de Filipe II da Espanha, o cardeal-arquiduque Alberto da Áustria, foi quase ao mesmo tempo inquisidor e vice-rei de Portugal.[10]

A reforma administrativa em vários domínios, incluindo a Fazenda Real, também fazia parte dessa estratégia. Reflexo do último quartel dos Quinhentos, os bens confiscados dos cristãos-novos considerados hereges, além dos outros crimes previstos pela justiça, continuavam a ser destinados à Fazenda Real, que saldava dívidas como o pagamento dos salários dos oficiais, a alimentação dos presos ou ainda dividendos mais complexos, como irregularidades referentes ao desempenho dos tesoureiros da Inquisição, com a omissão no registro de receitas e despesas.[11]

Nascida em 1536 pela bula *Cum ad nil magis* e alterada em 1547 pela bula *Meditatio cordis nostri*, a Inquisição em Portugal censurava e julgava os crimes de heresias e blasfêmias, desacatos a imagens de santos e lugares sagrados, bem como o acesso e a leitura de livros proibidos e os casos de sodomia e libertinagem. Já nas colônias os ímpetos foram outros, pois a Inquisição nem sempre tinha poder suficiente para impor seus objetivos nos territórios "coloniais".[12] Ou seja, limitava-se a impedir o embarque dos suspeitos ou a expulsá-los quando se encontrassem já aquém-mar. E "para aqueles [em] cujas mãos se encontravam o comércio local", raramente se executavam sentenças de morte em alguma colônia.[13]

A falta de braços compreendidos como aptos para ocupar os cargos recém-criados da expansão portuguesa abria aos cristãos-novos portugueses em territórios coloniais um vasto campo de atividade. Deve-se a esse período o início de uma lenta ocupação dos ditos territórios ultramarinos. Por haver um número restrito de brancos nas possessões portuguesas até fins dos Oitocentos,[14] nos tribunais inquisitoriais onde não havia representantes físicos bastava algum relatório de um padre ou pároco, ou ainda de algum leigo, para manter informados os comissários ou superiores do Santo Ofício. Ou seja, as rotinas dos judaizados não convinham tanto. O contrário ocorria nas metrópoles possuidoras de tribunais físicos com cargos inúmeros. Citaremos apenas alguns: inquisidores, deputados, promotores, notários, procuradores etc.[15]

Os envolvimentos da Coroa na venda de cargos e ofícios também são informações importantes, pois possibilitam compreender o modo como Oliveira de Cadornega embarcou para a colônia portuguesa de "Angola", que nesse período recebia de forma crescente ameaças de apoderamento holandês. A análise da expedição de ofícios nos permite entender o anseio do militar em não regressar a Portugal após a restauração portuguesa, articulando com a escrita da *História geral das guerras angolanas* o permanecer em "Angola" para driblar a Inquisição e não abdicar dos cargos e ofícios angariados durante o período que ali vivera.

A compra e venda de cargos era uma manobra política de fácil execução e pouco alardeada fora dos limites régios. Em Portugal, foi amplamente utilizada pela Casa da Áustria e pela Casa de Bragança, ou seja, antes e após a restauração, e também por particulares que ambicionavam barganhar alguns réis com a venda de mercês.[16] Conforme Antonio Domíngues Ortiz, em relação às ordens castelhanas, esse tipo de expediente era tratado de forma simplificada, visto que não precisava da autorização de Roma.[17] A necessidade de preencher os déficits de mão de obra nas colônias possibilitou, em 1638 e 1639, que muitos titulares alcançassem o direito de nomear esse tipo de mercês e distribuí-las a pessoas de ascendência judaica, que pagavam para tal, dinamizando os setores mais abastados da sociedade, que pretendiam ascender socialmente ou viver longe das agruras da Inquisição, como é o caso de António de Oliveira de Cadornega.

Assim, ao longo dos séculos XVII e XVIII, forjaram-se na sociedade lusa estratagemas que satisfizessem a procura por parte de quem não conseguia ofícios pelas vias tidas como normais. Quem não reunia características para alcançar a mercê de um hábito recorria à compra, pois havia indivíduos dispostos a vender os afazeres que angariaram, ou o direito de uma insígnia, acompanhada ou não de tença.[18] Em Portugal, a Coroa também poderia obter contrapartidas financeiras pela renúncia de um ofício, mesmo que fosse de ordens militares. Pela renúncia de um hábito, não há registros documentais que comprovem esse fato.[19]

Todas essas abdicações, segundo recomendações expostas junto às Ordenações Filipinas, tinham de ser bem justificadas, pois se procurava garantir a qualidade do desempenho do ofício, sempre evitando transações entre particulares, ou seja, que esses títulos fossem parar nas mãos de cristãos-novos.[20] Isso quer dizer que, no centro da Coroa, a Inquisição punia hereges; já nas margens fazia uso deles, tanto como braço para ocupação quanto como fonte de compra de mercês.

A compra do ofício de soldado por António de Oliveira de Cadornega foi obtida no ano de 1639 junto ao ainda duque de Bragança, d. João II. Embora o predomínio administrativo no reino português estivesse em posse da Casa da Áustria, os alvores ao período próximo que avivavam a restauração eram constantes. Além disso, a compra de ofícios e mercês driblava tanto as Ordenações Filipinas quanto os atentos olhos inquisitoriais.

A "carta de favor" passada em Almada e dirigida a Pedro César de Meneses, a qual permitiu que Oliveira de Cadornega acompanhasse esse governador e embarcasse para "Angola" como soldado, proporcionava a possibilidade de adquirir, sob o caro preço de abdicar da família e dos estudos, de que seu pai era tão desejoso, uma relativa estabilização, pois o ofício de soldado corresponderia a um cargo administrativo.[21] Nas palavras do autor, no manuscrito original da *História geral das guerras angolanas*:

Com estas fatias de pão daquella sempre esclarecida Casa de Bragança foi eu sustentado e mais meus irmãos; e porque eu não ficasse de fora de seus favores vindo de Lisboa com hum irmão meu por nome Manoel Correa de Cadornega que hoje vive, e he morador de Villa da Vitória de Masangano tendo assentado praça de Soldado nos Almazens daquella Corte contra vontade de nosso Pay que queria seguissemos os estudos vendonos sem nenhum amparo estando o nosso Exellentissimo Senhor, na Era de 639 da banda dalem onde tinha vindo a instancia do rei Rey Dom Phelippe o quarto sendo Governador de Portugal a Infanta Dona Margarida Duqueza de Mantua, Tia do dito Rey, a respeito de dizerem vinha huma poderosa Armada do Christianismo Rey de França contra Portugal, viesse a preparar ou mandar preparar as Fortalezas e gente de guerra como Contestable que era daquelles Reinos. (grifos nossos)[22]

Lhe pedimos nos quizesse favorecer com huma carta de favor para o governador Pedro Cezar de Meneses com que vínhamos embarcados para Angola a servir nas guerras da Conquista destes reinos e nos fez mercê de nola mandar passar, dizendo a Manoel Caldeira de Castro Moço da Guardaroupa levasse recado ao Secretario Antonio Paes Veigas para a fazer, favor singular de Suas Reaes *mãos que os* Serenissimos Duques de Bragança sempre souberão dar muito e pedir pouco; a qual Carta teve sempre em tanta estima, o governador que sendo aprisionado do Flamengo onde lhe tomarão quando possuhia teve industria para a haver das mãos inimigas. (grifos nossos)[23]

Essas descrições servem para atentarmos para a instabilidade e complexidade da relação política entre cristãos-novos e a Coroa administrada pelos Filipes, logo, aproximada da Espanha. Se, por um lado, havia requisitos políticos, sociais e de mérito impostos pela Coroa para o exercício de um ofício, com exigências como a naturalidade obrigatória dos beneficiados ou laudos que comprovassem aptidão para a função, geralmente outorgados pela instituição que concedia o cargo,[24] por outro o rendimento desses ofícios representava cerca de 20% dos recursos dos Braganças em 1626, quando a Casa da Áustria ainda estava no poder.[25]

Com isso, queremos dizer que a força motriz para negociar a disponibilização do ofício de soldado se deu por parte não apenas dos Bragança, que lucraram com a transação, mas também da Casa da Áustria, que permitia o afrouxamento de alguns ofícios quando precisava de mão de obra em alguma colônia. No caso, com os avanços flamengos, a situação em "Angola" se fazia emergencial.

Os primeiros sinais de alerta recebidos por Filipe III da Espanha em relação à ameaça holandesa de tomar Luanda datam de 1636, quando o Conselho de Estado de Portugal preocupou-se com uma carta recebida da princesa Margarida de Parma sobre o socorro urgente que deveria ser enviado a Angola. O Conselho apresentava seu parecer sobre essa situação-limite naquele mesmo ano, autorizando o embarque de soldados e munição.

Contudo, os auxílios enviados, poucos e tardios, não puderam impedir a tomada de Luanda pelos holandeses em 1641, dois anos após a chegada de Oliveira de Cadornega.[26]

Não há, na *História geral das guerras angolanas*, menção alguma à concessão do ofício de soldado, seguida de seu embarque, nem às ameaças holandesas que já se faziam presentes na Ibéria (daí a preocupação de enviar reforços). Essa ausência nos permite observar na obra uma tentativa de seleção, visto que as informações tidas como úteis para que compreendamos como Cadornega embarca para a África estão diretamente relacionadas com os conteúdos descritos pelo autor. Ou seja, o forjar de uma boa relação com os Bragança está sempre em primeiro plano, e suprimir um dos motes para a concessão do ofício constitui um apelo para que o soldado permaneça na África, expressando uma performatividade das palavras que antepassa e ultrapassa o ano de 1639, caracterizada por uma exposição que ruma para além de descrições literais da tradição de compra e venda de ofícios, cargos, honras ou mercês.

A fidelidade da família de Oliveira de Cadornega aos Bragança é justificada por meio das menções às gerações que foram agraciadas com cargos, secundarizando o fato de estes serem uma negociata que visava ganhos. Assim, os feitos bélicos de Portugal e a ascensão do soldado em Angola, que ora possui, para parafrasear o padre António Vieira, um "grossíssimo cabedal",[27] são expostos na obra como que para elucidar a dedicação do soldado aos Bragança, que, mesmo tendo se estabilizado havia pouco tempo na administração de Portugal, tiveram contadas "a seus reais pés esta história das guerras angolanas".[28]

Para além disso, as mortes e os degredos de seus familiares também são suprimidos. Seu pai morrera pobre, pois perdera tudo na ocasião de um saque pelos flamengos na costa de Angola, quando de sua viagem de regresso a Portugal após uma longa estada de trabalhos como oficial-maior da Fazenda Real em Buenos Aires.[29] Sobre seu irmão, Manuel de Cadornega, sabe-se que embarcara juntamente com António para Angola, assentando praça de soldado e vivido, pelo menos até 1680, em Vila da Vitória de Massangano.

Das irmãs de Cadornega não há mais detalhes, apenas que uma delas foi julgada e condenada ao degredo da comarca de Vila Viçosa, onde vivia, e que a outra faleceu em data incerta. A mãe, Antónia Simões Correia, foi cruelmente torturada e morta, conforme se pode observar em processo disponível junto ao Arquivo Nacional da Torre do Tombo, no qual ela menciona, possivelmente como um ato de proteção, que tem "filhos que morreram meninos":

> Ella declara, Antónia Simões Correia, que tinha parte de cristã-nova [...]. Que *é* viúva de António de Cadornega, cristão-velho, de quem teve filhos que morreram meninos, e Violante

de Azevedo, solteira, de mais de 25 anos; e Francisca de Azevedo que faleceu a quatro anos, sendo solteira.[30]

É também incerta a data de nascimento do próprio Oliveira de Cadornega. Beatrix Heintze afirma que António pode ter nascido em 1610 e embarcado com 29 anos, em vez de 15. Heintze concentra-se no fato de o autor ter mencionado algumas vezes em seu texto que é o português mais antigo de Angola.[31] Observando as amarras textuais, percebemos que ele utiliza essa expressão para dizer que está vivendo em Angola há 40 anos, um dado considerável, visto não ter finado por alguma guerra ou doença.

O fato é que encontramos o registro de batismo de Oliveira de Cadornega no Arquivo Distrital de Évora. O batismo teria acontecido em Vila Viçosa no ano de 1624, no dia 2 de março.[32] Se observarmos os contextos de perseguições inquisitoriais vividos pela Ibéria naquela altura, é possível que António tenha sido batizado logo após o seu nascimento e embarcado ainda jovem. Relevante também é considerar que Cadornega menciona embarcar contra a vontade do pai, que queria que ele ficasse a completar os estudos, o que torna ainda mais provável uma saída precoce de Lisboa.[33]

Segundo quantificação de António Borges Coelho, em Évora, local onde Antónia e Violante foram presas, há cerca de 8.644 processos arrolados entre os anos de 1533 e 1668. Desses réus, 7.269 são acusados de judaísmo, compondo um índice percentual de 84%. A porcentagem aumenta para 89% quando consideramos as acusações de heresia.[34] Conjeturamos quão desinteressante — e perigoso — seria para um cristão-novo estabelecido em outras terras regressar a Portugal, visto que esses dados fomentam a argumentação de ainda haver, no terceiro quartel do século XVII, perseguições advindas dos autos de fé, com execuções aos cristãos-novos e pilhagens de seus bens, como podemos observar com a execução da mãe de Cadornega, que data de 1662.

As agrestes perdas familiares advindas da Inquisição e o temor a abdicar das posições adquiridas na África são relatados por meio da exposição dos anos que vivera apenas com os rendimentos proporcionados pelos Bragança, que concederam um cargo de escrivão a seu pai, modo como ele e seus irmãos sobreviveram.[35] Tudo indica que o pai de Cadornega tenha permanecido nesse cargo até a sua morte e, após, a vulnerabilidade das relações com a atual casa dinástica tenha levado sua mãe à execução. Em virtude desses fatos, regressar a Portugal não se mostrava uma opção viável. A escrita da obra *História geral das guerras angolanas* inicia-se em torno de 1670-71, concomitante com o findar das guerras pós-restauração, que condiziam com a estabilização da nova casa dinástica.

Apesar de ser vetado aos cristãos-novos o exercício de profissões como médico, boticário e piloto, entre outras, além da entrada em ordens militares e religiosas,[36] alguns se regozijavam de desempenhar livremente essas profissões, pois no início da Inquisição foram condenados apenas aqueles pertencentes às instâncias mais humildes da sociedade. Esse panorama, conforme informa Pires de Lima, sofreu mudanças, visto que no século XVII não faltaram doutores, cônegos, frades e freiras a serem incriminados.[37]

Após a restauração da Casa de Bragança em 1640, segundo Oliveira Martins, já em 1641 principiaram disputas entre o reino de Portugal e o de Espanha, que terminaram apenas em 1668. Essas disputas foram divididas em quatro períodos. O primeiro, que vai até 1644, inclui a vitória de Montijo e demonstra aos portugueses a inutilidade de operações ofensivas. O segundo são dez anos perpassados pelo dispersar de guerrilhas sem importância. No terceiro, em 1660, os espanhóis tentaram uma ofensiva mais profícua, mas foram detidos nas linhas de Elvas. Por fim, a paz foi marcada com a recuperação do Alentejo através das batalhas do Canal e de Montes Claros.[38]

Como observa Oliveira Marques, "[a] essa continuidade régia correspondeu também uma continuidade secretarial: os cargos mais importantes na governação conservaram-se nas mesmas mãos durante longo período de tempo."[39]

A estabilidade política tem vantagens, mas igualmente inconvenientes: se permitiu o conservantismo e a rotina, também favoreceu reformas. "Uma e outra dependiam muito do caráter do soberano, da personalidade do ministro e, acima de tudo, das circunstâncias da época."[40]

Em 1671, foi publicado um novo regimento para as mercês e os ofícios, visto que as vendas continuavam a ser por demais frequentes. O texto, segundo Olival, insiste especialmente nos aspectos que condiziam com a remuneração dos serviços prestados, que deveria ser requerida pelo próprio servente ou por parentes. As únicas exceções consistiam em que pais podiam usufruir das tenças dos filhos mortos em empreitadas bélicas.[41]

Outro fato que denuncia a sede de Cadornega em ascender a cargos e se beneficiar com títulos é a construção da Misericórdia de Massangano. Segundo documentação reunida por Antônio Brásio, a Misericórdia em questão teria sido criada no antigo presídio daquela vila sem a autorização régia.[42] Essa petição solicitando a licença foi escrita quando do início das obras do hospital e, segundo José Matias Delgado, em notas escritas junto à versão impressa da obra de António de Oliveira de Cadornega, foi indeferida por despacho do príncipe d. Pedro II em 3 de setembro de 1675.[43]

No entanto, em 15 de março de 1676, Massangano teve aprovada uma provisão, concedendo-lhe a Misericórdia com os mesmos privilégios de outra obra que já estava pronta e ficava em Luanda. Segundo Ingrid de Oliveira, a fundação de uma Misericórdia era uma estratégia utilizada para galgar uma posição de prestígio. Nesse caso, servia também para Cadornega demonstrar publicamente ser um cristão exemplar e súdito fiel da Coroa portuguesa. Por ser um cristão-novo, ele não poderia integrar nenhuma

Misericórdia em Portugal. O fato de articular para ser provedor em uma colônia do ultramar denuncia a autonomia que essas instituições tinham em relação à Coroa.[44]

Tal hipótese se comprova não apenas com o interesse de Cadornega em se tornar provedor, mas também com a preocupação que o governador de "Angola", João Fernandes Vieira, tinha em dificultar que seus desafetos fossem membros fundadores daquela instituição, uma vez que "o grupo que integra as Misericórdias coincide regra geral com os indivíduos que detêm o poder no espaço político considerado".[45] Ou seja, pertencer a uma Misericórdia africana era marcar uma posição de importância frente à "elite ultramarina". Ser provedor de uma Misericórdia, além de mostrar ao rei de Portugal sua dedicação, era fundamental para continuar inserido nessa "economia de privilégios" existente entre o monarca e seus súditos.

Os fatos supracitados permitem que se visibilizem elementos-chave para historicizar os contextos de escrita da *História geral das guerras angolanas*. O embarque de Oliveira de Cadornega em Lisboa rumo a "Angola", e os 40 anos lá vividos, possibilitam considerar que o ofício de soldado adquirido junto aos Bragança, em plena governança filipina, que acirrava perseguições inquisitoriais, fazem parte do esforço por driblar esses tribunais e, ainda mais, reconstituem uma vida regada por estratagemas para manter-se omisso frente aos Áustria. Como exemplo, citamos o seu estabelecimento em Massangano, ponto acessado pelos portugueses nos Seiscentos com alguma dificuldade.[46]

Os conflitos com os flamengos, que ocorriam principalmente em regiões costeiras de "Angola", talvez tenham possibilitado essa ida a Massangano; no entanto, ela não deixa de ser estratégica, visto que, mesmo depois que cessaram os conflitos com holandeses, Cadornega lá permanece por décadas, aproximadamente 30 anos, mudando para Luanda apenas em 1669, ou após o findar das disputas entre Bragança e Áustria, decorridas da restauração de 1640. É possível que o depoimento de sua mãe, Antónia Simões Correia, mencionando a morte de seus filhos ainda meninos, também tenha possibilitado essa sobrevivência apartada dos encalços inquisitoriais. O fato de a Coroa necessitar mão de obra para fins administrativos e bélicos, bem como para povoar as "Angolas", também são fatores que confluíram para esse longo período longe dos olhos inquisidores.

Relações entre a Ibéria, a Holanda e as "Angolas": o contexto do estabelecimento de Cadornega em Massangano

Portugal e Holanda tinham uma longa trajetória de relações comerciais quando, em 1580, o reino luso uniu-se à monarquia dos Habsburgos madrilenos. Tal ato decorreu da crise dinástica desencadeada pela morte de d. Sebastião no norte da África.[47] Em função desse acontecimento, as primeiras consequências dos conflitos hispano-neerlandeses foram os embargos sofridos pelos navios batavos em portos da península. Essas medidas afetavam o suprimento de produtos essenciais, como o sal português, indispensável à indústria da pesca, naquela altura basilar para a manutenção da prosperidade holandesa.[48] Comprometia também Portugal, visto que as relações comerciais com as Províncias Unidas envolviam um esquema de cumplicidade de autoridades e homens de negócios lusitanos no mercadejo e/ou contrabando em Lisboa, Porto ou Luanda.

A Guerra do Corso e o sal do Caribe foram o ponto de largada das navegações holandesas nas Américas, ao passo que o açúcar brasileiro passara a representar uma atividade não propriamente holandesa, mas controlada pela comunidade sefardita de origem portuguesa estabelecida em Amsterdã em função das agruras inquisitoriais e da reconquista espanhola do Porto de Antuérpia, que até 1585 era um importante entreposto português na Europa.[49]

Já em 1598, os ataques de barcos holandeses nas ilhas de São Tomé e Príncipe iniciavam uma longa disputa. À medida que a luta prosperava, os holandeses direcionavam sua mira para as colônias portuguesas na Ásia, na África e no Brasil. Quase todas as colônias portuguesas situavam-se em costas marítimas expostas e eram muito mais vulneráveis do que, por exemplo, as colônias do México ou do Peru, com forte influência hispânica. Segundo Boxer, a expansão holandesa no século XVII foi tão notável quanto a expansão marítima portuguesa e espanhola, ocorrida 100 anos antes.[50]

Oficialmente, houve uma trégua hispano-neerlandesa, que durou 12 anos (1609-1621) e possibilitou que se repensassem as relações. Assim, no decurso desse período, cerca de 50 mil caixas de açúcar ou um milhão de arrobas desembarcaram nos portos holandeses, suprindo 29 refinarias. Com a regularidade desses contatos, as Províncias Unidas conheciam bem as condições econômicas e sociais do nordeste brasileiro no que se refere aos portos e ao traçado de Olinda, informações que foram indispensáveis para os ataques em Pernambuco e na Bahia quando do fim dessa trégua.

Com a retomada das hostilidades hispano-neerlandesas, foi vedado o acesso dos Estados Gerais às mercadorias coloniais ibéricas. Assim como a Companhia Unida da Índia Oriental (Vereenigde Oost-Indische Compagnie — VOC), estabelecida em 1602 para explorar os mercados asiáticos, a Companhia Holandesa das Índias Ocidentais (West-Indische Compagnie — WIC) foi fundada em 1621 com uma dupla função: comerciar e guerrear. No entanto, mesmo que ambas se assemelhassem em alguns aspectos, a nova companhia nunca teve os recursos de que dispunha sua irmã mais velha, VOC. A WIC atraiu poucos investidores estrangeiros, e o grosso de seu capital provinha de fundos públicos.[51]

Na estratégia holandesa, os portos portugueses do Atlântico seriam alvos conjugados. Ou seja, açúcar e escravizados poderiam advir desses locais. Não tardou para que em 1624 a Bahia fosse tomada e Benguela e Luanda fossem bloqueadas. No decorrer de 1625, nas praias de São Jorge da Mina (atual Gana), desesperados e enfraquecidos pelo calor, 450 soldados da WIC foram degolados por 50 portugueses e 900 "angolanos".[52]

Ainda em 1625, a WIC levantou feitorias em Pinda, Sonho, Congo e Loango. Mais do que marfim e cobre, a empreitada concentrava a maior parte das energias na escravização das gentes. Em cada expedição holandesa, participavam dois intérpretes, que, nos idiomas quimbundo ou quicongo, ambos aportuguesados, ou em um português quimbundizado, estabeleciam contatos com os africanos. O mesmo sucedia na Índia, onde o português incorporava palavras do tâmil, do malaio e do árabe.

No ano seguinte, a WIC embarcou sua primeira partida de escravizados comprada de intermediários africanos. De Daomé, Benim, delta do Níger, Calabar e Camarões, 2.400 africanos foram traficados para Pernambuco. Com um entreposto fortalecido por um intermediário de escravizados no Benim, as atividades da WIC ganhavam maior estabilidade e poderiam se expandir, como pressupõe o Tratado de Tréguas Luso-Holandês, que possibilitou à WIC um novo bote no Atlântico português.

A "Nova Holanda" — ou o "Brasil Holandês" — precisava de mais escravizados, pois Pinda e Mina não estavam dando conta de fornecer. Nassau rumou as velas e os planos para Luanda, o principal e mais lucrativo porto de escravizados. Luanda, Benguela, São Tomé e Ano Bom caíram nas mãos dos holandeses em 1641 e, com uma trapalhada da diplomacia da Restauração, o Maranhão foi invadido no mesmo ano.[53] Essas rotas atlânticas incentivadas por Maurício de Nassau, um norte-europeu dirigente de uma companhia semiprivada, endossavam o postulado já elaborado havia um século pelos portugueses, ou seja, era necessário "trazer o Brasil até o Brasil".[54] Corria esse adágio que, em boa medida, pode ser traduzido como trazer "Angola", ou os "angolanos", até os senhores de engenho do Brasil. Nassau, por vezes aclamado como humanista, ignorava o escrúpulo de seus patrícios e teses aos moldes das de Espinoza, assenhoreando-se de uma base colonial portuguesa.[55]

O padre Antônio Vieira, um século mais tarde, escreveu ao conde de Ericeira resumindo as relações entre a Ibéria, a Holanda e o Brasil, ou o caráter internacional delas, que desconstroem dualidades. Isso quer dizer que, para além de guerras e conflitos advindos de entraves entre capitais privados da Holanda, aqui exemplificados com Nassau, e interesses públicos de foro real luso ou madrileno, havia ainda a associação entre comerciantes que tinham o Atlântico como pátria. Assim, o padre resumiu que "eles (os holandeses) nunca tiveram indústria para tratar negros, nem lavouras ou engenhos de açúcar, e sem os lavradores portugueses nenhuma utilidade podiam tirar daquela terra (Pernambuco)".[56]

A cultura da cana-de-açúcar tinha instabilidades. Quedas nos preços faziam que os proprietários se endividassem e os escravizados começassem a ser comprados a crédito, ou em troca do açúcar fabricado. Arcando com gastos oriundos das conquistas, a WIC começou a se tornar vulnerável ao mercado açucareiro: não só as hostilidades anti-holandesas em Pernambuco e em Luanda davam trabalho como a posse de Luanda estava longe de garantir o controle das atividades na África Central. Em 1640, quando Portugal e Espanha findaram 60 anos de união dinástica, o duque de Bragança, novo monarca aclamado d. João IV, tinha três desafios pela frente. O primeiro era na Europa, pois Portugal precisava obter reconhecimento de sua soberania. O segundo, na Península Ibérica: as fronteiras precisavam ser fortalecidas para evitar um conflito com os vizinhos. O terceiro, no ultramar, ou seja, reintegrar as colônias que haviam sido perdidas para a Holanda no decorrer da prolongada guerra contra Castela.[57]

Os Bragança necessitavam ainda examinar o avanço da Guerra de Restauração na Espanha e negociar o apoio do papa Urbano VIII (que não reconhecia d. João IV como rei português, tampouco o governo dos holandeses, tomados como hereges). Igualmente, havia que ser observada a guerra civil na Inglaterra, que mais tarde seria uma importante fiadora da independência portuguesa.[58]

Tudo ocorria mal para os portugueses no início da Restauração. Felipe IV se armava para esmagar a rebelião portuguesa, embora também estivesse preocupado com a revolta catalã. Portugal estava derrotado no ultramar, com o império em farrapos. No Brasil, perdera o Maranhão e, na África, "Angola". Até os mais fiéis súditos da Casa de Bragança consideravam difícil manter uma soberania sem recursos ultramarinos.[59] Enquanto negociava com a Holanda, Portugal multiplicou missões secretas a vários Estados, incluindo Roma. A prioridade máxima dos diplomatas portugueses era garantir a soberania dos Bragança, o que implicava guerra na península e diplomacia na Europa. "O melhor do Oriente estava perdido. E talvez fosse preciso ceder boa parte do Brasil e da África, tudo pela independência recém-proclamada."[60]

Antes de 1580, em virtude do seu alheamento às questões europeias, Portugal tinha uma modesta representação diplomática, com embaixadas em Madri, Paris e Roma. A união das Coroas fez que a Espanha concentrasse a representação externa do país. Ao voltar a uma existência autônoma, os lusitanos não dispunham de uma gerência internacional, tendo de improvisar um corpo diplomático recrutado entre a alta aristocracia, o judiciário e funcionários da Casa de Bragança.

No final de 1641, além da Restauração contestada, Portugal estava desgastado com as chamadas "pazes com a Holanda".[61] Os portugueses nunca haviam perdido tanto, nem na época da União Ibérica. Precisavam de uma ajuda súbita e que fosse de fôlego. A ideia foi substituir Tristão de Mendonça Furtado, que havia morrido sem nenhuma glória, pelo diplomata de carreira e desembargador da Casa de Suplicação, que servira na Suécia e na França de Richelieu e tinha fama de intransigente — talvez fosse disso que Portugal precisava.[62]

Francisco de Andrade Leitão chegou em Haia, cidade localizada a oeste da Holanda, em 1642. Fez jogo duro, exigências e denunciou violações em acordos e tratados, solicitando a pronta devolução de Angola e do Maranhão, últimas conquistas flamengas. Nada conseguiu. Os holandeses investiram fortuna nessas conquistas e não estavam dispostos a negociar. Qualquer devolução sairia muito caro aos portugueses, a citar o sal de Setúbal, indenizações elevadas e privilégios comerciais aos holandeses nos negócios com o açúcar. Pelo seu insucesso, foi deslocado e substituído por Francisco de Souza Coutinho, que era o contrário de seu antecessor, ou seja, conhecido pela prudência. Coutinho optou por esperar o desfecho da Guerra dos Trinta Anos (1618-1648), aguardando o parecer da Espanha sobre a soberania da Holanda calvinista.

Ao passo que a guerra entre Portugal e Holanda continuava, as batalhas fronteiriças com Castela tampouco esmoreciam; pelo contrário, as relações com o restante da Europa preocupavam Portugal. Em 1650, navios de guerra de Cromwell haviam perseguido monarquistas ingleses até Lisboa e bloqueado o Tejo. Sentindo o perigo, o Conselho Ultramarino alertou d. João IV: "Não convém dar motivo algum ao parlamento [inglês] de se descontentar de Vossa Majestade".[63]

Outra relação que preocupava os portugueses era a que mantinham com Ginga,[64] expoente traficante de escravizados que agora se aliara aos holandeses. No decorrer dos conflitos, muitas alianças foram modificadas, junto com os territórios perdidos. Os missionários, angolanos e autoridades estavam expostos a novas relações de poder, nas quais o comando principal vinha de quem detinha o tráfico negreiro ou os principais portos, que no caso específico era Luanda, nessa época tomada pela Holanda.

Assim, apesar da tomada de Luanda pelos holandeses em 1641,[65] a presença flamenga na região não pode ser observada apenas do ponto de vista da concorrência entre duas potências europeias. Foi principalmente com esse evento que a cooperação entre os portugueses e a WIC se maximizou. Essa colaboração comercial não era apadrinhada pela administração lusa em Luanda, tampouco pela lisboeta, que não poupava esforços para promover medidas administrativas que vedassem o comércio dos portugueses com a Holanda.[66]

Contudo, no período de administração holandesa em Luanda, os combates entre portugueses e sobas adversários não deixaram de ocorrer. Nessas guerras, os portugueses contavam com aliados advindos da região dos rios Bengo e Lucala e com ajuda de missionários católicos bem relacionados com os sobas do interior angolano.[67] Apesar da geografia dessa união, a comunicação do reino da Matamba com os holandeses era contínua, em virtude de a rainha Ginga coordenar a área que condizia com parte do rio Cuanza. Essa via fluvial, navegável desde Massangano, constituía o único modo além--terra de comunicação com o interior da costa.

Isolada do sertão de onde vinham os escravizados, a WIC negociava a compra destes ora com os portugueses, ora com Ginga, revendendo-os em um amplo comércio estabelecido na Europa e nas Américas, sem necessitar investir maciçamente em artilharia pesada. Queremos com isso dizer que, se havia conflitos bélicos entre portugueses e holandeses, também havia o mercadejar e relações à revelia das ordenações régias.

Charles Boxer traz a informação de que, até 1º de dezembro de 1640, portugueses e espanhóis eram aliados contra os holandeses; após a restauração, nos 23 anos seguintes, os lusos tiveram de lutar contra hispanos e flamengos pelas posições na África.[68] Apesar das arguições expostas em escritos significativos que conglomeram as relações entre essas três regiões nos Seiscentos e de considerarmos os confrontos bélicos que ocorreram, as relações, sobretudo entre lusos e flamengos, estavam longe de ser homogeneamente hostis. Segundo David Birmingham, os holandeses sabiam que os portugueses envolvidos no comércio, em particular os isolados da costa angolana e do tráfico, ou seja, remanescentes no interior, eram importantes intermediários nas tratativas com os africanos.[69]

Vale observar que o tráfico de escravizados, além de um negócio rentável, introduzia muitos estrangeiros nas colônias, no que tange à economia e à vida social local. Essa atividade proporcionou que Oliveira de Cadornega ascendesse socialmente e angariasse diversos cargos militares e administrativos. Em 1649, ele atingiu a patente de capitão, antes de assumir funções na administração pública, que correspondiam melhor às suas inclinações. Viveu em Massangano por 28 anos e, ali, em 1660, chegou a juiz ordinário.[70] Conforme Mathieu Demaret, o escritor participou ativamente do comércio de escravizados durante as quase três décadas que vivera em Massangano, sendo que nos primeiros oito anos de sua estada em "Angola" houve a ocupação holandesa, e o principal porto "angolano", situado em Luanda, estava sob administração liderada pelos flamengos.[71]

Considerações finais: um cristão-novo em "Angola"

Com os fatos observados até aqui, talvez se pressuponha alguma dificuldade de os cristãos-novos portugueses sobreviverem em meio à perda administrativa de Angola por Portugal. No entanto, lembramos que, no início do século XVII, os principais destinos dos judeus emigrados de Portugal eram Amsterdã e Hamburgo.[72] As rotas de fuga acompanhavam o crescimento mercantil. Em contraponto com a diluição dos judeus na

Península Ibérica, nos domínios coloniais e comerciais estes aumentavam consideravelmente, inserindo-se nessas organizações comerciais pelo degredo ou pela concessão de ofícios ou ainda por arranjos familiares, como matrimônios de judias com cristãos-novos.

Observamos que Oliveira de Cadornega serviu-se de ambas as estratégias, pois desposou a filha de Fernão Rodrigues, também cristão-novo e um dos primeiros povoadores de Angola, várias vezes nomeado capitão de navegação do Cuanza, onde possuía uma ilha que levava seu nome.[73] Em suma, os portugueses em "Angola" se compunham basicamente de degredados. Também os comerciantes holandeses eram, em parte significativa, pertencentes a comunidades sefarditas. Com essa conjuntura, por vezes pouco considerada nas relações comerciais entre holandeses, ibéricos e "angolanos", observamos uma espécie de solidariedade entre os grupos judaizantes que, como mencionamos, agiam à revelia das ações régias.

Nesse contexto, Cadornega viveu em Massangano, onde era um intermediário de escravaria, ou seja, negociava com os sobas, que, com seus exércitos, preavam as gentes nos sertões das "Angolas" e as repassavam a quem se propunha comprar. Com isso, inferimos que os cargos angariados e o acesso a documentação administrativa, as notícias detalhadas que remonta em sua obra, além das relações com missionários católicos, fazem parte de uma realidade privilegiada, de quem estava inserido entre uma "elite angolana", composta daqueles que eram bem-sucedidos no traficar das gentes escravizadas.

Todos esses elementos nos levam a crer que, como afirma Beatrix Heintze,[74] o sucesso de Cadornega em "Angola," somado às perseguições sofridas pela sua família, ensejaram a escrita da obra *História geral das guerras angolanas* e sua dedicatória a d. Pedro II como uma forma de permanecer na África. É como se a obra fosse uma espécie de moeda de troca, na qual o autor tenta laudar os anos de serviços prestados à Casa de Bragança e os "triunfos" das administrações lusas em "Angola", justificando sua permanência e livrando a si dos jugos inquisitoriais.

Notas

1   Este trabalho é um recorte da discussão mais aprofundada sobre o contexto de escrita da obra *História geral das guerras angolanas*, presente na tese de Priscila Maria Weber, que também faz uma genealogia do texto manuscrito da obra de Cadornega, original e cópias, e suas implicações na escrita da história de Angola. Priscila Maria Weber, *"Angola" como conceito: uma análise da obra* História geral das guerras angolanas *de Oliveira de Cadornega (Século XVII)*. Tese (Doutorado em História) — Pontifícia Universidade Católica do Rio Grande do Sul, Porto Alegre, 2018.

2   Em sua tese de doutorado, a autora explica sua opção por grafar "Angola" sempre entre aspas quando se refere aos "territórios que os portugueses desejavam anexar ou ainda àqueles que estavam sob sua governança e que muitas vezes são descritos por Cadornega como já lusos". Ela prossegue: "A 'Angola' aqui grafada com aspas quer carregar toda essa multiplicidade e ambiguidade presentes na obra de um soldado que também era escritor". Ver Priscila Maria Weber, *"Angola" como conceito…*, *op. cit.*, p. 32. [N. E.]

3 Adriano Parreira, *Economia e sociedade em Angola — Na época da Rainha Jinga*. Lisboa: Estampa, 1989, p. 196.

4 L. R. Torgal, "Restauração e razão de estado". In: *Penélope — Fazer e desfazer da história*. Lisboa: Cosmos, 1993, p. 163-164; Oliveira Martins, *História de Portugal*. Lisboa: Guimarães, 2007, p. 311; H. A. de Oliveira Marques, *História de Portugal — Do Renascimento às Revoluções Liberais*. Barbacena: Presença, 1998, p. 361.

5 António de Oliveira de Cadornega, *História geral das guerras angolanas*. Manuscritos da Academia das Ciências de Lisboa. 1681, tomo I, Dedicatória a d. Pedro II. Catálogo de Manuscritos série vermelha, Cota 77 e 78.

6 *Ibidem*, p. 1.

7 Os textos das Ordenações enumeravam competências tidas como naturais ou essenciais da realeza e proclamavam a origem real de toda jurisdição. In: António Manuel Hespanha, *Poder e instituições na Europa do Antigo Regime*. Lisboa: Fundação Calouste Gulbenkian, 1984, p. 62. A primeira edição data de 1604.

8 Oliveira Martins, *História de Portugal, op. cit.*, p. 301-306.

9 Alberto da Costa e Silva, *A manilha e o libambo — A África e a escravidão, de 1500 a 1700*. Rio de Janeiro: Nova Fronteira, 2002, p. 454.

10 Ronaldo Vainfas, *Antônio Vieira — Coleção perfis brasileiros*. São Paulo: Companhia das Letras, 2011, p. 120.

11 José Augusto Mourão. *Inquisição Portuguesa — Tempo, razão e circunstância*. Lisboa/São Paulo: Prefácio, 2007, p. 116.

12 Sobre a Inquisição europeia, sugere-se ver: Francisco Bethencourt, *História das Inquisições*. Lisboa: Círculo de Leitores, 1994; António José Saraiva, *Inquisição e cristãos-novos*. Lisboa: Estampa, 1969; Sonia Siqueira, *Inquisição portuguesa e sociedade colonial*. São Paulo: Ática, 1978; Ronaldo Vainfas, *Dicionário do Brasil colonial (1500-1808)*. Rio de janeiro: Objetiva, 2000, p. 308-310.

13 Ralph Delgado, *História de Angola — Continuação do segundo período 1607 a 1648*. v. 2. Lisboa: Banco Nacional de Angola, [s.d.], p. 131.

14 Beatrix Heintze, "A lusofonia no interior da África Central na·era pré-colonial. Um contributo para a sua história e compreensão na actualidade". *Cadernos de Estudos Africanos*, v. 7/8, p. 179-207, 2005. Disponível em: https://journals.openedition.org/cea/1361. Acesso em: 29 maio 2024.

15 Tahinan Santos, "Inquisição portuguesa na África: denunciações do Reino do Congo e Angola no século XVII". *Cadernos de Clio*, Curitiba, n. 2, 2011, p. 235-236. Disponível em: https://revistas.ufpr.br/clio/article/view/40483. Acesso em: 29 maio 2024.

16 Oliveira Martins, *História de Portugal, op. cit.*, p. 307-323.

17 Antonio Domínguez Ortiz, "Valoración social de los hábitos de las órdenes militares". In: *Las órdenes militares en la Península Ibérica*. Cuenca: Ed. de La Universidad de Castilla/La Mancha, 2000, v. 2, p. 1159.

18 A política de expansão ultramarina, além de alargar o espaço político e econômico, desencadeava processos de falta de controle nas atividades burocráticas e administrativas, bem como uma contração forçada nas finanças públicas, que era sanada através das inúmeras isenções adquiridas pela compra de privilégios, ofícios, cargos ou hábitos religiosos. Esse pagamento era nominado "tença", uma forma de cobrança periférica que ajudava a romper as hierarquias sociais. Com todo esse alargamento, também cresce o número daqueles que viviam com as rendas das tenças, ou, parafraseando Antonio Domínguez Ortiz, desse "estado em gestação". In: Antonio Domínguez Ortiz, "Ventas y exenciones de lugares durante el reinado de Felipe IV". *Anuario de Historia del Derecho Español*, XXXIV, 1964, p. 34.

19 Fernanda Olival, "Mercado de hábitos e serviços em Portugal (séculos XVII-XVIII)". *Análise Social*, v. 38, n. 168, 2003, p. 750.

20 Ordenações Filipinas. Lisboa: Fundação Calouste Gulbenkian, 1985, liv. I, título XCVI.

21 António de Oliveira de Cadornega, *Descrição de Vila Viçosa*. Lisboa: Imprensa Nacional/Casa da Moeda, 1982, p. 9.

22 António de Oliveira de Cadornega, *História geral das guerras angolanas, op. cit.*, p. 3.

23 *Ibidem*, p. 4.

24 Luciano Raposo de Almeida Figueiredo, "O império em apuros: notas para o estudo das alterações ultramarinas e das práticas políticas no império colonial português, sec. XVII e XVIII". In: *Diálogos oceânicos*. Belo Horizonte: Ed. UFMG, 2012, p. 200.

25 Mafalda Soares da Cunha, "O provimento de ofícios menores nas terras senhoriais. A Casa de Bragança nos séculos XVI-XVII". In: R. Stumpf; N. Chaturvedula (orgs.), *Cargos e ofícios nas monarquias ibéricas — Provimento, controlo e venalidade (séculos XVII e XVIII)*. Lisboa: CHAM, 2012, p. 26.

26 H. A. de Oliveira Marques, *História de Portugal, op. cit.*, p. 174; Charles Boxer, *Salvador Correia de Sá e a luta pelo Brasil e Angola (1602-1986)*. São Paulo: Ed. Nacional, 1973, p. 255.

27 Padre Antônio Vieira, *Obras escolhidas*. Lisboa: Livraria Sá da Costa, <completar ano>, v. VI, p. 174.

28 António de Oliveira de Cadornega, *História geral...*, *op. cit.*, p. 1.

29 Mathieu Mogo Demaret, "Portugueses e africanos em Angola no século XVII: problemas de representação e de comunicação a partir da obra *História geral das guerras angolanas*". In: *Representações de África e dos africanos na História e Cultura — Séculos XV a XXI*. Ponta Delgada: CHAM, 2011, p. 109.

30 Processo inquisitorial de Antónia Simões Correia. Disponível junto ao Arquivo Nacional da Torre do Tombo, n. 9.939, imagens 66 e 67, 13 jan. 1662.

31 Beatrix Heintze, *Angola nos séculos XVI e XVII — Estudos sobre fontes, métodos e história*. Luanda: Kilombelombe, 2007, p. 135.

32 Certidão de batismo de António de Oliveira de Cadornega. Livro de assentos de batismo, n. 3, da freguesia matriz de Vila Viçosa, fol. 52-v. Arquivo Distrital de Évora.

33 António de Oliveira de Cadornega, *História geral...*, *op. cit.*, p. 3.

34 Antonio Borges Coelho, *Inquisição de Évora — Dos primórdios a 1668*. Lisboa: Caminho, 1987, p. 72.

35 António de Oliveira de Cadornega, *op. cit.*, p. 3.

36 Antonio Borges Coelho, *Inquisição de Évora...*, *op. cit.*, p. 88.

37 Joaquim Alberto Pires de Lima, *Mouros, judeus e negros na história de Portugal*. Porto: Civilização, 1940, p. 46.

38 Oliveira Martins, *História de Portugal*, *op. cit.*, p. 311.

39 A. H. de Oliveira Marques, *História de Portugal*, *op. cit.*, p. 361.

40 *Idem.*

41 Fernanda Olival, "Mercado de hábitos e serviços em Portugal (séculos XVII-VIII)", *op. cit.*, p. 753; Pedro Cardim, "A Casa Real e os *órgãos* centrais de governo no Portugal da segunda metade dos Seiscentos". *Tempo*, Rio de Janeiro, v. 7, n. 13, p. 13-57, jul. 2002.

42 António Brásio, "As Misericórdias de Angola". *Studia*, n. 4, Centro de Estudos Históricos Ultramarinos, Lisboa, p. 106-149, 1959.

43 José Matias Delgado, Nota 58. In.: António de Oliveira de Cadornega, *op. cit.*, p. 524.

44 Ingrid Silva de Oliveira, "Misericórdias africanas no século XVII: a Misericórdia de Massangano". *Revista África e Africanidades*, ano 2, n. 7, nov. 2009.

45 Isabel dos Guimarães Sá, *Quando o rico se faz pobre — Misericórdias, caridade e poder no império português, 1500--1800*. Lisboa: CNCDP, 1997, p. 100.

46 Alberto da Costa e Silva, *A manilha e o libambo — A África e a escravidão, de 1500 a 1700*. Rio de Janeiro: Nova Fronteira, 2002, p. 370; Arlindo Manuel Caldeira, *Escravos e traficantes no Império português — O comércio negreiro português no Atlântico durante os séculos XV a XIX*. Lisboa: A Esfera dos Livros, 2016, p. 211-217.

47 Sobre a jornada de d. Sebastião na África e sobre o sebastianismo, sugerimos os capítulos III e IV da obra de Oliveira Martins, *História de Portugal*, *op. cit.*

48 Evaldo Cabral de Mello (org.), *O Brasil holandês (1630-1654)*. São Paulo: Penguin/Companhia das Letras, 2010, p. 12.

49 Os judeus da Antuérpia e depois de Amsterdã haviam se envolvido profundamente, desde o início da colonização do nordeste, com o financiamento e a operação da agroindústria açucareira e com a comercialização de produtos nos mercados europeus. Evaldo Cabral de Mello, *op. cit.*, p. 13.

50 Charles Boxer, *O Império marítimo português — 1415-1825*. São Paulo: Companhia das Letras, 2002.

51 Ralph Delgado, *História de Angola*, *op. cit.*, p.180.

52 Luiz Felipe de Alencastro, *O trato dos viventes — Formação do Brasil no Atlântico Sul*. São Paulo: Companhia das Letras, 2000, p. 209; António Brásio, *Monumenta missionária africana*. Lisboa: Agência Geral do Ultramar, 1952, v. VII, p. 389-393.

53 Sobre as trapalhadas da diplomacia da restauração, o conde de Ericeira argumenta: "Naquele tempo era tão pouco o exercício que havia em Portugal dos negócios políticos e militares, que não se podem condenar justamente os que não ajustaram com todas as circunstâncias que convinha as diligências a que foram mandados". Luís de Meneses, *Conde da Ericeira — História de Portugal restaurado*. Lisboa: Officina de Domingos Rodrigues, 1751, v. IV, p. 155.

54 Luiz Felipe de Alencastro, *O trato dos viventes...*, *op. cit.*, p. 211.

55 Alencastro critica a omissão de uma modernidade nassoviana calcada em uma militância negreira. Por vezes, em livros como o editado em Haia por ocasião do tricentenário da morte de Nassau, essa omissão facilitou a criação de um personagem aos moldes das biografias dos grandes homens. Ver H. R. Hoetink, "Some remarks on the modernity of Johan Maurits". In: Ernest van den Boogaart *et al.* (orgs.), *Johan Maurits van Nassau--Siegen 1604-1679 — A humanist prince in Europe and Brazil* (The Hague: Johan Maurits van Nassau Stichting, 1979), *apud* Luiz Felipe de Alencastro, *O trato dos viventes...*, *op. cit.*, p. 212.

56 Serafim Leite, *História da Companhia de Jesus no Brasil*. Rio de Janeiro: Imprensa Nacional, 1943, p. 28.

57 Evaldo Cabral de Mello, *O negócio do Brasil — Portugal, os Países Baixos e o Nordeste, 1641-1669*. Rio de Janeiro: Topbooks, 1998, p. 21.

58 David Birmingham, *Alianças e conflitos — Os primórdios da ocupação estrangeira em Angola (1483-1790)*. Luanda: Arquivo Histórico de Angola/Ministério da Cultura, 1998, p. 19.

59 Ronaldo Vainfas, "Guerra declarada e paz fingida". *Revista Tempo*, v. 14, n. 27, p. 82-100, dez. 2009, p. 103.

60 *Ibidem*, p. 106.

61 Evaldo Cabral de Mello, *O negócio do Brasil...*, *op. cit.*, p. 248.

62 Ronaldo Vainfas, "Guerra declarada...", *op. cit.*, p. 105.

63 Alencastro cita o seguinte documento: Ofício de 09/12/1650, Biblioteca Nacional de Lisboa, cod. 7627. D. Francisco Manuel de Mello.

64 Optamos pela grafia "Ginga", utilizada pelo autor Oliveira de Cadornega no corpo de toda a sua obra — e não "Njinga", "Nzinga" ou "Jinga" —, pois este trabalho trata, especificamente, do autor e de recortes sobre o contexto de escrita da *História geral das guerras angolanas*. Inferimos, também, que há múltiplas "ginga" presentes no texto do soldado-escritor e passíveis de serem identificadas ao considerarmos os contextos de produção dos escritos de Cadornega. Esses contextos — ou experiências de escrita que atravessaram o autor e são oriundos dos aproximadamente dez anos que ele leva para escrever a obra *História geral das guerras angolanas* — possibilitam a visibilização de fissuras, repetições, palavras-chave, tons e estilos que, observados, exibem muito sobre como os conteúdos e personagens foram tecidos dentro de sua obra. Logo, pelas ambiguidades e contradições presentes no texto de Cadornega, percebem-se as complexidades da história de Angola, e Ginga certamente foi uma personagem principal, tanto dentro como fora da obra desse autor. Para debates aprofundados sobre Ginga, sugerimos: Mariana Bracks Fonseca, *Nzinga Mbandi e as guerras de resistência em Angola. Século XVII*. Dissertação (Mestrado em História Social) — Universidade de São Paulo, São Paulo, 2012. Disponível em: https://www.teses.usp.br/teses/disponiveis/8/8138/tde-14032013-094719/pt-br.php. Acesso em: 29 maio 2024. E, para debates sobre Ginga na obra de Oliveira de Cadornega, sugerimos: Priscila Weber, "A rainha Ginga descrita, adjetivada e metaforizada: uma análise textual da obra *História geral das guerras angolanas* de António de Oliveira de Cadornega (século XVII)". *Cadernos do Ceon, Diálogos afro-brasileiros*, v. 33, n. 53, dez. 2020. Disponível em: https://bell.unochapeco.edu.br/revistas/index.php/rcc/article/view/5541. Acesso em: 29 maio 2024.

65 Charles Boxer, *O Império marítimo português*, *op. cit.*, p. 123.

66 Adriano Parreira, *Economia e sociedade em Angola*, *op. cit.*, p. 187.

67 H. A. de Oliveira Marques, *História de Portugal*, *op. cit.*, p. 353.

68 Charles Boxer, *O Império marítimo português*, *op. cit.*, p. 124.

69 David Birmingham, *The Portuguese conquest of Angola*. Londres: Oxford University Press, 1965, p. 34.

70 Flávia Carvalho, "O reino do Ndongo no contexto da Restauração: mbundus, portugueses e holandeses na África centro-ocidental". *Revista de História da África e de Estudos da Diáspora Africana*, v. 4, n. 7, jul. 2011, p. 15.

71 Beatrix Heintze, *Angola nos séculos XVI e XVII*, *op. cit.*, p. 136.

72 Mathieu Mogo Demaret, "Portugueses e africanos...", *op. cit.*, p. 110.

73 Ronaldo Vainfas, "Tipologia do desengano: cristãos-novos portugueses entre Amsterdão e o Brasil holandês". *Cadernos de Estudos Sefarditas*, n. 7, 2007, p. 9-29.

74 Beatrix Heintze, *Angola nos séculos XVI e XVII*, *op. cit.*, p. 138.

4 KAFUXI AMBARI: A TRAJETÓRIA DE UM TÍTULO POLÍTICO

CRISLAYNE ALFAGALI

Grafado de várias maneiras — Cafuche Cambare, Kafushe Kambare, Kafuxi Kambari, Kafuxi Ambari —, esse nome está ligado à região oriental da Kisama,[1] atual Angola, e tornou-se símbolo de prestígio, poder político e militar e, de modo geral, resistência contra o tráfico de escravizados e o colonialismo. Encontramos referências a ele em memórias, tradições orais e fontes escritas ao longo de cinco séculos. Sua história confunde-se com a das práticas políticas das autoridades africanas e seus dependentes, no contexto diplomático do encontro entre europeus e africanos.

A Kisama aparece em diferentes estudos historiográficos,[2] mas inicialmente era identificada como área inóspita pela qual a colonização portuguesa tinha pouco interesse. O historiador René Pélissier, que se dedicou a escrever sobre as campanhas militares em Angola e as modalidades de resistência à colonização europeia, enfatizava na década de 1970 a necessidade de estudos sobre a região, principalmente que cobrissem a história contemporânea. Em sua obra, a Kisama é apresentada como "inútil para os portugueses"; as notícias que encontrava na documentação eram de uma terra de canibais, de doenças, árida, sem possibilidade de exploração de produções rentáveis; enfim, uma "das mais misteriosas zonas de toda a Angola".[3]

Beatrix Heintze escreveu os primeiros estudos sistemáticos sobre a Kisama, a partir de extensivo levantamento de diversas tipologias documentais. Heintze representa uma mudança de perspectiva. Sua análise é crítica quanto à leitura de uma documentação produzida por europeus, que tinham o olhar do conquistador, do traficante de escravizados e do missionário. A autora defende o uso das fontes escritas para escrever uma "história africana e não apenas do colonialismo português" juntamente com as tradições orais, o que lhe permitiu ler a contrapelo as narrativas militares, missionárias, administrativas deixadas pelos estrangeiros. Ela buscou, assim, um olhar "interno", uma perspectiva local, que evitasse os estereótipos construídos nos documentos oficiais e nos relatos orais, e recorreu também aos poucos estudos de arqueologia disponíveis sobre Angola. Desse modo, Heintze retratou a história da Kisama anterior à chegada dos portugueses, descreveu as trajetórias de alguns de seus principais líderes (inclusive Kafuxi Ambari) na longa duração e preocupou-se em historicizar as relações culturais, religiosas, econômicas e sociais dos dependentes dos sobas, revelando aspectos até então desconhecidos sobre o assunto. A metodologia não é das mais fáceis, exige um exercício de crítica constante para não cair nas armadilhas da parcialidade que toda fonte histórica apresenta. "Duvidar constantemente" dos vestígios históricos que chegam até nós é, para Heintze, a melhor forma de sofisticarmos nosso conhecimento sobre o passado.[4]

Joseph Miller, em *Poder político e parentesco*, retoma algumas informações e ideias apresentadas por Heintze e aponta a anterioridade do título político *kafuxi ka mbari* em relação ao *ngola*, indicando que seus titulares evitavam o domínio direto de estrangeiros. Em alguns momentos, retoma a história dos titulares do *kafuxi ka mbari*, porém não se detém nos detalhes da história da Kisama. A história política, geográfica e cultural da Kisama é revista, brevemente, em outros trabalhos acadêmicos.[5]

A historiadora Aurora da Fonseca é a autora do mais extensivo estudo sobre a Kisama, *A Kisama em Angola do século XVI ao início do século XX*. Seu objetivo principal foi revisar um argumento que persistia na historiografia: a resistência da Kisama se devia, principalmente, ao desinteresse português por seu território, que não seria atraente do ponto de vista da exploração econômica. Por isso, sua hipótese é a de que as estruturas políticas internas das populações que ali viviam definiram o padrão de oposição à ocupação colonial, ao longo do tempo, e, o mais importante, possibilitaram que defendessem sua autonomia diante de qualquer tentativa de subjugação, vinda dos portugueses, do *ngola*, de outros sobas da própria Kisama etc. Assim, de um prisma interno, procura compreender os interesses e as iniciativas das populações locais e de seus líderes. Para tanto, lança mão de um repertório robusto de fontes escritas e orais, coletadas entre 1993 e 1994, logo, em plena guerra civil e com todas as dificuldades dela decorrentes. Ao estudar a resistência das autoridades e dos dependentes da Kisama como um processo único do século XVI ao XX, uma de suas hipóteses é a de que esses movimentos contestatórios teriam contribuído para a formação de um protonacionalismo, que unia, mesmo que indiretamente, elites urbanas e rurais em fins do século XIX. Trata-se de um tema polêmico sobre o surgimento do nacionalismo em Angola. Contudo, essa escolha, que pode incorrer em uma interpretação anacrônica, não invalida seu esforço sem precedentes de pesquisa cuidadosa e reflexão analítica. Seu trabalho é incontornável.[6]

Recentemente, Jessica Krug retomou essa historiografia — embora nem sempre lhe confira o crédito devido — e lançou uma nova interpretação que relaciona a história da Kisama com as experiências e os conhecimentos políticos dos fugitivos que ali encontraram um refúgio seguro. Esses fugitivos, por seu turno, "reconfiguraram a paisagem política e ideológica de Kisama, preservando e encorajando a associação de Kisama com habilidade marcial e aptidão espiritual". Teriam, por fim, levado consigo essas experiências tecidas em um cenário de violência, deslocamento forçado e privação, para as Américas, formando os *marrons*, quilombos, *palenques*. A autora traz análises e hipóteses enriquecedoras para conhecer mais detalhadamente quem foi Kafuxi Ambari. Contudo, ao analisar a trajetória desse "nome", ela o considera uma personalidade, com carisma e reputação internacional. Escreve uma "biografia fractal" de Kafuxi Ambari, como "um homem ao longo do século e de continentes". Com isso, percebemos como esse nome foi poderoso, orientou ações, moldou uma "imaginação política dentro da e sobre a Kisama" e uniu pessoas para os mais diversos objetivos. Porém não conhecemos as histórias das pessoas concretas que portaram esse título, os desafios que enfrentaram para sustentar glórias do líder do século XVI ou como se valeram dele para conquistar espaços de atuação.

Krug parte, ainda, do princípio de que Kafuxi Ambari é o único nome de guerreiro que persiste nas memórias e tradições orais. Neste ponto, diverge dos relatos obtidos por Aurora da Fonseca em 1990 e das memórias registradas por Dya Kasembe de suas matriarcas. Ao perguntar à sua mãe, Ntonga Kasembe, sobre "Kafuchi", esta responde: "Eles eram pequenos precisavam dele ['o soba grande de Kasembe'], ele é que lhes mandava e eles mandavam na região dele".[7] Cada tradição elege seu herói. Seria importante pensar nos muitos anos que separam a recolha dessas memórias históricas e tradições orais, nas diferenças geracionais, nos impactos da guerra e em suas consequências na construção dessas narrativas. Krug está ciente do risco de silenciar outras vozes ao escolher Kafuxi Ambari e, de fato, o faz ao não enfrentar os melindres das tradições e memórias. Embora as conexões que traça por vezes careçam de evidências empíricas (que não são fáceis de achar, mas este é o desafio), seu trabalho traz para o centro da narrativa o conhecimento político, a contribuição intelectual dos fugitivos da Kisama.[8]

Conceitos de soberania e autoridade

É patente, nas fontes, o cuidado que os portugueses tiveram em conhecer e anotar os nomes das autoridades locais, respeitando, na medida do possível, a pronúncia nas línguas bantas. Esse foi um aprendizado relevante para a consolidação de alianças políticas e o avanço do domínio luso ao longo do rio Cuanza. Também identificaram cerimônias de reverência, instituições deliberativas (como tribunais) e modalidades econômicas de reconhecimento do poder (por meio do pagamento de impostos, por exemplo). Para bem dominar os sobas, era preciso construir uma memória das relações com os líderes locais.

Kafuxi Ambari foi chamado de rei, príncipe, soba, fidalgo, senhor e chefe, em diferentes fontes. Na narrativa seiscentista do militar Cadornega, encontramos a seguinte definição de sobas e "fidalgos": "são senhores de terras e vassalos, como condes e marqueses, mas têm uma potestade superior que é que em suas terras são senhores de baraço e cutelo, sem dependência de seu rei".[9] Acima de tudo, eram ciosos de sua "potestade [...] no senhorio de suas terras". A importância dos sobas e sua autonomia frente ao "seu rei" são sublinhadas, advertindo que eram senhores que em seus sobados (povoações) decidiam a justiça (inclusive julgavam e condenavam à morte) e a administração política. Para alguns historiadores, "as denominações dos sobados eram títulos políticos hereditários, associados a determinados direitos e obrigações, cujos papéis e funções eram temporariamente assumidos pelos indivíduos vivos que ocuparam a posição de soba", ou ainda, os sobados eram "posições titulares", segundo a linguagem do parentesco perpétuo simbólico.[10]

Desse modo, Kafuxi Ambari é um título vitalício e guarda a história dos líderes que, ao ocuparem a posição titular "soba Kafuxi Ambari" como atores ativos, fizeram escolhas baseadas em seus deveres e obrigações, inclusive espirituais, negociaram com seus dependentes e outras autoridades africanas e europeias, e, assim, definiram o rumo de suas organizações políticas. O resultado desse jogo complexo de forças foi a perpetuação desse título durante séculos. Por exemplo, em 1693, o titular Kafuxi Ambari era o soba "Dom Pedro da Crux Cafuchy Cambary". O reconhecimento de seu *status* social vem expresso no título honorífico "dom", a hierarquia local e a do mundo do Antigo Regime se sobrepunham. Logo, a organização política dos sobados resultava da atuação ativa de homens e mulheres e, por isso mesmo, mudava de acordo com seus interesses, os recursos de que dispunham e os fatores externos a que foram condicionados, principalmente o domínio colonial, as guerras de conquista e o tráfico transatlântico de escravizados.

Nas fontes da administração portuguesa, com frequência ocorre uma simplificação da ação política, militar, religiosa e até mesmo econômica das lideranças africanas. O exercício do domínio tinha implicações espirituais, contribuindo para o equilíbrio tênue entre as forças invisíveis e visíveis, entre a vontade dos antepassados e as lutas políticas do presente. Assim, era delicada e engenhosa a manutenção dos títulos, a conservação política. O conceito de "riqueza em pessoas" ("*wealth in people*"), retomado principalmente pelo historiador Joseph Miller, é uma das chaves para entender a relação entre lideranças e seus dependentes. "Um homem rico aumentava a produtividade organizando e controlando pessoas", ou seja, "agregando dependentes" em um contexto caracterizado pela "centralidade da vida humana", mas também por sua fragilidade e pelo fato de a dependência humana ser o meio mais eficiente de aumentar a produção.[11]

Se o poder de um líder se assentava no número de súditos que tinha sob seu domínio, na sua capacidade de atrair dependentes, o tráfico de escravizados proporcionou uma oportunidade importante de ter acesso a dependentes para além dos mecanismos linhageiros ou outras formas de forjar vínculos de dependência, da guerra e da escravização. Nesse sentido, pressupor que a manutenção de algumas posições titulares correspondeu à continuidade linhageira, exclusivamente, é desconsiderar as transformações históricas dos modos de transmissão de autoridade.

Classificar e caracterizar autoridades locais foi também uma estratégia de domínio colonial e, por vezes, usada para justificar confrontos armados. O líder Peringue, por exemplo, foi nomeado como jaga[12] e soba em diferentes momentos: quando rebelde e inimigo dos portugueses, era jaga, infiel e indomável; quando derrotado, rendido e avassalado ao domínio da Coroa lusa, tornou-se soba aliado, fiel vassalo.[13] A vassalagem, por sua vez, não pode ser vista como uma condição perpétua: os registros de sobas "alevantados" — designação de época para os que faziam rebelião — são frequentes; além disso, os líderes locais poderiam ver a associação com os estrangeiros como aliança estratégica pontual, como as que teciam com outras soberanias locais.

Como tratamos de um período muito longo, é importante comentar que o conceito de "chefe" surgiu no final do século XVIII e passou a ser usado para descrever o domínio africano ao longo do século XIX. Naquele momento, atribuía-se aos então chamados pelos colonizadores de "déspotas africanos" a responsabilidade pelo comércio de escravizados e pela escravidão. Essa premissa falaciosa servia de justificativa ideológica para a constituição de um projeto civilizatório que seria levado a cabo pelo domínio colonial, destruindo, assim, a autoridade dos líderes.[14]

Kafuxi Ambari da Kisama

A Kisama é uma região de 14 mil km² que se localiza a 60 km ao sul da cidade de Luanda e tem como fronteiras o oceano Atlântico e os rios Cuanza, Longa e Mukongo. É conhecida por causa de uma atração turística, o Parque Nacional da Kisama, fundado em 1958 e inicialmente instituído como reserva de caça.[15] Como disse Dya Kasembe, ao narrar as memórias das herdeiras do soba Kasembe, esse território é muito mais "que uma reserva de animais para caçadores", pois guarda um legado que deve ser protegido dos "contratempos da missão civilizadora"[16] — uma referência ao apagamento de histórias e identidades locais gerado e incentivado pela colonização portuguesa.

Além de Kasembe, outras autoridades locais apareceram nas entrevistas feitas pela historiadora Aurora da Fonseca durante a década de 1990: Kafuxi Ambari, relacionado principalmente à parte oriental da região, e Kamona Kasonga, da porção ocidental; personagens frequentes nos relatos dos moradores, citadas em função de sua resistência aos avanços da conquista portuguesa. Sua presença nas memórias locais era tão marcante que lhes diziam que deveria "procurar o significado de Kisama em Luando (no leste). Lá, na zona de Kafuxi Ambari, em Kasembe no Mbumba, é aí que se encontra o nome Kisama".[17] Destaca-se, portanto, a centralidade de Kafuxi Ambari, sem quem não é possível compreender a história da Kisama e o signo de resistência com que passou a ser identificada.

No mapa que elaboramos a seguir (figura 1), identificamos a região da Kisama, a localização das terras de Kafuxi Ambari segundo um mapa do século XVIII e o local onde estaria o seu túmulo, de acordo com o Clube dos Naturais e Amigos dos Luandos, que teria identificado o local da sepultura em 2004. No mapa, localizamos as fortalezas portuguesas (ou presídios) construídos ao longo do tempo.

Figura I — As terras de Kafuxi Ambari

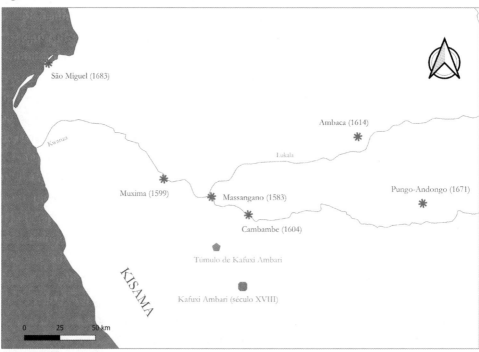

Fonte: a autora.

Já o mapa a seguir (figura 2) mostra a localização da Kisama ("Quissama") e das terras de Kafuxi Ambari ("Cafuxe") em 1790, com os rios fronteiriços mencionados há pouco. Esse espaço foi conformado ao longo do tempo e, até meados do século XIX, o interior era parcamente conhecido pelos europeus. Isso posto, as fronteiras foram definidas de modo precário e segundo critérios europeus de referenciação geográfica e física.

Figura 2 — A Kisama e o Kafuxi Ambari, 1790[18]

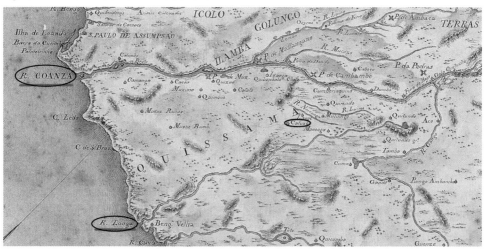

Fonte: Gabinete de Estudos Arqueológicos de Engenharia Militar (GEAM), 1207-2A-24A-111.

Um mapa é um sistema de símbolos. No caso da África, a cartografia europeia esteve imersa nos objetivos da conquista e foi elaborada para reafirmar a ocupação portuguesa do território, mas nem por isso deixa de mostrar tensões e a presença dos "outros" que se queria dominar. O mapa é permeado por pontos que, de acordo com a legenda, sinalizam as *"banzas"*[19] e o seu "chefe chamado souva".[20] Lemos, assim, a designação titular de alguns sobados.

A fixação geográfica das *banzas* é equivocada se pensarmos esse espaço do ponto de vista local. O movimento dos sobados seguindo diretrizes sobrenaturais e/ou em busca de melhores terras para plantio não se alinhava ao traçado fixo da cartografia portuguesa, afinal, eram duas concepções diferentes de ocupação espacial. Por isso, em 1797, o governador português, em Luanda, indica falhas nesses ensaios cartográficos:

> Porquanto sendo as banzas ou aldeias dos negros fabricadas de casa de palha e mudando-as elas quase todos os dias de uns para outros sítios, e nunca pouco distante do deixado, todas as vezes que ou lhe apraz ou a isso são levados por seus agouros, e superstições, o que na carta se notasse hoje povoado, amanhã se encontrará deserto, e cheio de mato habitado por feras.[21]

O que foi identificado como "agouro" e "superstição" pelo agente colonial correspondia a uma estreita relação entre território e o respeito ao sagrado e aos antepassados. As árvores sagradas, os rios, as plantas que forneciam os pigmentos das cores sacras, os tambores que levavam mensagens, as sepulturas dos antepassados ou dos heróis fundadores são marcadores importantes desses terrenos. Isso significa que a localização dos sobados poderia variar conforme a estação, o regime de chuvas, a situação política e militar em que se encontravam e a vontade dos antepassados.[22] Ritos funerários na parte leste da Kisama, "lá mesmo onde viveu Kafuxi Kambari", como um morador local referiu, revelam as ligações entre o terreno, a força dos antepassados e a entronização de um novo líder. Sobas e caçadores eram sepultados em *sangas*[23] e em posição sentada, uma forma de reverenciá-los e homenageá-los.[24]

O comerciante húngaro Ladislau Magyar, em meados do século XIX, observou que as populações da Kisama tinham duas casas, "uma de verão, outra de inverno", vivendo perto ou longe dos rios. Os filões de água poderiam ser uma benção, mas traziam inundações e doenças como a malária e a doença do sono.[25] Especificamente sobre Kafuxi Ambari, deslocamentos seriam parte de sua história antes dos primeiros contatos com os europeus, de acordo com tradições orais registradas no século XX. Esse título político seria anterior ao do *ngola*, do Reino do Ndongo. Foi um imigrante vindo de Massangano ou Cambambe (ao norte do rio Cuanza), atravessando o Cuanza, as montanhas de Zemba e instalando-se na parte leste da Kisama. Ao longo do tempo, seu território se expandiu ou diminuiu de acordo com as dinâmicas locais.[26]

Tal como o espaço, os etnônimos são historicamente constituídos. Apenas no século XIX o território da Kisama passou a ser associado ao de uma "tribo". Para períodos anteriores, embora circulassem acepções sobre quem habitava a região entre os rios Cuanza e Longa, os "povos quissamas", não existia um único povo ou unidade política pertencente a um território definido.

Kafuxi Ambari: primeiro registro escrito

"Um fidalgo chamado Safuchi Cambari": é dessa forma que as fontes escritas apresentam pela primeira vez, em 1588, o soba então Kafuxi Ambari. Ao enfrentar uma grave seca na estação da semeadura, um de seus *ngangas* (sacerdotes) lhe prometeu chuva e executou um ritual. Conforme a narrativa missionária, o desfecho da cerimônia provava que o deus cristão castigara o *nganga*, que acabou morto, decapitado por uma pedra lançada dos céus. O caso servia como exemplo de um mal que os missionários deveriam combater: os "sacerdotes" locais eram tão poderosos que se acreditava que a eles se deviam a saúde, as mudanças climáticas e o sucesso da lavoura; seu "conhecimento de ervas" para a fabricação de "remédios" é especialmente realçado.[27] No século XVII, soldados portugueses também testemunharam rituais na área próxima ao Cuanza, denominados *sacalar* ou *chaquetar*, que tinham a função de comunicar-se com entidades do mundo invisível, diagnosticar doenças, acabar com sofrimentos e fazer chover.[28]

O relato aponta para a maneira como Kafuxi Ambari exercia e legitimava seu *status* diante dos dependentes. A posse de um título dependia da capacidade de convencimento de seu detentor, que tinha o direito de governar porque tinha métodos sobrenaturais de provar os poderes que reivindicava. Há uma grande variação nas formas de organização social, política e econômica na vasta região da Kisama, e as informações qualitativas que permitem vislumbrar aspectos da vida cotidiana são majoritariamente dos séculos XIX e XX. Os sobas poderiam exercer seu poder de mando de forma mais ou menos centralizada, e seu papel na resolução de conflitos (roubos, posse de terra, adultério etc.) poderia ser igualmente mais individual ou coletivo, amparado por conselheiros. Cabe destacar que desempenhavam função religiosa ao participar de rituais ligados à agricultura, à caça, à pesca, e podiam fazer chover. Por vezes, eram assistidos por sacerdotes, que lhes auxiliavam nas práticas religiosas. Pessoas especiais, vocacionadas pelas entidades da natureza e pelos antepassados, assumiam funções militares, de conselheiros, de mestres de ofícios específicos (como os hábeis caçadores e ferreiros) e auxiliavam o soba ou agiam de forma independente.[29] É nesse contexto que podemos compreender a razão de o soba Kafuxi Ambari ter recorrido a um sacerdote em um momento difícil.

Os portugueses testemunharam o rito porque eram aliados do soba em uma guerra que este promovia contra um inimigo anônimo. De acordo com a perspectiva local, a associação com os europeus seguia as práticas de aliança com outros sobas, ou seja, era estratégica, para impedir a centralização de poder nas mãos de um líder ou disputar recursos naturais (sal, água, terras). Após os conflitos, negociações de paz forjavam novas alianças, por meio de uniões matrimoniais, por exemplo. Assim, de acordo com relatos orais, as práticas políticas de guerra e paz conformavam as relações diplomáticas dinâmicas entre as autoridades da Kisama.[30]

Por fim, desse episódio depreende-se uma característica territorial da Kisama, acentuada com frequência em inúmeras fontes até o avançar do século XX: a aridez. Em um poema do século XVIII, Basílio da Gama (Minas Gerais, Brasil) descreve essa região como "a bárbara Quiçama sequiosa/ Terra vil, de tostados horizontes, a quem negou o Céu rios e fontes".[31] Ao longo do tempo, a sequidão e a severidade do clima passaram a ser relacionadas a estereótipos de pobreza e barbárie. Nada mais equivocado. Embora a escassez de água potável seja uma realidade em alguns lugares, há períodos de fortes chuvas em outros, assim como florestas densas. Além dos rios aqui citados, outros como Suto, Kisione, Muengeje, Lwime, Xio e Omba compõem um cenário que possibilita áreas cultiváveis. A maioria deles não aparece nas fontes porque a Kisama era terra inexplorada. Desde então, quando as regiões central e oriental começaram a ser descritas na documentação, passaram a ser vistas como as mais férteis, em oposição às do Oeste, próximas ao litoral, áridas e de vegetação escassa. Enfim, epítetos como "país maldito" e "terra vil" foram fruto do grande desconhecimento dos colonizadores sobre o interior da Kisama — a multiplicidade de climas, rios e solos — e uma forma de sobrevalorizar os empreendimentos lusos que sucessivamente falharam em suas tentativas de adentrar esse território.[32] O mapa na figura 2 é um exemplo de tal desconhecimento e da criação de representações pejorativas, pois apresenta grandes áreas da Kisama como "vazias".

"Mas nos ventres das árvores sombrias/ Resguardam do calor as águas frias", continuam os versos do poeta setecentista sobre a Kisama. Registra-se aqui uma técnica local para conservar água durante a estiagem: utilizavam o tronco do imbondeiro como cisterna e em uma só árvore se podiam guardar até 3 mil litros de água. A localização desses reservatórios era sigilosa, sob pena de morte, e era omitida dos portugueses. A *sanga*,[33] como mencionamos, também servia como cisterna e era tão importante para a sobrevivência das populações locais que se tornou o recipiente que guardava o corpo do soba em seu sepultamento. Desse modo, tanto o meio ambiente da Kisama era mais diverso do que as fontes escritas registram quanto seus habitantes foram hábeis em lidar com os limites que esse ambiente lhes impunha.[34]

Um último aspecto a ser considerado sobre este assunto é a relação entre mudanças climáticas, doenças e o tráfico transatlântico de escravizados. A intensificação da escravização levou ao aumento dos conflitos bélicos, a migrações forçadas e à desarticulação das comunidades locais e, por conseguinte, também de seus sistemas de cultivo e trocas alimentares. Portanto, fome, propagação de doenças, empobrecimento e escravização foram fatores que se influenciaram reciprocamente. Por exemplo, em 1857, época em que a demanda por escravizados era alta, após dois anos de queda da produção agrícola devido a uma seca severa, o ramo econômico mais importante da Kisama, a produção de sal, chegou a ser interrompido, e homens e mulheres, em extrema penúria, viram-se obrigados a permutar a própria liberdade ou a de seus parentes em troca de alimentos.[35]

Minas de sal e a batalha de 1594

Houve muitas disputas pelo controle da extração de sal-gema na Kisama, e os titulares Kafuxi Ambari tiveram um papel determinante na defesa das minas, impedindo que os portugueses se apoderassem delas. O sal era valioso porque era usado como moeda e interligava vastas redes comerciais regionais e sertão adentro, em um comércio de longa distância que antecedia a chegada dos europeus. As barras de sal serviam como padrão de medida, pois eram fáceis de carregar e conservar. O sal era extraído nas terras do soba Ndemba, que também detinha mel (oeste), e era trocado comercialmente ou em rituais simbólicos por ferro (leste), óleo de palma (extraído próximo aos rios), peixes (de lagunas e rios) e cera. Nas feiras do Reino do Ndongo e nas áreas de ocupação portuguesa, o sal transformava-se em marfim, escravizados (vistos como bens de prestígio), milho e tecidos, assim como ocorriam trocas do produto por gado, ao sul do rio Longa. O sal alcançava o circuito comercial Luba, a leste do Reino do Ndongo.[36]

Desde meados do século XVI, o controle das minas de sal passou a ser um dos objetivos dos portugueses na conquista das terras ao sul do rio Cuanza. E as notícias de que existiam minas de prata em Cambambe legitimavam os planos de ocupação do Reino do Ndongo. Os primeiros ataques à Kisama, em 1580, atingiram os sobas Muxima e Kizwa e, no ano seguinte, Kamona Kasonga. Há registros de que os sobas impediam que as tropas portuguesas navegassem ao longo do rio Cuanza, a principal via de penetração colonial, por isso deveriam ser combatidos. Em seguida, Muxima e Kizwa lutaram ao lado dos portugueses contra o *ngola*, cuja autoridade provavelmente não reconheciam; essa aliança poderia indicar a defesa de sua autonomia frente ao soberano do Ndongo. Kamona Kasonga, uma vez derrotado, foi batizado e nomeado "capitão-mor das gentes do país", em 1582. Um ano antes, o soba Katala Kasala havia desbaratado o exército luso em um combate; também ficou conhecido como um dos sobas que coordenavam assaltos no Cuanza, impedindo a navegação lusa. Assim, os séculos XVI e XVII foram atravessados por confrontos incitados pelos portugueses, que resultaram na captura de inúmeros escravizados, no roubo de alimentos e variados produtos e na expropriação de terras. Os sobas resistiam a essas perdas e buscavam resguardar sua autonomia, além de proteger os recursos naturais valiosos de seu território (o sal), diante de um cenário de crescente violência e penúria.[37]

Apesar dos esforços, as minas de sal de Ndemba foram ocupadas pelas tropas lusas em 1593, sendo construída ali uma fortaleza. O impacto desse evento na região repercutiu de tal forma que um jesuíta que relatou a façanha disse que "o rei de Angola e todos os inimigos" sentiram essa perda porque as minas de sal eram para eles como um "tesouro". Porém advertia que a Kisama só seria definitivamente conquistada se um "soba poderoso", chamado "Cafuche Cambare", fosse derrotado.[38] A partir de então, ofensivas contra Kafuxi Ambari garantiram algumas vitórias para os portugueses. Entretanto, em 1594, as tropas lusas caíram em uma armadilha. Kafuxi Ambari bateu em retirada, aparentemente derrotado, e embrenhou-se para o interior, com os soldados das forças portuguesas no seu encalço. Enquanto isso, o exército do soba escondeu-se em *mutolas* (arbustos) e surpreendeu o inimigo por trás. Mais de 200 portugueses foram mortos, além de muitos sobas, vassalos do rei ibérico e seus dependentes. Foi uma derrota devastadora, a maior desde que os portugueses iniciaram a conquista de Angola.

A vitória de 1594 foi tão paradoxal que se tornou um acontecimento épico, narrado em diversas fontes contemporâneas e posteriores, permanecendo nas memórias locais por séculos. Devido ao famoso êxito de Kafuxi Ambari, as minas de sal voltaram ao domínio dos sobas da Kisama, a conquista de Cambambe foi impedida e, consequentemente, os planos de interiorização portugueses malograram.[39]

A partir desse momento, a identificação de Kafuxi Ambari como "soba poderoso" ou "o soba mais poderoso da Kisama" solidificou-se nos registros históricos e na memória. É preciso lembrar que ao menos 25 sobas lutaram ao lado de Kafuxi Ambari na ocasião. Sua habilidade de liderar tal contingente é igualmente um indício do que significava, na prática, seu poder político, militar e religioso. Por meio de uma narrativa oral, é possível aventar que o soba Ndemba teria pedido o auxílio de Kafuxi Ambari para defender seu valioso mineral.[40]

Depois disso, as técnicas de guerra passaram a ser observadas minuciosamente pelos adversários dos titulares Kafuxi Ambari. Arcos, flechas e lanças foram cuidadosamente descritos: os arcos eram incrivelmente grandes, arrastavam no chão; as lanças de madeira com ponta de ferro eram talhadas com as figuras de homens e animais vítimas do guerreiro que as portava; com o passar do tempo, rifles e fuzis passaram a compor o arsenal. Ressalta-se também o modo como protegiam seus sobados com árvores espinhosas, plantadas habilmente, deixando apenas caminhos estreitos e sinuosos como entrada.[41] Seus guerreiros eram mais hábeis que os europeus, tanto a pé quanto a cavalo. Esse repertório de táticas bélicas alimentava o imaginário sobre a Kisama como "vil", "maldita", não só pela suposta aridez, mas sobretudo por sua ferocidade — "belicosa", "indômita". Por outro lado, é de se imaginar que sobas e seus dependentes se valiam das designações pejorativas para afastar e amedrontar seus inimigos. Um jesuíta relatou, em 1594, que o povo da Kisama era o mais "belicoso e feroz" e lutava contra os portugueses sem "medo da morte".[42]

Alguns escritos posteriores mostram o alcance do grande feito de 1594. O viajante inglês Andrew Battel, prisioneiro dos portugueses que viveu entre os imbangalas, mencionou em 1601 o encontro com Kafuxi Ambari: ele "era um grande guerreiro", que tinha vencido os portugueses no campo de batalha. Quase 200 anos depois, o coronel Paulo Martins Pinheiro de Lacerda escreveu que, nas terras de Kafuxi Ambari, havia uma tradição de que nos tempos antigos um exército português tinha sido vencido depois de cair em uma emboscada. Em 1885, José Ignacio de Sousa Andrade referiu-se à batalha dos Seiscentos para advertir dos perigos de enfrentar a Kisama, pois tinha como missão conquistar uma ilha ao sul do Cuanza. A vitória de 1594 era "bem conhecida" e servia de argumento para afirmar que era imprudente fazer guerra contra a Kisama e conquistar seu território.[43]

Um refúgio seguro para fugitivos

Se as notícias sobre a proeza do poderoso guerreiro Kafuxi Ambari atravessaram espaços, temporalidades e personagens distintas, orientando ações e expectativas na longa duração, é de se imaginar que seu impacto em fins do século XVI tenha sido ainda maior. Os conflitos continuaram junto ao presídio de Massangano, que foi cercado por sobas da Kisama, provavelmente inspirados pelo combate de 1594. O cerco terminou com a vitória dos portugueses e a construção da fortaleza de Muxima. No entanto, restava conquistar o mais poderoso soba da Kisama. O novo governador, que chegou em 1602, trouxe "muitos reforços de homens, armas e munições". Realizou diversas campanhas bélicas contra a Kisama, porém ali, atacando Kafuxi Ambari, sem sucesso, encontrou sua morte. O fato de o comandante luso ter sofrido um mal físico que o levou à morte ao enfrentar Kafuxi Ambari pode ser compreendido, como talvez o tenha sido para seus contemporâneos, como um sinal do poderio sobrenatural que envolvia o grande soba, porque as doenças eram interpretadas, localmente, como um sintoma de um mal invisível.[44] Desonrados, os portugueses perderam sobas aliados, pois, de acordo com as práticas políticas locais, a estratégia preferível era coligar-se ao líder mais forte, espiritualmente mais poderoso, no caso, Kafuxi Ambari.[45]

É possível que Kafuxi Ambari, amparado em seu crescente poderio, tenha expandido seu território. O certo é que ganhou notoriedade e passou a ser visto como uma ameaça, não só para os portugueses. Um missionário registrou como essas notícias foram recebidas no Reino do Ndongo, onde o próprio *ngola* temia ser preterido em favor de Kafuxi Ambari, já que os sobas do Ndongo confiavam que Kafuxi era corajoso e poderia defendê-los dos portugueses.[46]

Novas investidas foram feitas contra o soba e, para os historiadores, as parcas informações de que ele foi vencido em 1604, após ao menos três combates, não podem ser confirmadas. Kafuxi Ambari não foi capturado, e não se descarta a possibilidade de que tivesse feito um acordo com os portugueses.[47] Os planos de interiorizar a conquista lusa avançaram com a derrota do soba Kambambi e a construção da fortaleza que leva seu nome em suas terras. Desfeita a quimera das minas de prata, o ramo lucrativo ao qual os estrangeiros continuaram a se dedicar foi o comércio das almas.

Sobas da Kisama voltaram a "[tomar] as armas" diante de uma nova ofensiva lusa, mas foram vencidos. As causas do conflito relacionavam-se aos transtornos que os sobas causavam aos portugueses impedindo a navegação pelo rio Cuanza e ao fato de protegerem escravizados em fuga, que passaram a encontrar nas terras ao sul do Cuanza um asilo seguro. Kafuxi Ambari e outras lideranças — "Kapakasa", "Langere" e "outros" — são citados como "poderosos inimigos" dos portugueses e a causa principal da falta de escravizados nas plantações de açúcar do Brasil, porque se recusavam a negociar com quem quer que fosse, quando não assassinavam ou roubavam os mercadores. Estes tinham cada vez mais medo de passar próximo à Kisama. O governador de Benguela chegou a dizer que a população da Kisama se recusava tanto à vassalagem quanto a participar do tráfico de cativos. Isto é, a Kisama transformara-se em um entrave para o desenvolvimento do tráfico transatlântico de escravizados, um sinônimo de resistência.[48]

Kafuxi Ambari e seus coligados da Kisama também atacavam sobas aliados aos portugueses e buscavam espraiar seus laços políticos. No início do século XVII, Kafuxi Ambari e Langere encontraram emissários da rainha Njinga nas terras de Kapakasa, em apoio à soberana. A aliança indica que os sobas da Kisama, no caso, os identificados como opositores ao tráfico de escravizados, buscavam alinhar-se estrategicamente com lideranças que lhes garantissem autonomia. Em 1626, o governador Fernão de Sousa disse que havia uma estreita colaboração entre os sobas da Kisama e a rainha Njinga. Além disso, há informes de que tributos em sal eram destinados a ela. A rainha Njinga também oferecia proteção para foragidos. A oposição aos portugueses e o acolhimento de fugitivos eram pontos que uniam os interesses dos envolvidos na reunião diplomática.[49]

Fugitivos — como escravizados, soldados desertores, degredados e dependentes livres oriundos de sobados destruídos pelas inúmeras guerras — eram frequentes no início do século XVII, o "século dos fugitivos", quando as engrenagens que abriram a África Centro-Ocidental para o Atlântico e a ligaram às Américas encontravam-se bem estabelecidas. Eram tempos de intensa crise política e, nesses momentos, os escravizados, em especial, arriscavam fugir. A União Ibérica (1580-1640) favoreceu a expansão do comércio. Ao sul do rio Longa, a fundação da cidade de São Felipe de Benguela e as campanhas iniciais de conquista também levaram à desarticulação de comunidades locais e à escravização de suas gentes.[50]

A conquista de novas terras para a Coroa ibérica deveria ser legalizada, logo, era preciso justificar as guerras. Essa prática política seguia o conceito de "guerra justa", e quem decidia se os motivos do conflito eram justos era o próprio rei ou um de seus representantes no ultramar. Resistir à conversão ao cristianismo, não cumprir acordos e cláusulas dos tratados de vassalagem, prejudicar os vassalos da Coroa ibérica (com a subtração de seus escravos, por exemplo) eram algumas das razões consideradas justas para autorizar expedições punitivas. Punir autoridades locais que acolhiam escravizados e recusavam-se a entregá-los foi uma das estratégias utilizadas para recuperar os cativos e um pretexto para legalizar razias. Há muitos exemplos do segundo caso, como o que aconteceu nas ofensivas contra o Reino do Kongo: o argumento de que "os nossos [dos lusos] escravos se acham em el Rei do Kongo" legitimava a guerra contra o antigo aliado.[51]

Em 1620, a "Nsaka de Kasanze", um dos principais redutos dos fugitivos, perto da cidade de Luanda, foi destruído pela iniciativa colonial. No entanto, antes dos ataques foi preciso isolar Kasanze de um aliado em franco crescimento político-militar, os rebeldes sobas da Kisama. Para isso, sentinelas do exército colonial passaram a vigiar o rio Cuanza. Para Jessica Krug, a possibilidade de uma união bélica entre Kisama e Kasanze, dois refúgios seguros para escravizados fora das esferas dos domínios do Kongo, do Ndongo ou do governo ibérico, seria resultado da emergência de uma nova forma política, centrada nas experiências de fugitivos e não em formações políticas centralizadas. Surgia um novo significado político do que representava pertencer à "nação Quissamã", agora uma identidade política assumida por fugitivos. A Kisama geográfica tornou-se um *locus* de resistência militar, ponto de atração de fugitivos. Reconhece, assim, as habilidades intelectuais dos fugitivos, bem como sua atuação política e habilidade guerreira, que transformaram as comunidades que os abrigavam. E tais fugitivos, uma vez nas Américas, levavam consigo suas experiências políticas, formando *marrons*. Algo parecido pode ser encontrado na historiografia brasileira. Silvia Lara, em seus estudos sobre a "sintaxe política" africana no mocambo de Palmares, fala que os fugitivos tinham uma linguagem política própria, que ditou o modo como lidaram com os portugueses e outros europeus.[52]

Escravizados em fuga, procedentes sobretudo das fortalezas de Muxima, Massangano e Cambambe, encontravam asilo na Kisama. Senhores e agentes coloniais queixavam-se repetidamente das fugas e, em uma só ocasião, após a morte de um senhor, cerca de 300 escravizados fugiram para a Kisama. Todavia, em muitos casos, a denúncia de que os sobas ao sul do Cuanza abrigavam fugitivos servia de pretexto para atacar suas povoações, pilhar provisões e escravizar seus dependentes.[53]

É possível que os escravizados tenham sido acolhidos na Kisama em troca do trabalho nas minas de sal ou na agricultura, com pagamento de tributos ou como guerreiros. A forma de integração dos novos dependentes pode ter variado, os vínculos de dependência podiam ser mais ou menos coercitivos; é difícil conhecer detalhes sobre o assunto, que, sem dúvida, relaciona-se com as formas locais de compreender os limites entre a escravidão e a liberdade. E houve sobas que, diante das pressões coloniais, entregaram fugitivos para as autoridades lusas. De acordo com testemunhos orais, livres ou escravizados eram bem-vindos e conferiam prestígio e riqueza ao líder que os refugiava, aumentando o número de dependentes sob seu domínio. Desse modo, o acolhimento de recém-chegados respondia aos interesses dos sobas e alterava as configurações locais de poder, as relações hierárquicas entre as lideranças. Quanto aos fugitivos, é difícil traçar um perfil único, porém certamente contribuíram para a formação das sociedades de destino e sua manutenção política ao longo do tempo. Havia povoados formados apenas por escravizados fugitivos que eram integrados às lógicas locais de reconhecimento político, entregando tributos a sobas mais poderosos. No século XVIII, os fugitivos também vinham da região de Benguela e, até o século XIX, os líderes da Kisama os abrigaram. Entre eles, também eram encontrados soldados e outros tipos de refugiados.[54]

No complexo xadrez político local, os portugueses aliaram-se aos imbangalas, e um acordo com o imbangala Nzenza possibilitou promover mais um ataque ao "muito poderoso" Kafuxi Ambari, em 1625. As razões consideradas "justas" para autorizar a investida eram: recuperar os escravizados que pertenciam aos portugueses, manter em segurança a cidade de Luanda, sempre ameaçada pelos vizinhos ao sul; derrotar e avassalar os sobas rebeldes — Kafuxi Ambari era o "cabeça" deles; controlar as minas de sal; e abrir caminho para as minas de cobre de Benguela. No mesmo documento, o governador também expressa preocupação com as ondas migratórias de fugitivos que corriam para Njinga. A decisão pela guerra contra a rainha esteve pautada principalmente nesse ponto. Somam-se a isso o fato de que os foragidos eram "gente de guerra" e o de que, quanto mais "poderosa" ficava Njinga, mais os sobas se rebelavam contra o governo colonial.[55]

A Kisama guerreira

Não há registros dos impactos dos ataques do imbangala Nzenza contra Kafuxi Ambari, embora haja pistas de que os conflitos com os sobas da Kisama tenham se intensificado, pois em 1629 o governador avisava que "a Kisama est[ava] de ruim humor" e mandava averiguar se pólvora, armas e munições haviam sido vendidas para os sobas da região. Persistia a preocupação em manter segura a navegação do Cuanza e, novamente, os sobas foram punidos e derrotados por terem refugiado escravizados de Massangano e Cambambe. Na década de 1640, ocorreram alianças entre líderes da Kisama e os holandeses, contra os portugueses. Foram vencidos por Salvador Correa de Sá, que, vindo do Rio de Janeiro, reconquistou Luanda e seus arredores em 1648. Depois de tentativas frustradas de estabelecer a paz para beneficiar o bom andamento do tráfico de escravizados, guerras contra a Kisama foram declaradas a partir da década de 1650, justificadas pela resistência a aceitar a fé católica, pelo roubo de escravizados e pelos saques aos traficantes. A intenção de pilhar as reservas de alimentos (cereais, peixe, mel) e as pedras de sal que eram produzidos pelos dependentes dos sobas e pelos escravizados foragidos, na Kisama, também teve um papel importante nos conflitos, pois havia falta de provisões para abastecer as tropas coloniais. Destaca-se aqui o papel preponderante das mulheres da Kisama na produção agrícola. Em 1655, o exército luso e seus aliados — entre eles o rei do Ndongo e seu filho — marcharam sobre a Kisama a partir da fortaleza de Cambambe, conquistaram e avassalaram sobas, mas encontraram muitas dificuldades por causa do meio físico e das técnicas bélicas usadas pelas autoridades locais. A povoação do soba Kimbambala, por exemplo, havia sido abandonada; encontraram-na vazia e sem alimentos para se sustentarem.[56]

Durante algum momento desse século de intensas pelejas, o líder Kafuxi Ambari de então associou-se aos jagas [imbangalas] do "outro lado do rio Longa", que foram encontrados junto às suas terras em meados do século XVII. Kafuxi Ambari foi reconhecido como "poderoso", "grande Senhorio"; e, para chegar ao seu território, que se estendia até o oceano Atlântico, portugueses e aliados tiveram de passar por caminhos "bem apertados", que nos lembram as estratégias de usar árvores espinhosas e densa mata para proteger as povoações, como vimos antes. As tropas chegaram cansadas e sedentas, procurando encontrar as cisternas de água escondidas das quais apenas ouviram falar. A situação era tão grave que o impasse era vital: encontravam água potável ou morreriam de sede. Kafuxi Ambari não permitiu que tivessem acesso à água. O soba e seus aliados imbangalas utilizaram táticas militares e psicológicas, que revelam treinamento militar e um risco calculado de defesa da água potável, um recurso fundamental para o avanço da conquista portuguesa sobre a Kisama. Os guerreiros permaneceram defendendo a água até o último momento, atiraram à queima-roupa, mas por fim as tropas portuguesas tomaram as cisternas. Memórias dessa elaborada estratégia militar repercutiram para além do espaço do Reino de Angola; são encontradas em outras fontes, como nos escritos do missionário David Livingstone.[57]

As forças coloniais seguiram na conquista da Kisama e as táticas militares não foram exclusivas do soba Kafuxi Ambari. Katala Kasala utilizou falésias altas e mata espessa para proteger sua povoação, e em suas terras, entre as fortalezas de Muxima e Massangano, as tropas lusas encontraram as conhecidas dificuldades de abastecimento, tanto de água quanto de alimentos, que as obrigaram a bater em retirada. A derrota não foi suficiente para que os portugueses desistissem da Kisama, e eles iniciaram novas campanhas militares em 1659-1660. Relatos desses esforços foram resumidos pelo missionário capuchinho Cavazzi, que indica a resistência à conversão católica como uma constante entre as autoridades da Kisama e, por isso, essa seria mais uma guerra justa, já que visava expandir as missões cristãs e as fronteiras do comércio, obrigando Kafuxi Ambari a comerciar diretamente com os portugueses. Ao citar o encontro de um missionário com Kafuxi Ambari, Cavazzi escreveu que o príncipe apresentou-se com seus filhos, que eram belos e fortes. Os "filhos", seus dependentes, "belos e fortes" eram símbolo em carne e osso de sua riqueza e prestígio. Quando o missionário lhe ofereceu vinho e um guarda-chuva, ele os presenteou a uma divindade ("ídolo"). Essa atitude, quiçá, foi uma afronta ao católico, sugerindo que sua preferência religiosa era outra. O missionário acabou por desistir da Kisama, "especialmente" por causa de Kafuxi Ambari, e voltou para Massangano "muito aflito".[58]

Na *História geral das guerras angolanas*, publicada em 1680, o militar português Cadornega, veterano na África Central, descreve Kafuxi Ambari como o "poderoso soba Cafuchi Cambari", que tinha terras que se estendiam até o oceano, muitos dependentes sob seu domínio e era reconhecido por outros líderes que lhe entregavam tributos. Cadornega o incluiu entre os sobas que se chamavam de filho de Maniputo (o rei português), mas assevera que era muito pouco obediente.[59]

Figura 3 — "Cafuchi da Quisama" (1680)

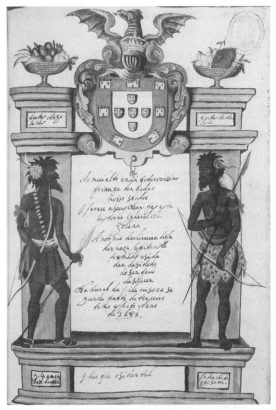

Fonte: Frontispício de António de Oliveira de Cadornega, *História geral das guerras angolanas*, 1680, Manuscrito Vermelho 77, Academia das Ciências, Lisboa.

O soba é representado descalço, com uma lança e um arco nas mãos; machadinha e flechas nas costas; pele de chita ou leopardo cobrindo as pernas; fitas vermelhas nos braços e na cintura; fitas vermelhas e brancas no cabelo; e parece levar um colar no pescoço. Está posicionado em um frontispício arquitetônico ilusionista, sob o brasão de Portugal e duas bacias de frutas que trazem a legenda "frutas de Angola". O porte de armas, os instrumentos de ferro e o uso de peles de felinos ao redor das pernas relacionam-se a insígnias de poder e prestígio social.[60] A representação exótica e espetacular foi feita para o público europeu, mas pode ser vista como uma performance diplomática das distintas manifestações locais de poder. A atenção de Cadornega às configurações políticas locais é peculiar também pelo cuidado em anotar tanto suas posições titulares quanto as gradações de poder no interior de grupos de dirigentes. Assinalou, por exemplo, as diferenças de correlações de força entre os líderes locais: havia os candas, que, "com insígnia de bastão", eram "cabeças e governadores dos demais", os "sobas poderosos" e os *sobetas* (autoridades menores).[61]

A ideia de Kafuxi Ambari como um rei não parece dar conta da multifacetada agência e do protagonismo político das autoridades da Kisama. Os sobas defenderam seus recursos econômicos (o sal, principalmente); alinharam-se em diferentes momentos com portugueses, jagas, Njinga, holandeses e uns contra os outros, conforme seus interesses e o contexto a que foram condicionados; receberam fugitivos que lhes proporcionavam o aumento de suas atividades de subsistência e de sua capacidade de defesa contra invasores. Em determinados momentos, podem ter entregado tributos a Kafuxi Ambari, reconhecendo seu senhorio, porém isso não lhes minava a autonomia. A simplificação do papel de Kafuxi Ambari como "rei" talvez tenha sido resultado da crescente reputação guerreira, que fez com que, nas fontes escritas, existisse uma associação quase imediata entre esse título político e a chamada província da Kisama. Não temos notícia de seu auto de vassalagem, portanto é difícil imaginar que seria um "filho" do rei português. Não obstante, os portadores do título político Kafuxi Ambari mantiveram sua reputação e influência na região.

Em 1693, o governador português, em Luanda, respondeu a uma petição de um soba "Dom Pedro da Crux Cafuchy Cambary", em que pedia o batismo, para si e sua mulher principal, "Dona Margarida", e a vassalagem. O Conselho Ultramarino foi consultado sobre o assunto e, na resposta, simplesmente referiu-se ao "soba Quiçama" e louvou a iniciativa, que seria muito conveniente tanto para a Fazenda Real quanto para os colonos que poderiam ali comercializar. Contudo, dissuadia o funcionário régio da ideia de construir uma fortaleza no território do soba, porque ficava em um lugar montanhoso, com "serras muito altas" e cercado de "sobas inimigos" [dos portugueses].[62] Não há notícias de outras fontes sobre o assunto, de modo que ainda não sabemos o desenrolar da trama. Teria Kafuxi Ambari visto nos portugueses, naquele momento, uma aliança vantajosa para se defender de outros inimigos, talvez mais poderosos?

Silêncio das fontes e outras autoridades poderosas da Kisama

Em fins do século XVII, conflitos entre os sobas da Kisama, principalmente os que estavam junto ao rio Cuanza, com colonos portugueses levaram a novas expedições punitivas. A Kisama permanecia "inconquistável", como dizia o militar Elias Alexandre da Silva Correa, no século XVIII. Sabe-se que, enquanto muitos líderes locais perderam seu poder, outros o reforçaram, e este foi o caso do portador do título Kamona Kasonga, um dos primeiros sobas da Kisama vencidos e avassalados pelos portugueses. Kasonga se rebelou diversas vezes e impediu o funcionamento das rotas comerciais no rio Cuanza — chegou a impor o pagamento de tributo aos donos de *arimos* (fazendas) da Muxima e Calumbo, que faziam fronteira com suas terras.[63]

Não foram encontradas, até o momento, muitas informações sobre os titulares de Kafuxi Ambari para essa centúria. Sua ausência nas fontes escritas pode ser explicada por conta de sua localização a leste, distante do rio Cuanza, onde conflitos com os sobas da Kisama foram registrados. É provável que tenha perdido a influência e o poderio que o consagraram anteriormente, sendo que um novo poder político crescia e se estabilizava com o tráfico transatlântico de escravizados, o imbangala Kasanje. Entretanto, na cartografia encontramos referências ao soba Kafuxi Ambari, como mostra o mapa do início deste texto, de fins do século XVIII (figura 2).

Há um mapa anterior, de 1754, "Planta topográfica da margem e sertão do Reino de Angola" (figura 4), que faz referências a alguns sobas da Kisama, identificada como província "indômita". Entre "Quibangala" e "Cacua", encontra-se "Cafaxi", que poderia ser uma referência ao título Kafuxi Ambari.

Conseguimos reconhecer alguns dos títulos listados. Talvez o "soba Quimoni" seja uma referência a Kamona Kasonga (há pouco citado) ou a Kakulu kia Kimona (que foi um dos proprietários das minas de sal). "Guizua" poderia ser Kizwa, que era vizinho da Muxima; no seu território existia um importante lago que foi usurpado pelos portugueses em 1746. "Langi" teria um grande número de dependentes e um grupo de corajosos guerreiros sob seu domínio, entre eles o soba Karindo ("Quirindo"). Localizado entre a Kisama e o Libolo, há menção a Lunga Riango, "sova [soba] mulher". Cadornega, em fins do século XVII, relatou que Lunga ria Ndungo era um guerreiro que não se submetia nem mesmo aos sobas mais poderosos, como Kimbambala e Kafuxi Ambari. Seria esse sobado governado por uma mulher em 1754? Tudo indica que sim. Teriam as mulheres exercido posições de liderança e seria possível que um dos sobas Kafuxi Ambari tenha sido uma mulher? São questões que permanecem sem resposta definitiva. Contudo, lembremos de Dona Margarida, que aparece como a "mulher principal" do soba Dom Pedro Crux Kafuxi Ambari. Seu batismo era essencial para a expansão da fé cristã; ela era um exemplo a ser seguido pelos dependentes do soba. Isso torna patente a centralidade do papel político das mulheres, influenciando decisões no interior de suas comunidades. Relatos da tradição oral permitem imaginar algumas de suas funções. Aurora da Fonseca contou com testemunhos de duas mulheres, primeiras esposas, e informa a relevância de ouvi-las, porque trazem dados sobre as funções políticas e religiosas no interior de suas famílias. Mulheres desempenhavam papéis de formadora, conselheira e intermediária matrimonial. Depois dos conflitos entre autoridades locais, era preciso forjar novas alianças, e os vínculos matrimoniais eram fulcrais nesse processo; assim, o lugar social das mulheres mais velhas e das esposas principais parece ter sido relevante, embora omitido nas fontes escritas, mais preocupadas em narrar conflitos bélicos e esforços dos missionários.[64]

Figura 4 — "Soba Cafaxi", 1754[65]

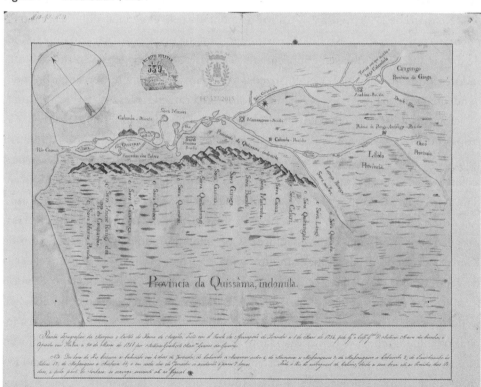

Fonte: Gabinete de Estudos Arqueológicos de Engenharia Militar (GEAM), 1209-2A-24A-111.

Em 1784, o coronel Paulo Martins Pinheiro de Lacerda não citou, em seu relatório sobre as "notícias" da Kisama, a Kafuxi Ambari como soba principal, que agora era

Kibambala. Na verdade, disse ter subjugado o soba "Cafuxe", o "guerreado e destruído" junto a outros sobas. Há de se duvidar dos feitos grandiosos relatados por militares sobre suas próprias façanhas. No caso, o governo português, em Luanda, exigiu uma investigação para descobrir de quem era a responsabilidade da ofensiva feita contra a Kisama, porque tinha sido um fracasso. O exército formado para a empreitada era composto por "empacaceiros" (caçadores de empacaça e outros animais que lutavam nas guerras lusas como parte do que os portugueses chamavam de "guerra preta") que abandonaram a missão. Em um território desconhecido, permeado de perigos e de sobas "inconquistáveis", poderia ser difícil exercer o controle colonial sobre as tropas africanas. E esses empacaceiros podem ter visto na Kisama uma oportunidade para fuga. Talvez tenham escolhido engrossar as filas dos exércitos dos sobas da Kisama.[66] De todo modo, o destino dos titulares Kafuxi Ambari pode ter sido diferente do narrado por Lacerda.

No mapa de 1790 (figura 2), "Cafuxi" é apontado pelo engenheiro Luis Candido Pinheiro na porção leste da Kisama. O cartógrafo garantia que havia corrigido imprecisões de mapas anteriores, que seu conhecimento era baseado em viagens e consultas a moradores locais. Ainda assim, as informações poderiam ser de um tempo anterior. Independentemente disso, o soba permanecia como uma característica indelével da Kisama.

Em fins do século XIX, o titular Kafuxi Ambari de então infligiu nova derrota às tropas portuguesas, quando cerca de 40 soldados lusos foram obrigados a fugir em retirada de suas terras. Mais uma vez, um líder Kafuxi Ambari colocava em descrédito as forças coloniais e tal postura incitava outros líderes a fazerem o mesmo. Paes Brandão, um comandante português que fez várias incursões militares na época, aprontou uma expedição punitiva para derrotar Kafuxi. Esperava atacar o soba de surpresa, mas não conseguiu, pois não o encontrou. Contudo, intimidou alguns conselheiros de Kafuxi, obrigando-os a escolher um novo soba e a pagar multas cobradas em cabeças de gado. Apesar das penas pecuniárias e das intimidações, Kafuxi Ambari continuou a confrontar os portugueses. Em 1910, o líder Kafuxi Ambari recebeu cobradores de impostos com tiros.[67] No ano seguinte, continuou a aterrorizar os portugueses e a incitar os sobas à rebelião. Um comandante português chegou a apontar uma "solução intuitiva e radical": desistir de conquistar a Kisama, já que suas terras pareciam pouco aproveitáveis para a colonização.[68] Kafuxi Ambari, por outro lado, manteve seu poderio e aparece em um relatório colonial, em 1916, como um dos sobas mais importantes da região, com o maior número de dependentes.[69] Nesse mesmo ano, há uma notícia de que o soba Kafuxi Ambari havia morrido, sem mencionar em que circunstâncias.[70] Além disso, vale lembrar que os primeiros 30 anos do século XX foram marcados por epidemias de varíola e doença do sono, quadro que atingiu as terras de Kafuxi Ambari, que então encontrava-se em "completa decadência". A população da Kisama diminuiu de cerca de 40 mil habitantes para 10 mil.[71]

Pesquisas posteriores poderão lançar luz sobre a trajetória de novos líderes Kafuxi Ambari ao longo do século XX. Encontramos indícios da atualidade de sua história para os angolanos em alguns clubes e associações que buscam restaurar a história de personagens "tradicionais". Por exemplo, o Clube dos Nativos e Amigos de Luandos (CNAL), fundado em 2004, celebrou um festival em que reuniu pessoas de toda a Kisama, e um dos homenageados foi Kafuxi Ambari. Festejaram a figura emblemática de Kafuxi Ambari, mas não o líder do século XX, antes o do século XVII: "o tal Cafuxi [a] que Cavazzi se refere". Também narram como descobriram o túmulo de Kafuxi Ambari, local que hoje traz uma placa que diz: "Túmulo de Kafuxi Ambari, rei dos Luandos. Líder da resistência dos estados da Kissama à invasão portuguesa".[72] Apesar disso, não há estudos arqueológicos sobre os túmulos dos sobas que se encontram no leste da Kisama.

A reputação histórica e quase mítica perdurou nos relatos de viajantes, missionários e militares, e moldou a forma como os moradores da Kisama passaram a ser vistos, em uma reconfigurada situação colonial.

Os arquivos esperam por pesquisadores minuciosos, que elaborem novas perguntas sobre o rol de agências políticas possíveis a que os titulares da Kisama recorreram e nos ajudem a compreender as razões da força da memória de Kafuxi Ambari, figura que inspirou e orientou ações no longo prazo, bem como a resistência da população da região da Kisama, que apenas em fins do século XIX e início do século XX (1898-1918) foi conquistada pelas forças coloniais. O mais importante é compreender que, mais que simples opositores ou colaboradores da administração colonial, os diferentes líderes que ocuparam a posição titular Kafuxi Ambari e de outros títulos ligados à Kisama (homens e mulheres), seus dependentes e os refugiados que abrigavam, como atores sociais, com recursos diferentes, refletiram sobre suas circunstâncias, fizeram suas escolhas e teceram as mais diversas interações com as formas políticas locais, baseadas em suas próprias cosmogonias, valores espirituais e conhecimentos bélicos.

Notas

1   Também grafado como Kissama, Quissama ou Quiçama. [N. E.]
2   Entre outros, Francisco Castelbranco, *História de Angola desde o descobrimento até à implantação da República, 1482-1910*. Lisboa: Oficina Gráfica, Lda, 1929; Ralph Delgado, *História de Angola*. Lobito: Edição do Banco de Angola, 1953-1955, 4 volumes.
3   René Pélissier, *História das campanhas de Angola*. Lisboa: Estampa, 2013, v. 2, p. 16.
4   Beatrix Heintze, "Beiträge zur Geschichte und Kultur der Kisama (Angola)". *Paideuma*, v. 16, p. 159-186, 1970; Beatrix Heintze, "Historical notes on the Kisama of Angola". *The Journal of African History*, v. 13, n. 3,

p. 407-418, 1972; Beatrix Heintze, *Angola nos séculos XVI e XVII — Estudos sobre fontes, métodos e história*. Luanda: Kilombelombe, 2007, p. 61.

5 Joseph Miller, *Poder político e parentesco — Os antigos estados Mbundu em Angola*. Luanda: Arquivo Histórico Nacional, 1995, p. 81, 86, 180, 212 e 215; David Birmingham, *The Portuguese conquest of Angola — The Mbundu and their neighbours under of the Portuguese 1483-1790*. Oxford: Clarendon, 1966.

6 Aurora da Fonseca Ferreira, *A Kisama em Angola, do século XVI ao XX — Autonomia, ocupação e resistência*. Luanda: Kilombelombe, 2012, v. I, p. 37-96.

7 Dya Kasembe, *As mulheres honradas e insubmissas de Angola*. Luanda: Mayamba, 2011, p. 78-79.

8 Jessica Krug, *Fugitives modernities — Kisama and the politics of freedom*. Durham: Duke University Press, 2018, p. 7-8, 13 e 139. Jessica Krug envolveu-se em um episódio de racismo em 2020 e abandonou sua carreira na George Washington University (GWU).

9 António de Oliveira Cadornega, *História geral das guerras angolanas*, v. I. Lisboa, Agência Geral do Ultramar, 1972 [1680], p. 38.

10 Joseph Miller, *Poder político...*, *op. cit.*, p. 16.

11 Joseph Miller, *Way of death — Merchant capitalism and the Angolan slave trade, 1730-1830*. Madison: University of Wisconsin Press, 1988, p. 43, 47 e 50.

12 Termo usado pelos portugueses para se referir aos imbangalas. [N. E.]

13 Mariana Candido, *An African slaving port and the Atlantic World — Benguela and its hinterland*. Nova York: Cambridge University Press, 2013, p. 50-61.

14 Herman L. Bennett, "Epilogue". In: *African kings and black slaves — Sovereignty and dispossession in the early modern Atlantic*. Philadelphia: University of Pennsylvania Press, 2019, p. 154.

15 Devido aos longos anos de guerra e de caça, parte considerável dos animais do parque foi dizimada. Uma reintrodução de espécies foi feita a partir do ano 2000, em colaboração com países como África do Sul e Botswana.

16 Dya Kasembe, *As mulheres honradas...*, *op. cit.*, p. 20.

17 Aurora da Fonseca Ferreira, *A Kisama em Angola...*, *op. cit.*, p. 170.

18 As marcações no mapa foram feitas para destacar os rios Cuanza e Longa, e a localização de Kafuxi Ambari. Corte do "Mapa Geográfico compreendendo a Costa Ocidental da África, entre 5 e 10 graus de latitude Sul, e no continente, o estado atual dos Reinos de Angola e Benguela, com todos os Estabelecimentos Portugueses dispersos pela Costa, e interior daqueles Sertões: notadas todas as Povoações dos Negros do País, que são vassalos, aliados e inimigos do Domínio Português, até aos últimos confins conhecidos, que fornecem objetos à exportação nacional. Em que foram corregidas as posições e ortografia, das antecedentes arbitrárias Cartas, pelas observações do Marechal de Campo e Comandante General do Nacional e R. Corpo de Engenheiros, Luis Candido Cordeiro Pinheiro Furtado, então tenente coronel do mesmo corpo, que por espaço de 20 anos que serviu naquele Reino, percorreu por várias expedições que dirigiu e comandou, toda a Costa entre Molembo e Cabo Negro, e o interior do país, servindo de cálculos astronômicos, Luzes e conhecimentos locais dos melhores práticos, seus e mais inteligentes da topografia do país", 1790.

19 Para Vansina, *mbanza* "ou 'capitais' eram as residências de principais chefes territoriais, mas também incluíam vários líderes de grupos de parentesco e seus seguidores". Jan Vansina, "Ambaca Society and the slave trade c. 1760- 1845". *The Journal of African History*, v. 46, n. 1, 2005, p. 8.

20 "Mapa geográfico da Costa Ocidental da África", GEAM, 1207-2A-24A-111.

21 Carta de Miguel António de Melo, governador de Angola, para Rodrigo de Sousa Coutinho, secretário de Estado da Marinha e Ultramar. São Paulo de Assunção de Luanda, 3 de dezembro de 1797. Arquivo Histórico Ultramarino (AHU), Conselho Ultramarino (CU)_001, Cx. 86, D. 66.

22 Isabel de Castro Henriques, "A materialidade do simbólico: marcadores territoriais, marcadores identitários angolanos (1880-1950)". *Textos de História*, v. 12, n. 1/2, 2004, p. 40. Para as regiões ao norte do rio Cuanza, segundo Sebestyén, as marcas fronteiriças utilizadas para demarcar terrenos eram árvores específicas, que a autora descobriu terem propriedades medicinais, "árvores com o desenho de uma cruz, pedaços de argila, pedaços de ferro, pedras", panelas de barro, entre outros. Em rituais anuais ligados à terra, os sobas recorriam ao apoio de seus antepassados e entidades da água, "nas margens dos rios fronteiriços para conseguirem boa colheita através da oferta às sereias, quiximbi donos dos rios, protetores da terra". Eva Sebestyén, "Os 'arquivos' de sobas Ambundo: um caso transcultural dos testamentos em Angola". In: *Actas do IV Curso de Verão da Ericeira*, 2003, p. 51-74; Éva Sebestyén, "O contexto cultural dos marcos de terrenos nas aldeias Ambundu/ Angola". *Africana Studia*, n. 24, p. 91-106, 2015.

23 Um grande vaso, cântaro, que também serve para reservar água.

24 Beatriz Heintze, "Beiträge zur Geschichte...", *op. cit.*, p. 178-179. Aurora da Fonseca Ferreira, *A Kisama em Angola...*, *op. cit.*, p. 211-214.

25 Aurora da Fonseca Ferreira, *A Kisama em Angola...*, *op. cit.*, p. 105.

26 Joseph Miller, *Poder político...*, *op. cit.*, p. 81, 59n, 86n; Beatrix Heintze, "Historical notes...", *op. cit.*, p. 413.

27 "Estado religioso e político de Angola". In: António Brásio, *Monumenta Missionária Africana* (MMA). Lisboa: Agência Geral do Ultramar, 1965, Série I, v. III, p. 375-376.

28 Beatriz Heintze, "Beiträge zur Geschichte...", *op. cit.*, p. 181-182.

29 Aurora da Fonseca Ferreira, *A Kisama em Angola...*, *op. cit.*, p. 192-206.

30 *Ibidem*, p. 323-324.

31 Basílio da Gama, "Quitubia". In: *Obras poéticas de Basílio da Gama*. São Paulo: Edusp, 1996.

32 Aurora da Fonseca Ferreira, *A Kisama em Angola...*, *op. cit.*, p. 99-106.

33 Ver nota 21. [N. E.]

34 Basílio da Gama, "Quitubia", *op. cit.*; Beatrix Heintze, "Historical notes...", *op. cit.*, p. 416.

35 Jill Dias, "Famine and disease in the History of Angola c. 1830- 1930". *The Journal of African History*, v. 22, n. 3, 1981, p. 353, 354 e 360.

36 Joseph Miller, *Way of Death...*, *op. cit.*, p. 64; Aurora da Fonseca Ferreira, *A Kisama em Angola...*, *op. cit.*, p. 378-391 e 396-397.

37 Aurora da Fonseca Ferreira, *A Kisama em Angola...*, *op. cit.*, p. 462-465.

38 Pero Rodrigues, "História da residência dos padres da Companhia de Jesus em Angola, e cousas tocantes ao Reino, e conquista". In: António Brásio, MMA, S-1, v. III, p. 570-571.

39 *Ibidem*, p. 576-577.

40 Hipótese defendida por Jessica Krug, *Fugitives modernities*, *op. cit.*, p. 40-42. António Sandoka relatou que o soba que descobriu as minas de sal não tinha prestígio suficiente para defendê-las, por isso buscou a proteção de um líder mais poderoso.

41 Beatrix Heintze, "Beiträge zur Geschichte...", *op. cit.*, p. 182-183.

42 Pero Rodrigues, "História da residência...", *op. cit.*, p. 550551.

43 Andrew Battel, *The strange adventures of Andrew Battell of Leigh, in Angola and the adjoining regions*. Londres: The Hakluyt Society, 1901 [1625], p. 27; "Notícia de Paulo Martins Pinheiro de Lacerda, coronel de infantaria da província de Quissamã, em Angola, a respeito do exército enviado para punir os gentios dessa mesma província pelos furtos e mortes cometidos contra os moradores de Luanda e das margens do rio Cuanza" 1798, África/Angola, DL32,12.01, C791, 9v., Instituto Histórico e Geográfico Brasileiro, Rio de Janeiro; Relatório de José Ignácio de Sousa Andrade, 13 jan. 1885, Sala 1L, Caixa 6/790, Doc. 227, AHU.

44 Foi Jessica Krug quem chamou a atenção para essa associação entre doença e o reconhecimento do poder sobrenatural de Kafuxi. Jessica Krug, *Fugitives modernities*, *op. cit.*, p. 42. As citações referem-se ao "Catálogo dos governadores de Angola". In: *Ensaios sobre a statistica das possessoes portuguezas na Africa occidental e oriental, na Asia occidental, na China e na Oceania escriptos de ordem do Governo de S. M. D. Maria II*. Edição de José Joaquim Lopes de Lima [3 volumes]. Lisboa: Imprensa Nacional, 1784, v. 3, p. xxi.

45 Aurora da Fonseca Ferreira, *A Kisama em Angola...*, *op. cit.*, p. 467.

46 Jessica Krug, *Fugitives modernities*, *op. cit.*, p. 45-46; Fernão Guerreiro, "Missão dos Jesuítas em Angola", p. 1602-1603. In: António Brásio, MMA, S-I, v. IV, p. 53.

47 Beatrix Heintze, "Beiträge zur Geschichte...", *op. cit.*, p. 169.

48 Aurora da Fonseca Ferreira, *A Kisama em Angola...*, *op. cit.*, p. 468; "Carta de André Velho da Fonseca a el-Rei", 28 fev. 1612. In: António Brásio, MMA, v. VI, p. 65.

49 Aurora da Fonseca Ferreira, *A Kisama em Angola...*, *op. cit.*, p. 223, 319 e 320; Jessica Krug, *Fugitives modernities*, *op. cit.*, p. 52; Linda M. Heywood, *Njinga of Angola — Africa's warrior queen*. Cambridge: Harvard University Press, 2017.

50 Beatrix Heintze, "Asilo ameaçado: oportunidades e consequências da fuga de escravos em Angola no século XVII". In: *Angola nos séculos...*, *op. cit.*, p. 520-524.

51 Beatrix Heintze, "Asilo ameaçado...", *op. cit.*, p. 524-530.

52 *Ibidem*, p. 523-524; Joseph Miller, "A Note on Kasanze and the Portuguese". *Canadian Journal of African Studies/Revue canadienne des études africaines*, v. 6, n. 1, p. 43-56, 1972; Jessica Krug, *Fugitives modernities*, *op. cit.*, p. 65-70; Silvia Lara, *Palmares de Cucaú — O aprendizado da dominação*. São Paulo: Edusp, 2021.

53 Beatrix Heintze, "Asilo ameaçado...", *op. cit.*, p. 524-526.

54 Aurora da Fonseca Ferreira, *A Kisama em Angola...*, p. 232-236; Jessica Krug, *Fugitives modernities*, *op. cit.*, p. 101-102.

55 "Carta de Fernão de Sousa a El Rei". In: António Brásio, MMA, S-I, v. VII, p. 360-361; Joseph Miller, *Poder político...*, *op. cit.*, p. 214-215; Aurora da Fonseca Ferreira, *A Kisama em Angola...*, *op. cit.*, p. 222; Jessica Krug, *Fugitives modernities*, *op. cit.*, p. 70.

56   Beatrix Heintze, *Fontes para a história de Angola do século XVII*. Stuttgart: Frans Steiner Verlag Wiesbaden GMBH, 1985, v. II, p. 300 e 307; Aurora da Fonseca Ferreira, *A Kisama em Angola...*, *op. cit.*, p. 474-475.

57   António de Oliveira Cadornega, *História geral das guerras angolana*. Lisboa: Agência Geral das Colónias, 1940, v. II, p. 102-105.

58   Aurora da Fonseca Ferreira, *A Kisama em Angola...*, *op. cit.*, p. 481; Antonio Cavazzi de Montecúccolo, *Descrição histórica dos três reinos do Congo, Matamba e Angola*. Lisboa: Junta de Investigações do Ultramar, 1965, v. II, p. 109 e 119.

59   António de Oliveira Cadornega, *História geral das guerras angolanas*, *op. cit.*, v. III, p. 248-249.

60   Cécile Fromont, *The art of conversion — Christian visual culture in the Kingdom of Kongo*. Chapel Hill: University of North Carolina, 2014, p. 121.

61   António de Oliveira Cadornega, *História geral das guerras angolanas*, *op. cit.*, vol. III, p. 237.

62   "Cópia da carta ao Soba Cafuchi, que pede o baptismo", 23 de fevereiro de 1693, AHU, Caixa 14, Doc. 100, "Consulta do Conselho Ultramarino sobre o Soba de Quiçama", 13 de março de 1694, AHU, Cód. 554, fls. 79-79 v, António Brásio, *MMA*, S-I, v. XIV, 279-281, 349-350.

63   Aurora da Fonseca Ferreira, *A Kisama em Angola...*, *op. cit.*, p. 307-309 e 490-492.

64   Aurora da Fonseca Ferreira, *A Kisama em Angola...*, *op. cit.*, p. 70-71.

65   "Planta Topográfica da margem e certão [sic] do Reino de Angóla, Feita em S. Paulo da Assumpção de Loanda a 1 de Maio de 1754, pelo G.or e Cap.m G. al D. Antonio Alvares da Cunha, e copiada em Lisboa a 20 de março de 1841 por Antonio Gualberto Mascarenhas Gomes da Guerra".

66   Ofício do governo de Angola. Luanda, 25 de maio de 1784. AHU_CU_001, cx. 68, doc. 92,32; Ofício do governo de Angola. Luanda, 9 de julho de 1784, AHU_CU_001, cx. 69, doc. 15; Ofício do governo de Angola. Luanda, 30 de setembro de 1784. AHU_CU_001, cx. 69, doc. 27.

67   Aurora da Fonseca Ferreira, *A Kisama em Angola...*, *op. cit.*, v. II, p. 276, 289.

68   "Deligência de Polícia a Quissama — tenente Alberto da Silva Pais", 26 de setembro de 1911, 2/2/17/4, Calulo, Arquivo Histórico Militar, Lisboa, Portugal.

69   Aurora da Fonseca Ferreira, *A Kisama em Angola...*, *op. cit.*, v. II, p. 316.

70   "Carta de Frederico Augusto Esteves, Capitania Mor da Quissama, ao Chefe da Secretaria Militar do Distrito do Cuanza", 1 de agosto 1916, 2/2/45/7, Muxima, Arquivo Histórico Militar, Lisboa, Portugal.

71   Beatrix Heintze, "Historical notes...", *op. cit.*, p. 414.

72   Serafim Quintino, "Descoberto o túmulo do rei da Kissama". *Kudisanza*, 10 maio 2010. Disponível em: https://kudisanza.wordpress.com/2010/05/10/descoberto-tumulo-do-rei-da-kissama/. Acesso em: 1 nov. 2023.

5 LUHUNA, O "CIRURGIÃO DAS CHUVAS": PODER, AGÊNCIAS E GUERRAS DE UM NKHUMBI (SUDOESTE AFRICANO, XIX-XX)[1]

WASHINGTON NASCIMENTO

No que hoje corresponde a Angola, nas regiões ligadas ao comércio de escravizados, a primeira metade do século XIX foi marcada pela expansão das redes comerciais de longa distância. Isso conectou regiões mais interioranas ao mercado mundial, o que levou à concentração de poder nas mãos de homens e mulheres, chefes militares capazes de fazer um movimento pendular de proteção e ataque — ou seja, tanto davam abrigo às populações mais vulneráveis quanto faziam razias escravizantes.[2]

Com o fim do comércio atlântico legal de escravizados e o aumento da presença territorial europeia no continente africano, a partir da segunda metade dos Oitocentos, essas rotas se direcionaram para o interior de forma definitiva. A função desses chefes militares passou a ser não mais a de oferecer trabalhadores escravizados para as Américas, mas serviçais para os empreendimentos europeus na África.[3] Associada a esse "comércio de gentes", havia uma série de outros produtos, como gado, aguardente, fazendas (tecidos) e marfim, ainda que este último fosse mais raro em fins do século XIX do que hoje o é no sudoeste de Angola. O que sustentava e alimentava o poder desses agentes africanos era a quantidade de gado que se tinha, o controle das redes comerciais e o poderio militar, especialmente com a introdução de armas mais modernas na região.

Valendo-se da documentação produzida pelos europeus e presente em arquivos angolanos e portugueses, sobretudo correspondências e relatórios, pretendo me aproximar da história de Luhuna, uma liderança política e militar entre os nkhumbi e que estabeleceu relações ora de enfrentamento, ora de colaboração, com os prepostos europeus e povos da terra. Como todo documento histórico, esse tipo de documentação tem problemas. Um deles é o quase silenciamento em torno do papel das mulheres nesse contexto de disputa; as narrativas são, majoritariamente, de homens, para homens, narrando suas "aventuras" e dificuldades. Como diz Oyèrónké Oyěwùmí, "a colonização foi apresentada como um trabalho sob medida para o homem — o teste final da masculinidade"; assim, as fontes coloniais reproduzem esse imaginário e acabam por apagar/silenciar as mulheres.[4] Some-se a isso a pouca ou nenhuma descrição nesses documentos de aspectos ligados à sociedade e à cultura nkhumbi tidos como "não civilizados" ou mesmo de traços identitários de Luhuna, descrito quase sempre como um "preto esperto".[5]

É nas entrelinhas dessa documentação colonial que pretendo evidenciar o poder de suas agências em um contexto marcado pela existência de uma maior presença territorial portuguesa, com suas firmas, fazendas e *plantations*, no macro sul do que hoje é Angola e um "novo" comércio de serviçais e contratados africanos. Além disso, pretendo analisar uma série de arranjos, disputas e conflitos militares, que acabaram por definir, por um lado, a presença colonial portuguesa no território e, por outro, a emergência de chefes militares que sempre questionaram esse domínio. Para facilitar a leitura, os eventos relatados estão organizados cronologicamente em um anexo, no fim do capítulo.

Luhuna: um nkhumbi

As informações sobre Luhuna ainda são fragmentárias e baseadas, sobretudo, nos relatórios e nas imagens produzidos pelos europeus. Uma dessas imagens, feita quando de sua captura, virou um cartão-postal e circulou pela Europa e pelas colônias portuguesas. Provavelmente, é de autoria de João Filippe da Casa Turca, pois este assina a segunda foto de Luhuna, feita nesse mesmo contexto e colocada no final deste capítulo. Filippe, mesmo radicado em Luanda, onde se localizava a sede de seu negócio de fotografia e postais, fez algumas imagens dos povos locais de Lubango e Moçâmedes.[6] Presumo que ela tenha sido produzida em Moçâmedes, para onde Luhuna foi depois de ser preso e onde existia um estúdio de fotografia desde pelo menos 1870.[7] Essa mesma imagem, reproduzida no catálogo da exposição *A resistência no sul de Angola (1885-1917)*, consta como pertencente ao acervo de Tavares & Cia, outra empresa situada em Benguela.[8] Talvez a imagem tenha circulado por essas duas empresas fotográficas.

Como salientou James Ryan, a fotografia constituiu e criou a experiência colonial. Assim, trazer Luhuna para próximo dos europeus por meio de um cartão-postal era uma forma de resposta "a determinadas exigências culturais europeias de uma reprodução detalhada, permanente e reprodutível de imagens visuais".[9] Trata-se também de uma tentativa de registro de "encontros complexos" e, assim, de "tornar o estranho legível para os públicos ocidentais".[10]

A foto de Luhuna é preciosa tanto pelo que esconde quanto pelo que revela. Nesse sentido, é perceptível a ausência de europeus na imagem, que circulou como um postal

Figura 1 — Luhuna, chefe de guerrilha no "Humbe", prisioneiro em Moçâmedes

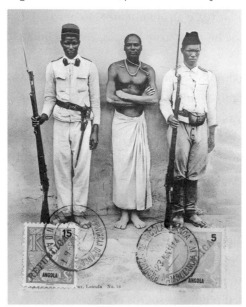

Fonte: Rosa Cruz e Silva et al., Exposição: *A resistência no sul de Angola (1885-1917)*. Luanda: Arquivo Histórico de Angola, [s.d.], p. 5.

pela Europa. Talvez a mensagem que se quisesse passar seja a de que os portugueses tinham aliados internos, e que estes eram fundamentais no processo de "pacificação" empreendido, ou ainda um recado a Luhuna, que anos antes dissera que todos aqueles que tinham se aliado aos europeus iriam sofrer.[11]

Trata-se de uma imagem que visava comemorar a prisão de Luhuna e o sucesso da "campanha de pacificação" promovida pelos portugueses na região. Entretanto, reduzi-la a apenas um "exercício da autoridade", no qual se pode "diferenciar o gesto ativo dos colonizadores que fotografavam do gesto passivo dos colonizados que eram fotografados",[12] não traduz o que de fato era uma fotografia. Ela era também um espaço de disputas entre aquilo que o fotógrafo gostaria de falar e aquilo que o fotografado pretendia mostrar. Assim, vemos um Luhuna altivo ante soldados "passivos".

Seus braços cruzados podem significar uma forma de proteção, a construção de uma barreira ante uma situação na qual ele se viu em ameaça pendente ou circunstâncias indesejáveis.[13] Por outro lado, a altivez de sua cabeça e a força de seu olhar demonstram uma situação na qual, mesmo temendo o destino, ele não se rendeu em nenhum momento. Sua postura, com a cabeça mais altiva em comparação aos soldados africanos ao seu lado, que a têm mais baixa e inclusive com certa expressão de medo, como se pode perceber pela testa franzida de ambos, em contraste com a testa lisa de Luhuna, é um sinal de altivez e afrontamento. No pescoço, Luhuna tem colares, que aparentemente eram usados para sua proteção, e vestia uma indumentária tradicional dos nkhumbi.

Luhuna era um nkhumbi, falante do olunkhumbi. Por muito tempo, esse grupo social foi entendido como nyaneka-nkhumbi. Entretanto, novos estudos, como os de Rosa Melo, têm mostrado que esse grupo étnico não existe nem como grupo, nem como língua; tampouco é uma expressão construída pelos povos vizinhos; nem mesmo chega a ser uma autodenominação. Trata-se, na verdade, de uma invenção de estudiosos europeus, uma representação colonial que não encontra ressonância na realidade da região.[14]

Não sabemos muito a respeito da família de Luhuna. A tradição oral diz que seu nome completo era Luhuna Ya Nambonga, o que indica que o nome de seu pai (ou mãe) seria Nambonga.[15] É provável que Luhuna seja da linhagem de Chaungo, o antigo hamba ("soba") deposto pelos portugueses.[16] Além disso, devia ser casado, pois, segundo as fontes europeias, um de seus sogros era o soba Chiure.[17] Quando foi preso, em 1905, as autoridades coloniais fizeram referência também a um irmão, não nomeado, e um tio, Nam Luonga, que morrera no caminho entre o Humbe e o Lubango.[18]

Luhuna também tinha outro irmão, de nome Katavanga, igualmente hamba. Ele continuou as resistências e lutas de Luhuna, fazendo diversos enfrentamentos aos portugueses. No ano de 1915, enviou uma correspondência aos alemães, para que fossem até o território nkhumbi.[19] Katavanga seguia os passos de seu irmão, preso em 1905, ao buscar um parceiro estratégico para fazer frente aos lusitanos.

Os nkhumbi são um povo situado no sudoeste africano, entre os hereros e ovawambos, estabelecendo com eles, ao longo dos séculos, uma relação de proximidade e conflitos. No presente, estão dispostos nas províncias de Namibe, Huíla e Cunene e em algumas áreas de Benguela, além de se deslocarem eventualmente para o que hoje é a Namíbia.

São povos que tiveram no gado o seu principal ativo econômico, a ponto de transformá-los em uma potência regional. A origem dos nkhumbi são os imbangalas (mbangalas ou jagas), que se moveram para sul, a partir de Quilengues, e derrotaram os povos que ocupavam as margens do rio Cunene, conhecido como Reino de Mataman (Matama ou Madame).[20] Os sobreviventes desses ataques foram forçados a fugir pelo Cunene para as áreas semiáridas e desérticas da Cimbebasia (Kaokoland e Damaralândia) ou em direção ao Cuvelai e à "ovambolândia". Após a destruição de Mataman e a expulsão de alguns de seus súditos, esses bandos de imbangalas do sul se misturaram com os grupos restantes na área para fundar Humbe-Inene, ou o Grande Humbe, que

Figura 2 — Angola do Sudoeste, início do século XX

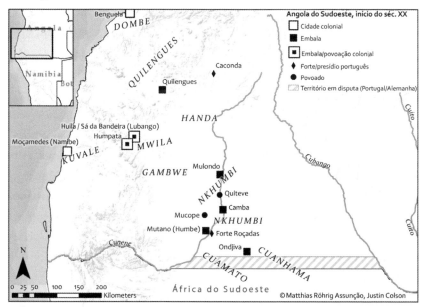

Fonte: Matthias Röhrig Assunção, "Engolo e capoeira. Jogos de combate étnicos e diaspóricos no Atlântico Sul". *Tempo*, v. 26, n. 3, 2020, p. 527.

também era um título.[21] Os nkhumbi são, assim, resultado das misturas dos imbangalas com povos locais.

Seu poder se dava pela capacidade de fornecer populações escravizadas e marfim para os europeus situados na região de Quilengues durante o século XVIII, impedindo, ao mesmo tempo, os avanços luso-africanos em seus territórios até a segunda metade do século XIX.[22]

Em 22 de junho de 1771, o capitão-mor José Antônio Nogueira informou às autoridades portuguesas que, no ano anterior, o governante (hamba ou soba) dos nkhumbi impediu a entrada dos europeus em seu território em busca de marfim.[23] Ao impedir a presença europeia, o objetivo dos nkhumbi era controlar as rotas comerciais e entrar em um novo ramo, que se mostrava mais vantajoso: a escravização de africanos. Por essa razão, comerciantes nkhumbi ofereceram presentes ao governador de Benguela, solicitando a autorização de venda de escravizados nesse porto, passando então a fazer parte do comércio transatlântico de pessoas escravizadas (sobretudo muílas e gâmbues), com cativos trazidos do rio Cunene até o presídio português de Caconda, e de lá para Benguela.[24]

José Bernardino Brochado, em sua "Descrição das terras do Humbe, Camba, Mulondo, Quanhama" (1855), diz que por esse período, após a abolição do comércio atlântico de pessoas escravizadas, os nkhumbi viviam em três territórios, os "reinos" de Humbe, Camba e Mulondo, cada um governado por um soba.[25] Ele estimou que a população devia ser entre 60 e 70 mil pessoas no Humbe, de 16 a 18 mil em Mulondo e entre 7 e 8 mil em Camba.[26] Esse mesmo autor diz que as guerras entre eles e os povos vizinhos levaram à diminuição de sua população em alguns períodos, o que sugere que os nkhumbi também foram escravizados.

Luhuna, o "cirurgião das chuvas"

A origem do poder de Luhuna era diversa e articulada. Primeiro, era alguém de linhagem, ou seja, seu grupo familiar tinha laços antigos com os primeiros povos imbangalas que ocuparam a região. Esse poder linhageiro se sustentava em função de aspectos materiais (gado e comércio) e imateriais (o poder de controlar as chuvas), associado à sua capacidade militar (soldados treinados nas armas europeias e no uso dos cavalos, além de espiões por toda a parte).

A forma como Luhuna se coloca como a liderança natural (hamba) depois da deposição de Chaungo e a forma como os povos nkhumbi aceitam esse fato nos indicam que ele era de uma linhagem antiga, reconhecida pelos povos locais e pelos europeus, como informado pelo jornal *Commercio de Portugal*, no ano de 1891: "O rebelde Luhuna, que nunca foi soba, e apenas um pretendente com direitos muito longínquos ao Estado — mas que habilidosamente soube incutir no ânimo do povo que só ele podia dar chuvas".[27]

Nas palavras do jornal, além dos "direitos muito longínquos ao Estado", a razão do poder de Luhuna vinha do seu controle sobre as chuvas, fundamental para a manutenção de qualquer soberano na região. René Pélissier diz que Luhuna "tinha fama de fazer chover quando queria".[28] O fato de ele deter esse poder revela que pertencia a determinado grupo dentro dos nkhumbi. Em diferentes sociedades, como apontam Guillermo Foladori e Javier Taks, sempre existiram "formas institucionalizadas de apropriação elitista do conhecimento sobre a natureza externa".[29] Trata-se de um tipo de saber que foi separado do saber cotidiano, que foi tomado por determinado grupo ou estrato social, como forma de poder sobre o restante da sociedade.

Em relação aos nkhumbi, esse controle se dava de duas formas: "mágica", fazendo uso de determinados ritos — ou contratando "quimbandas"[30] — que levavam a precipitações pluviométricas; e por sua capacidade de armazenar grãos, construir açudes, cacimbas, charcos, proteger os rios e as árvores frutíferas, para se proteger dos períodos de grandes secas.[31]

A intensificação da presença europeia na região e a implantação de sua agricultura extensiva e monocultora trouxeram importantes impactos ao meio ambiente local, com o depauperamento da terra, a mudança do curso dos rios, a derrubada da vegetação e árvores, sem contar a caça e mortandade dos animais.[32] Tudo isso influenciou o regime de chuvas na região, trazendo ainda mais desafios para a sobrevivência dos povos locais e, consequentemente, mais pressão sobre as lideranças políticas autóctones.

É claro que os problemas relacionados com a ausência ou o excesso de chuvas não ocorreram somente em fins do século XIX e início do século XX. Os estudos antropológicos mais recentes já têm desconstruído o mito da existência de um suposto "vínculo harmonioso" entre sociedade e natureza em tempos pré-industriais.[33] Tais populações também mudaram cursos de rios, derrubaram árvores, mataram e causaram a extinção de animais. Entretanto, para a região em análise, a chegada dos europeus trouxe uma desarmonia ainda maior, ante um cenário no qual os desafios ecológicos eram constantes e faziam que os nkhumbi, muílas e nyaneka, entre outros, sempre se mantivessem em trânsito, em busca de melhores condições de vida para si e para seu rebanho.

No início de 1891, Luhuna prometeu chuvas para a região e as trouxe, conforme informa o chefe do conselho do Humbe, capitão Luna de Carvalho, ao governador de Moçâmedes:

> O Luhuna, de guerrilheiro que era, depôs as armas e arvorou-se em cirurgião das chuvas, prometendo que breve faria chover, o que de resto sucedeu por feliz acaso; com as primeiras chuvas coincidiu a enchente do rio Caculuvar, pelo que ele anelava para ver cortadas as comunicações do soba com a fortaleza, e dois dias depois da enchente, fui avisado do que o rebelde se dispunha a atacar a embala.[34]

Trazer chuvas era mostrar-se com mais poder do que ter armas. Aqui, o "guerrilheiro" dá lugar ao "cirurgião das chuvas", em uma demonstração de que qualquer chefe militar local tinha que dominar o material e o imaterial se quisesse se manter poderoso.

A definição de Luhuna como "cirurgião" nos faz pensar que ele era um "fazedor de chuvas". Em diferentes partes do continente africano, especialistas locais fizeram experiências visando fazer que houvesse o desencadeamento de chuvas, desde o uso de pedras sagradas até mesmo o uso do anil e de sal.[35] Não localizei nenhum rito que Luhuna tivesse feito, o que era esperado, já que essa era uma prática de especialistas e circunscrita a alguns nkhumbi, não estando disponível à visão e/ou descrição dos europeus. Entretanto, tais práticas ritualísticas existiram e ainda existem na região em estudo.[36]

O clima da região explica o porquê de esses personagens e ritos serem tão importantes. Normalmente, as chuvas caem de outubro a abril, assim, cada estação (seca e chuva) abrange períodos de dois anos civis.[37] Nesse cenário, há ciclos muito chuvosos e outros de muita estiagem, levando os fazedores de chuva a intervirem depois de um ano.

Voltando à história de Luhuna, em 1898, a situação se invertera, sendo uma época de muitas chuvas em um momento no qual ele não estava no território. Carlos Augusto de Oliveira, chefe português interino no Humbe, ao falar de como se poderia capturar Luhuna, disse que uma das "superstições" comuns entre os povos locais era de "a chuva ser dada pelos sobas", entretanto, "felizmente tem elas este ano [1898] sido abundantíssimas, apesar de eles dizerem que na terra não há soba".[38] Ora, se não havia soba reconhecido pelos nkhumbi, por que chovia tanto? Se Luhuna não estava na região, como justificar aquela chuva? Como forma de tentar minar o poder de Luhuna e dos outros sobas na região, os portugueses começaram a dizer que aquela ideia, informação, "superstição", "tal apenas servia para os sobas extorquirem ao povo bois, cabras, carneiros e criados".[39] Todavia, como disse antes, não se tratava apenas de uma "superstição", pois incidia também sobre a capacidade material deste ou daquele soba, bem como sobre seus poderes "mágicos" de fazer chover, conseguindo se livrar de uma condição ecológica adversa.

A importância do gado e do comércio para o poder de Luhuna

Outra fonte de riqueza de Luhuna eram o gado — no qual se incluem bovinos e equinos — e animais de pequeno porte, como ovinos, caprinos e galinhas. O gado oferecia, sobretudo, o leite e estrume para adubar as terras. Já os animais de menor porte eram para consumo dos povos locais ou serviam, junto com a aguardente, como importante moeda de troca. O chefe interino do Humbe disse ao governador de Moçâmedes que "se tenho comprado cabritos e galinhas a troco de fazenda, é porque o gentio não quer receber dinheiro".[40]

O poder de Luhuna, como de qualquer "soba" local, estava em sua quantidade de gado, que gerava uma série de disputas locais que nem sempre envolviam os portugueses e/ou europeus, como informa o chefe do Humbe em 1898: "Por último devo informar que estas guerrilhas há de existir enquanto houver gado vacum e que não tem elas caráter algum hostil contra o nosso domínio e pessoais".[41]

Não se sabe quanto de gado, de fato, Luhuna tinha. Quando se refugiou em Quimpaca, no ano de 1891, e depois se retirou, os portugueses apreenderam 590 cabeças de gado vacum e muitos carneiros e cabras, que provavelmente não eram somente dele.[42] É possível também que seus animais estivessem espalhados por aquela ampla região, em um sistema de parceria com diversos pastores. Esse gado era comprado, mas também "roubado" de diferentes povos. Entretanto, é preciso contextualizar a ideia de roubo. Quem define quem é o ladrão e quem não o é num contexto em que as disputas locais fizeram que esse gado trocasse de mãos muitas vezes? Não se trata de roubo, mas de disputas de poder. Quanto mais gado se tinha, mais poderoso se era.

Os portugueses, em finais do século XIX e início do século XX, quando ainda não dominavam toda a região, eram mais um agente nessas disputas. Entretanto, o avanço colonial tornou a correlação de forças desigual, com um claro pendor a favor dos europeus, o que fez que, por exemplo, nas décadas de 1930 a 1940, eles impetrassem o genocídio dos pastores kuvales ("mucubais"), vizinhos dos nkhumbi, e apreendessem boa parte do gado da região.[43]

As guerrilhas empreendidas por Luhuna não eram só para obter gado, mas também para buscar pessoas que pudessem ser vendidas a intermediários, os quais as transformavam em serviçais ou "contratados" para obras e empreendimentos europeus. Como escrevi em outro texto, o grande problema enfrentado pelos europeus na região era conseguir trabalhadores: a chamada "ausência de braços" impedia o avanço econômico e agrícola dos portugueses.[44] Para minorar essa situação, havia a arregimentação de trabalhadores por meio de processos como o trabalho forçado, ou a compra desses trabalhadores (agora denominados serviçais) junto a sobas e/ou chefes militares locais. Em 1898, a autoridade portuguesa no Humbe informava que Luhuna continuava a apanhar "muito gado e gente, que conserva em seu poder",[45] levando depois para além do rio Cunene.

Essa mesma autoridade portuguesa disse ainda que, quando Luhuna via algum fato (roupa de gala europeia) ou qualquer objeto que desejava comprar, mandava assaltar os povos da região, que, se reagissem ou tentassem fugir, eram escravizados.[46]

Luhuna não era o único a ter tais empreendimentos na região. Outros sobas ou guerreiros locais, como Catauanga, Iabiry e o ex-soba N'Ambanga, usavam do mesmo expediente.[47] Como expliquei no início do capítulo, todos esses personagens são produto de um contexto marcado pela interiorização do comércio e pela emergência de chefes militares responsáveis por arregimentar escravizados e, mais tarde, serviçais.

A seguir, um exemplo de 17 de dezembro de 1898, de como se davam as trocas comerciais entre Luhuna e as pessoas com quem ele comerciava:

> Que o rebelde Luhuna em 15 chegara a margem direita do Cunene acompanhado de numerosa gente armada. Que alí aparecera mais aquem Cunene um preto chamado Amoecóto conduzindo em carregadores três ancoretas de aguardente, dois cobertores e duas peças de riscado, além de alguns maços de contaria: que como o rio se achava-se cheio a não dar passagem pediram ao Seculo Muene Nampuca as passasse em suas canoas pois de minha ordem caiu fazer negocio com o mesmo Luhuna, o mesmo preto não se descurou em os passar visto ser do chefe a aguardente aludida e que em vista do chefe fazer negócios com aquele rebelde.[48]

Luhuna trazia seu gado (grande e miúdo) em troca de aguardente e fazendas (tecidos/panos) dos europeus. Observe que o comerciante era também uma autoridade portuguesa, o alferes José Carlos Cabral, que se defende dizendo se tratar de uma estratégia para conseguir apreender Luhuna, mas o fato é que a transação foi feita e não foi realizada nenhuma tentativa de prendê-lo.[49]

Outra fonte de poder de Luhuna era sua capacidade militar, sobretudo pelo uso do cavalo, o que facilitava seu deslocamento por grandes distâncias. Tal qual ocorrera em outras regiões do continente africano, como a área dos iorubás (sobretudo Oyó, desde o século XVII), a introdução de cavalos alterou as táticas de guerra e as relações de força interafricanas,[50] fazendo crescer o poder centralizador das lideranças locais, que monopolizavam o comércio externo e, portanto, o acesso aos armamentos oriundos da Europa e do "mundo árabe".[51]

Roquinaldo Ferreira mostra como, desde o século XVI, o constante envio de cavalos teve peso significativo nas estratégias militares em Angola, facilitando a mobilidade e trazendo vantagens importantes para as tropas portuguesas no processo de conquista.[52] Para a região onde hoje é Luanda e o norte, grande parte dos animais veio do Brasil; entretanto, tendo a acreditar que a origem dos cavalos de Luhuna (já em fins do século XIX e início do XX) tenha sido outra, na região vizinha, que hoje corresponde à atual Namíbia. Silvio Correia diz que, em tempos pré-coloniais, comerciantes holandeses e ingleses, missionários dinamarqueses e alemães e fazendeiros bôeres foram responsáveis pela introdução de animais domésticos, como os cavalos, muitos dos quais foram adotados pelos grupos de pastores hereros e namas, entre outros.[53] Em finais do século XIX, tempo de Luhuna, já havia um sólido mercado interno de cavalos para fazendeiros, comerciantes e soldados, que provavelmente abasteciam a região estudada.

Além dos cavalos, Luhuna contava com soldados treinados no uso das armas europeias e nas técnicas militares antigas dos imbangalas. Esse povo, conhecido pelos europeus por construírem uma sociedade que se organizava a partir de princípios militares, e não necessariamente pela imposição linhageira, negociaram, resistiram e lutaram contra os europeus desde os primeiros contatos no século XVII.[54] Assim, é provável que Luhuna também se percebesse como um guerreiro, de tradição militar ancestral, usando técnicas de guerra e guerrilha muito antigas, associadas às armas europeias modernas.

Some-se a tudo isso o fato de que, segundo Tiago Caungo, ele foi um dos primeiros a fazer uso da estratégia de coalização militar, desde pelo menos 1891, reunindo sob seu comando nkhumbi e ovambadjas. Essa estratégia, mais tarde, também seria adotada pelo ohamba (soba) Ovakwanyama, mandume, para fazer frente aos avanços dos portugueses em seu território.[55]

Alianças e disputas locais

Luhuna tinha aliados e informantes por toda a parte. Em 1898, o chefe interino do Humbe disse: "pois que havendo no conselho um morador de péssimo comportamento, nenhuma dúvida terá em a troco de um boi ou alguns cabritos, avisar o mesmo rebelde de quais as intenções minhas, e portanto desse governo".[56]

Um ano depois, ele continuou a informar ao governador de Moçâmedes: "sei que o Luhuna tem vontade de vir para o Humbe, e já o teria feito se alguém o não tivesse mandado avisar que não viesse que o prendia".[57] Além disso, havia uma ampla rede de outros chefes militares que lhe davam guarida e ofereciam proteção mútua em situações de conflito ou disputa. Um exemplo disso se deu em 13 de janeiro de 1899. Vamos ao relato da administração colonial:

> [...] se apresentaram na administração do concelho, cinco pretas, sendo duas irmãs do ex-
> -soba Munano e tres sobrinhas, estas fidalgas gentílicas interrogadas pelo intérprete Francisco
> Antonio Lopes que aqui se achava, e sobre a sua apresentação tão coletiva, declararão que vi-
> nham participar que alguns séculos do Humbe, andavam dispondo as coisas para na próxima
> estação colocarem na embala, o rebelde Luhuna e matarem todos os descendentes do mesmo
> Munano. Perguntadas pelos nomes dos acusados, declararam serem eles Muene Ampuca (ou
> Impuca), Muene Mongoílo, Muene Catapa, Muene Tchiteve e Muene N'hanbango.[58]

O ex-soba Munano talvez seja o soba do Mutano. Como já mencionei, este era também um dos "reinos" dos nkhumbi, juntamente com Camba e Humbe. Nessa região residiu o padre Duparquet, que em 1882 havia instalado uma missão com religiosos irlandeses; a partir daí, exploravam outras áreas, como Evale, Mupa e Cassinga.[59]

De todos os documentos que localizei, este, produzido pelos portugueses, mostra pela primeira vez a emergência de um poder feminino na região. Esse evento não deve ter sido o único em que as mulheres mostraram seu poder político; entretanto, os documentos produzidos pelos homens europeus raramente registraram descrições a respeito das mulheres, vistas como infantilizadas, domésticas, um não ser, um não ser político.[60] Cinco mulheres haviam ido denunciar aos portugueses uma tentativa de rebelião, cujo fim último seria a "entronização" de Luhuna, vindo expor aos europeus a ampla rede de chefes militares que o apoiava.

Entre eles, chamou a atenção aquele que os portugueses entendiam ser o mais poderoso aliado de Luhuna: o soba Muene N'hanbango (?). Trata-se de um descendente de uma importante linhagem ovambadja ("cuamato"), que vivia no Humbe havia muitos anos e fazia combate aos europeus desde 1885:

este preto antigo descendente de uma família de fidalgos do Cuamaty, refugiou-se no Humbe já a muitos anos, pela sua riqueza em gados, e pela sua genealogia é muito temido e respeitado pelo gentio, as suas proezas estão bem frisadas no registro de oficiais deste concelho desde 1885, este preto tão velhaco, é aquele que maior fogo fez a autoridade em 85 - 91 - 98, pois sempre que tem havido revoltas se faz acompanhar de numerosa gente de guerra, que como fidalgo convoca no Cuamato, e aonde tem estado refugiado desde janeiro do ano findo, presentemente acha-se na terra do Humbe e na posse de suas terras.[61]

A história desse ovambadja que se aliara a Luhuna mostra como as fronteiras entre aqueles territórios e povos eram fluidas e negociáveis. Além disso, era uma ligação consolidada de longa data entre ele e lideranças ovambadjas, que lhes foi muito útil em diferentes situações, sobretudo quando precisou se esconder dos europeus.

Se Luhuna tinha aliados entre os povos locais, tinha também inimigos. Entre estes, os que mais se destacaram foram os ndombes, que os europeus chamavam de "mundombes". São povos bantos, falantes de olundombe e umbundo, apesar de não serem ovimbundos. Seu lugar de origem foi a região do Dombe Grande, no entorno de Benguela.[62] Depois dos intensos conflitos ocorridos entre 1846 e 1847, acabaram por se espalhar e adentrar com maior força a região dos nkhumbi e de outros povos de seu entorno.[63]

O primeiro registro que localizei dos conflitos entre Luhuna e os ndombes data de 1898. Pela forma veemente como eles pediram armas e munições aos portugueses, que então os atenderam, podemos supor que tais conflitos já se davam pelo menos desde a segunda parte do século XIX. Suas origens são incertas. Talvez, disputas em torno do gado da região e/ou rotas comerciais, ou porque, depois do massacre de 1846-1847, os ndombes entenderam que era mais vantajoso ser uma tropa auxiliar dos portugueses do que se rebelar contra estes. O fato ocorreu em 17 de dezembro de 1898 e foi informado pelo governante interino do Humbe:

Ontem recebi as duas horas da tarde um bilhete do alferes Cabral que remeto copia, este bilhete avisava-me de que o rebelde Luhuna se achava aquém Cunene com numerosa gente armada e que parte da terra do Humbe para ali corria levando vinho de palma e outras bebidas gentílicas duvidei do que acabavam de me informar e ato continuo dirigi-me a fortaleza a fim de tomar as medidas necessárias e dar as instruções indispensáveis ao oficial do destacamento, que ali se acha, depois disto voltei a residência encontrando já aqui bastantes mondongas que afirmaram o mesmo conteúdo do bilhete, e pediram pólvora e armas, não distribui porem coisa alguma, apesar dos insistentes regos dos mesmos.[64]

Depois disso, a autoridade portuguesa na região chama o seculo Muene Tchindure para que este fosse "acompanhado de um Mondonga" até o lugar do acampamento lhe informar o que se passava:

> Pelas oito horas da manhã vieram os Seculos Muene Criro e Tchinlingua, afiançar que o rebelde Luhuna se achava na terra do Humbe e que eles se apresentaram protestando contra a sua invasão e que não só eles como sua gente se achavam do lado do governo e pronto quando preciso em sua espera. Agradeci em nome do governo a sua dedicação presenteando-os com algumas garrafas de aguardente e ordenando lhe retirasse e tudo o mais que se passasse me viessem informar: passou assim parte do dia e como tal notícia fosse verdadeira não vacilei em distribuir 40 armas Martins e 800 cartuchos a outros tantos Mondogas meus conhecidos e sempre prontos em defesa do nosso domínio.[65]

No início de 1902, Luhuna voltaria a encontrar os ndombes, quando os ovambadjas, seus aliados, atacaram libatas (casas) próximas à fortaleza dos europeus, na povoação de Humbe. Os ndombes reagiram, perseguindo-os até o rio Cunene. Lá, viram não só o chefe dos ovambadjas, mas também Luhuna, que tinha se refugiado no território ovambo desde 1891. Quem informa que era de fato Luhuna são os ndombes:

> chegaram no rio Cunene viram do outro lado o referido rebelde Luhuna promotor da expedição de 1891 e o soba do Cuamatos, os quais gritaram nossa gente que viessem dizer ao chefe do conselho que desse ordem para os seus não beberem o "gongo todo" [bebida feita do fruto de uma árvore chamada "gongueiro"] porque esta noite ou nas seguintes iriam atacar a casa da Companhia de comércio de Mossamedes [indecifrável] e a residência aonde haviam muitas armas e cartuchos que eles precisavam, e que beberiam depois o gongo para se refrescarem.[66]

Mais uma vez, os ovambadjas, agora com o reforço de Luhuna, faziam uma provocação aos portugueses através dos ndombes. A referência ao gongo talvez seja uma ironia com a situação ocorrida em 1885, quando o chefe Chaungo deixou gongo para que os europeus bebessem e, uma vez que os encontraram bêbados, os mataram. Embora os ndombes tivessem informado que havia 400 guerreiros do outro lado do rio, a autoridade portuguesa julgava que houvesse em torno de 150.[67]

É possível que os ndombes, em diferentes momentos, tenham entrado em conflito com Luhuna, e que esse fato não tenha sido reportado na documentação europeia, pois havia uma série de acontecimentos na região que só eram informados quando impactavam os europeus.

Luhuna contra os portugueses

Os conflitos dos nkhumbi contra os portugueses são bem antigos e talvez tenham começado quando estes estabeleceram o primeiro forte na região, em 1859. Quatro anos depois, em 1863, tiveram que abandoná-lo, ante as resistências dos povos locais.[68] O avanço colonial, sobretudo missionário e dos comerciantes, fez que os europeus se sentissem mais seguros para retomar o forte em 1880. Contudo, desse ano em diante enfrentariam uma significativa resistência dos nkhumbi: de 1885 a 1888, em 1891 e de 1897 a 1898, com uma participação direta de Luhuna em alguns dos episódios.

Em 1891, quando esteve associado aos ovambadjas, fizeram uma forte resistência aos europeus usando armas vindas de Walvis Bay e do Transvaal.[69] Tais armas eram conseguidas pela troca de gado com comerciantes portugueses e europeus que conectavam postos distantes do sudoeste africano.[70] Por esse período, Luhuna parece dividir o poder com Chaungo, tido pelos europeus como "soberano local". Trata-se de um cenário político em que o poder era distribuído entre diferentes lideranças, gerando vários conflitos internos entre os nkhumbi. Assim, a imagem construída pelos europeus de um estado centralizado, governado por uma única autoridade, não correspondeu à realidade da organização política dos povos da região.

A aproximação de Chaungo com os portugueses se deu na segunda metade do século XIX. Nesse período, mesmo com o fim do tráfico de pessoas escravizadas e a abolição legal da escravidão pelos portugueses, no ano de 1879, as guerras de apresamento continuaram em toda a região às margens do rio Cunene, com cativos reduzidos a serviçais em regimes de trabalho que pouco se diferenciavam do sistema escravocrata, muitos deles vendidos para as fazendas de cacau em São Tomé.[71] Além disso, Chaungo cobrava impostos dos negociantes europeus (os funantes) que comercializavam em seu território, sendo também um juiz das contendas envolvendo os estrangeiros e os nkhumbi.[72] Seu poder era tanto que a missão de 120 homens comandada pelo tenente João Rogado de Oliveira, em junho de 1885, cujo objetivo era fazer que Chaungo pagasse impostos e, desse modo, tivesse seu poder diminuído, não teve êxito algum, talvez porque o preposto europeu tenha sido "comprado" ou "subornado" por ele com gado e marfim.[73]

Em outubro de 1885, Chaungo se subleva, atacando casas comerciais e a fortaleza, e obriga os portugueses a recuarem. Como resposta, em novembro desse mesmo ano, os europeus atacam, queimando a embala (casa real) de Chaungo, bem como as libatas de alguns de seus seculos (ministros), que reage com uma emboscada aos europeus. Ele finge fugir, abandonando uma grande quantidade de bebida alcoólica, o gongo, que os militares beberam praticamente toda. Horas mais tarde, os nkhumbi voltaram ao local. Encontrando-os desavisados e embriagados, mataram praticamente todos que lá estavam, portugueses e africanos.[74] De acordo com René Pélissier, essa foi a primeira vez que os portugueses perderam tantos soldados no sul de Angola.[75]

No mês seguinte, os portugueses enviaram uma tropa de aproximadamente 400 combatentes, que voltaram a atacar o líder dos nkhumbi e mataram quase 1.000 guerreiros. Chaungo, porém, conseguira fugir.[76] Em março de 1886, retornam à região, onde entram em combate com Chaungo. Os conflitos se estendem até a fronteira com os ovakwanyama, e Chaungo é derrotado na mulola (rio perene) do Mucope.[77]

Com sua deposição definitiva, os europeus impõem um novo "soba" (hamba), de nome Tchioia, firmemente contestado por Luhuna, o qual entendia que, após a deposição de Chaungo, aquele posto deveria ser dele. Não parece ser uma questão de sucessão, mas sim de competição cerrada entre africanos e estrangeiros, afinal, Tchioia era mais um agente comercial-político naquela região. Além disso, no imaginário dos nkhumbi. Tchioia era um soba que não fazia chover.[78]

Entre 1886 e 1891, Luhuna enfrentou, com certo êxito, o avanço dos comerciantes e do Estado português. Luhuna dominava as margens do rio Caculovar e era apoiado pelos ovambadjas e pelos dongoenas. Os portugueses tentavam arregimentar mercenários (Tom e Oorlog), bem como contratar bôeres para enfrentá-lo, em troca do pagamento com o gado que fosse roubado.[79]

O ano de 1891 foi marcado pela ausência de chuvas. Em todo o sul do que hoje é Angola, mas também em outras regiões nas quais as chuvas são fundamentais, o poder do hamba/soba/ohamba/governante/rei estava diretamente ligado às condições ecológicas, ou seja, quanto mais poderosos eles fossem, mais chuvas fartas faziam cair.[80] A ausência de chuvas era, então, prova da ineficiência de Tchioia, que tinha sido imposto pelos portugueses. Luhuna surgia como "aquele que faria chover"; para tanto, era preciso conseguir a deposição do soba imposto. Nas palavras do governador João de Almeida:

> Neste anno as populações do Humbe começaram novamente a sublevar-se contra a nossa soberania. Serviu de pretexto a falta de chuvas que, segundo elles, o soba tinha retidas, aproveitando-se deste ensejo o fidalgo Luhuna, para á frente dos descontentes atacar a embala e fazer-se proclamar soba.[81]

Foi justamente a falta de chuvas que levou à sublevação dos nkhumbi. Contando com a colaboração de muitos soldados ovambadjas ("cuamatos"), superestimados em cerca de 10 mil, Luhuna atacou Tchioia, que fugiu para a fortaleza portuguesa.[82] Luhuna estava muito bem armado, sendo abastecido por um comerciante espanhol, como diz o preposto português Lourenço Justiniano Padrel, que depois viria a perseguir Luhuna:

Após a emissão da minha carta número cinquenta e nove, em nada mudou a situação do conselho. — Os Cuamatuis e outros povos além do Cunene responderam ao apelo de Fidalgo Luhuna [...] — junto do Fidalgo vive há meses e faz negócios, um dito espanhol, o Martínez López, morador de Huilla, este indivíduo segundo os militares, auxiliares [...] foi dito que ele está vendendo armas Chasspote e munição, — falar [a informação] é um pouco chocante, Somente quando esta questão for esclarecida pelo próprio povo de Luhuna é que ele será capaz de avaliar até que ponto é verdade.[83]

Nesse relato do português, há uma indicação de onde Luhuna teria conseguido suas armas. No conflito, Luhuna intima Tchioia a sair da fortaleza, que seria destruída pelos seus homens.[84] Efetivamente, Luhuna estava no poder; mesmo com o apoio de soldados portugueses, Tchioia não tinha como resistir. É nesse contexto que, segundo os europeus, em uma reunião com outras lideranças locais, no dia 9 de junho, Luhuna profere as seguintes palavras: "vou matar todos os brancos e negros a seu serviço, fazendo-lhes todo o mal possível".[85] Não está claro se ele realmente disse isso ou se faz parte da narrativa das autoridades coloniais locais, que justificariam a perseguição a Luhuna por outros tantos anos.

Em 1891, uma coluna portuguesa liderada pelo major Lourenço Justiniano Padrel ataca o Humbe para pôr fim à revolta de Luhuna. Em 26 de abril, marcha, de Sá da Bandeira (Lubango), uma expedição composta de 90 soldados, 36 auxiliares bôeres e portugueses brancos a cavalo, 500 "muhimas" (himbas?), além de peças de artilharia e carros.[86] No dia 8 de maio, a coluna partiu da Chibemba (Gambos) e, seis dias depois, deu-se o primeiro confronto na zona do Chipelongo, entre a Cahama e o Humbe.[87] Depois se concentraram na *quimpaca* (espécie de forte, sede de um governo local) do Mofito, ainda no território nkhumbi, fugindo logo depois de um severo combate.

Padrel conseguiu avançar suas tropas e colocou fogo em tudo que viu pela frente, apreendendo mais de 4 mil cabeças de gado.[88] Luhuna foge para a região de Dongoena (próximo a Naulila e a divisa com a atual Namíbia), onde sofre um novo revés, tendo sido apreendido pelos portugueses 3 mil cabeças de gado e mil ovinos.[89] Padrel faz uma razia no Humbe e arredores até o início de julho de 1891, colocando fogo e roubando tudo que conseguia levar. Luhuna, então, vai até o território Ovavambo, onde imaginava que poderia ter proteção e armas mais modernas.[90]

Luhuna, que naquele momento tinha entrado no território ovambadja, onde era protegido pelo ohamba Ikera (Iquera), começa a ser perseguido por Justiniano Padrel. Este pede auxílio ao ohamba dos ovakwanyama, chamado de Weyullu, que, em troca de 39 prisioneiros ovakwanyama apreendidos pelos portugueses nos conflitos que havia pouco tinham se dado no Humbe, lhe oferece seis cavaleiros e 2 mil homens, posteriormente estimados em 3,5 mil auxiliares.[91] O acordo dos portugueses com os ovakwanyama visava cercar diplomaticamente Luhuna, que nesse momento contava com apoio dos ovambadjas.

Com o auxílio de 3,5 mil ovakwanyama e mais 500 homens vindos do Humbe ("mundombes"), Padrel adentrou o território dos ovambadjas (região do "cuamato grande") à busca de Luhuna. A missão foi um retumbante fracasso, sobretudo porque o filho de Iquera preparou uma armadilha para os europeus, escondendo seus soldados pelas depressões e árvores, fazendo um inesperado ataque noturno, que resultou na morte de europeus (ao menos 11), bem como na deserção dos guerreiros ovakwanyama, que tinham sido enviados por Weyullu.[92] Padrel fugiu e Luhuna continuava livre.

Não há informações de que Luhuna tenha participado desse ataque aos portugueses, sobretudo porque ele ocorreu em uma noite escura. Mas, levando em consideração que, anos depois, como veremos mais à frente, foi possível identificar sua participação junto aos exércitos dos ovambadjas, tendo a acreditar que ele, e também seus homens, estavam em uma das colunas que atacou Padrel.

Quase nove anos depois, no início de fevereiro de 1902, Luhuna enviou um emissário a Artur de Morais, então governador do distrito da Huíla, informando que, juntamente com o chefe dos ovambadjas, iriam atacar a povoação do Humbe. Alguns comerciantes também confirmavam tal informação. Este recado de Luhuna deixou em polvorosa os europeus, que se transferiram para a fortaleza com todo o material bélico existente, bem como o cofre do concelho. Os comerciantes também se prepararam para se refugiar na fortaleza.[93]

Os ataques ovambadjas se deram no dia 17 de maio de 1902. Dessa vez, Luhuna não estava presente, nem seus soldados. Talvez o recado dado por Luhuna fosse uma artimanha ovambadja para assustar os europeus — as "galinhas do Humbe", como eram pejorativamente denominados.[94] Efetivamente, foram os ndombes e os nkhumbi que fizeram frente aos ovambadjas, e não os portugueses:

> As três e meia da manhã os Muhumbes e Mundongas que permaneciam na linha avançadas de vedetas e que guarneciam a orla da floresta que fica a uns 1.800 metros aquém do Rio Cunene, ouviram uma no rio e junto ao vau grande do Cuamato: - Pouco depois avistaram entre o capim uma grande massa de gente armada na qual reconheceram gente daquela terra. Sem perda de tempo fizeram fogo sobre eles. Os cuamatos apanhados assim de surpresa pois não esperavam encontrar gente tão próxima retiraram em debandada para o Rio, mas já as vaus estavam em parte tomadas, pois os Muhumbes aos primeiros tiros correram para ali cercando-os.[95]

O conflito maior se deu nas margens do rio Cunene, com tiros de lado a lado, tendo os ovambadjas se atirado no rio Cunene para chegar na outra margem e se salvaguardar. Por volta das 10h30 da manhã, ou seja, sete horas depois de iniciado o confronto e já contando com a presença portuguesa do lado dos nkhumbi e dos ndombes, os ovambadjas voltaram a atacar, chegando a atingir alguns europeus. Estes, por sua vez, reagiram dirigindo-se à margem do rio e fazendo fogo sobre os inimigos, que segundo eles, eram mais de 600 na falange que os atacava.[96] O embate durou mais de uma hora, quando, por volta das 11h15, os ovambadjas se retiraram para o interior do seu território, retornando algum tempo depois, por volta das 13h. Enquanto alguns retiravam os corpos de seus pares que estavam embaixo de um espinheiro, outra coluna grande retomava o ataque contra os portugueses. Por volta de 14h, eis que, no meio do combate, o ohamba apareceu na frente de batalha e gritou para que os ovambadjas recuassem. Os ndombes então foram à forra:

> Já quase no fim do fogo, ouviram-se gritos dos mucuamatos pelo seu soba, gritos de súplica, sinal de vencidos! Batendo em debandada e desaparecendo!! Então os nossos auxiliares gritaram--lhes: "não fujam! Tomem lá mais gongo".[97]

Os ndombes não esqueceram a desfeita que os ovambadjas e seu aliado, o nkhumbi Chaungo, tinham feito com eles, onze anos antes, em 1891, quando também alguns ndombes morreram ao tomar a bebida (gongo) envenenada. Mas não parou só nisso. Eles atravessaram o rio para ver se podiam encontrar possíveis armas, porém não encontraram. Contaram apenas 58 cadáveres, embaixo de um espinheiro, uns deitados sobre os outros. Aos ndombes e mudongas foi distribuído um barril de aguardente; já Luhuna não foi encontrado.

O enfraquecimento dos ovambadjas, que, mesmo depois da vitória destes sobre os portugueses em 1902 e sobretudo em 1904 no chamado "Massacre de Pembe", a maior derrota portuguesa na região, tiveram perdas significativas, deve ter feito que Luhuna perdesse um de seus principais protetores.[98] Os ataques sucessivos dos diferentes povos, como os ndombes, por exemplo, devem também ter levado ao roubo de seu gado e, consequentemente, à diminuição do seu poder econômico. Some-se a isso o desgaste natural de tantos anos de guerra, com diferentes prepostos enviados por Portugal para combatê-lo.

No ano de 1905, Luhuna foi preso por um negociante chamado José Antônio Lopes (José Vidigal), que havia se instalado no Humbe desde o ano de 1861.[99] Sua prisão se deu no momento em que ele tinha ido negociar com os portugueses. Do Humbe, ele foi enviado para Sá da Bandeira (Lubango) e depois para Moçâmedes, junto a seu irmão e um tio. Entre o Humbe e o Lubango, o tio de Luhuna falecera.[100] Em Moçâmedes foram tiradas tanto a foto que coloquei na abertura deste capítulo, que depois foi transformada em um postal, como a foto a seguir.

Figura 3 — Ex-soba do Humbe e seu irmão, prisioneiros em Moçâmedes

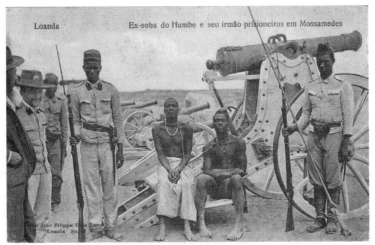

Fonte: Xa-Malundo. Disponível em: https://xamalundo.blogspot.com. Acesso em: 26 jul. 2023.

Nesta segunda imagem, já com a assinatura de João Filipe, da Casa Turca, vemos um europeu sorridente, mas Luhuna e seu irmão continuam com a cabeça altiva. Entretanto, ambos foram colocados sentados, enquanto os demais estão em pé, em uma tentativa de mostrar aos europeus que o rebelde Luhuna finalmente tinha sido subjugado. Além disso, vemos que estão sentados em armamentos de guerra e ao lado das modernas armas europeias; aqui, o recado é de que a "modernidade" e seu poder bélico tinham vencido Luhuna.

De Moçâmedes, Luhuna foi enviado para Luanda e, então, deportado para Cabo Verde, juntamente com o irmão, onde provavelmente veio a falecer.

Considerações finais

Luhuna foi um personagem importante da história do sudoeste africano, nas áreas que hoje correspondem ao norte da Namíbia e ao sudoeste de Angola. Ainda que neste capítulo eu tenha me centrado mais em sua atuação naquele que é hoje o território angolano, não podemos nos esquecer de que suas ações comerciais e militares se refletiram também em outros espaços geográficos, ocupados por ovawambos, hereros, alemães, ingleses... Assim, a história de Luhuna evidencia aspectos importantes da história daquele macroespaço.

Primeiro, destaco a importância do gado para a região. Era esse o principal instrumento de poder de Luhuna, e é em torno das disputas de gado que se deu grande parte dos conflitos. Depois, a "escravização" da população local, que era vendida/cedida aos europeus como serviçais, evidencia também o papel de intermediário assumido por Luhuna (e outros agentes africanos) no processo de "transição" do trabalho escravo para o trabalho "livre".

Os trânsitos de Luhuna mostram também como as fronteiras eram móveis e fluidas, e como uma rede de proteção era fundamental para garantir a sobrevivência desses intermediários. Nessa rede se inseriam os negociantes/comerciantes, que eram os intermediários dos intermediários e construíam uma ampla rede de conexão com africanos e europeus.

Luhuna não falava por todos os nkhumbi, o que mostra um cenário profundamente heterogêneo, com interesses e disputas diversos, longe do mapa étnico construído pelos europeus, que uniformizavam esses grupos e os colocavam, quase sempre, sob a tutela de um único líder. Talvez as disputas se dessem entre os três "reinos" e seus hambas (sobas) nos quais se dividiam os nkhumbi (Humbe, Campa e Mulondo).

Fato é que em toda a região não houve nenhuma liderança local que submetesse a maioria, formando algo próximo a um estado centralizado ou mesmo uma espécie de confederação que pudesse fazer frente aos avanços dos europeus. Os hambas, sobas e ohambas estavam mais interessados no protagonismo comercial do que político — suas alianças pontuais evidenciam esses interesses. Esse também parece ter sido o caso de Luhuna, que sempre negociou com os europeus. Não deixa de ser simbólico o fato de ele ter sido apreendido por um comerciante português.

É no encontro de Luhuna com o não humano que podemos perceber elementos de sua identidade. Nesse sentido, o meio natural que o circunda não pode ser considerado algo externo, a que ele e os nkhumbi se adaptaram, mas sim um entorno de coevolução, no qual o controle das chuvas era elemento fundamental para a harmonia social e a manutenção do poder de determinado grupo.

Nesse sentido, sua biografia evidencia aquilo que Emanuele Coccia diz no prefácio do livro *O espírito da floresta*, de que a "ecologia não deve tentar aguçar as sensibilidades nem se livrar da cultura", mas deve se tornar uma espécie de plataforma em que "cada espécie confessa ser o fruto de um pacto etnográfico que precisa, a todo instante, ser renovado".[101] Esse "pacto" foi quebrado com a presença dos portugueses e sua agricultura na região: o regime das chuvas mudou, e o poder de Luhuna foi questionado.

Mas não podemos reduzir Luhuna a "apenas" alguém que soube manejar as formas locais de consolidação do poder, como a das linhagens e o controle sobre as chuvas. Ele soube fazer a leitura correta das novas tecnologias de guerra contemporâneas, como o uso de cavalos e novos armamentos. Assim, ele é um personagem que medeia dois tipos de saber, o local e o estrangeiro. Luhuna se impõe frente aos europeus e aos outros povos locais, sobretudo, porque soube fazer essa mediação.

Mais do que a retomada do seu território, que efetivamente consegue no ano de 1891, para depois ser derrotado pelos portugueses, Luhuna defendia o seu direito de ir e vir, de negociar seu gado, de comprar aguardente e fazendas sem ser incomodado. Defendia a importância da linhagem e, mais do que isso, a harmonia entre o homem e a natureza, "cirurgião das chuvas" que era.[102]

O antropólogo e escritor Ruy Duarte de Carvalho, pesquisador do sul angolano, em *Os papéis do inglês*, constrói uma personagem de nome Luhuna, como uma espécie de mediador entre os saberes ancestrais/"tradicionais" e os tempos atuais. Mais do que isso, perpetuou o nome do lendário nkhumbi por meio do próprio filho, Luhuna de Carvalho. Luhuna, hoje, também é nome de rua em Ondjiva, capital da província do Cunene; vai dar nome a um futuro Instituto Politécnico de Ensino no Cunene. Uma história permanece na memória local, mas ainda há muitas lacunas a serem preenchidas, sobretudo com o uso da história oral e de fontes missionárias.

Mesmo após sua deportação para Luanda e depois para Cabo Verde, o exemplo de suas agências e seu protagonismo continuou por meio de seu irmão Katavanga, que, para resistir aos portugueses, tentou se aliar aos alemães em 1915.[103] E, mais do que isso, seria inspiração para a luta anticolonial que se iniciaria algumas décadas depois, em 1961, e mesmo para a atual juventude angolana que quer também ter suas agendas, agências e pautas, em um cenário político ainda marcado pelo controle excessivo e pela "monopartidarização". Luhuna ainda vive!

Anexo — Cronologia dos eventos

Ano/Data	Ano
1855	Os nkhumbi viviam em três territórios, os "reinos" de Humbe, Camba e Mulondo, cada um governado por um "soba".
1859	Construção do primeiro forte português na região, que depois foi abandonado.
1880	Retomada do forte.
1881	Luhuna, em associação com os ovambadjas, ataca os portugueses.
1885 a 1888	Guerras de resistência dos nkhumbi contra os portugueses.
1885	Outubro: O governante nkhumbi Chaungo ataca casas comerciais portuguesas. Novembro: Novo embate entre Chaungo e os portugueses. O soba Muene N'hanbango (?), ovambadja, instala-se no território nkhumbi. Dezembro: Chaungo enfrenta mais de 400 portugueses e é obrigado a sair de seu território.

1886	Março: Chaungo enfrenta os portugueses até a região de Mucope. Após abril: Ascensão de Tchioia, o soba imposto pelos portugueses, e resistências de Luhuna.
1891	Grande ausência de chuvas. Luhuna depõe o soba Tchioia e assume o poder entre parte dos nkhumbi. Luhuna enfrenta a coluna portuguesa de Lourenço Justiano Padrel, retoma o poder e acaba fugindo para a região de Dongoena. Luhuna se refugia em Quimpaca.
1897 a 1898	Guerras de resistências dos nkhumbi contra os portugueses.
1898	Período de muitas chuvas na região dos nkhumbi. Luhuna continua apreendendo "muito gado e gente". 17 de dezembro: Trocas comerciais realizadas por Luhuna envolvendo europeus.
1902	Conflitos entre Luhuna, ndombes, portugueses e ovambadjas.
1905	Prisão de Luhuna no Humbe pelo comerciante José Antônio Lopes. Luhuna é enviado para o Lubango, depois Moçâmedes, de onde parte para Luanda e, então, para Cabo Verde, onde provavelmente vem a falecer.
1915	O irmão de Luhuna, Katavanga, continua a resistir aos portugueses, dessa vez tentando se aliar aos alemães.

Notas

1   Este capítulo traz alguns resultados das pesquisas realizadas por mim no âmbito dos projetos "Mundos do trabalho, violência e insurgências de trabalhadores/as no pós-escravidão do Sul de Angola (1890-1920)" — Prociência/Uerj e "Trabalho, violência e insurgências de trabalhadores/as no pós-escravidão do Sul de Angola (1890-1920)" — Programa Jovem Cientista do Nosso Estado/Faperj, além de ser um dos produtos do pós-doutoramento em História pela Universidade Federal de Santa Catarina (UFSC).

2   Maria Cristina Cortez Wissenbach, "Conectando sertões e oceanos: trânsitos intracontinentais, vulnerabilidade social e centros de poder na África Central (segunda metade do século XIX, com especial referência a Katanga)". In: Lucilene Reginaldo; Roquinaldo Ferreira (orgs.), *África, margens e oceanos — Perspectivas de história social*. Campinas: Ed. Unicamp, 2021; Marcia Wright, *Strategies of slaves and Women — Life-Stories from East/Central Africa*. Nova York: Lillian Barber Press, 1993.

3   Frederick Cooper, "Trabalhadores africanos e projetos imperiais". In: *Histórias de África — Capitalismo, modernidade e globalização*. Lisboa: Edições 70, 2016.

4   Oyèrónké Oyěwùmí, *A invenção das mulheres — Construindo um sentido africano para os discursos ocidentais de gênero*. Rio de Janeiro: Bazar do Tempo, 2021, p. 190.

5   Sobretudo na documentação missionária que encontramos, alguns aspectos do universo simbólico-cultural e "identitário" dos nkhumbi. Ressalte-se a importância do trabalho do missionário Carlos Estermann sobre esse povo. Carlos Estermann, *Etnografia do sudoeste de Angola* (v. II – Grupo étnico nhaneca-humbe). Porto: Ministério do Ultramar, 1957.

6   Outros editores, como Mário Pizarro e Mário Alfredo, instalaram-se, por sua vez, em Moçâmedes, onde desenvolveram sua arte de produção de postais ilustrados, a partir do que a cidade e os arredores tinham para mostrar. Célia Isabel de Castro Oliveira, *Biografias e coleções: um caso de estudo. A coleção de postais ilustrados do coronel José Marcelino Barreira*. Dissertação (Mestrado em Museologia) — Faculdade de Letras, Departamento de Ciências e Técnicas do Património, Universidade do Porto, 2013.

7 *Ibidem*, p. 38.

8 Rosa Cruz e Silva *et al.*, Exposição: *A resistência no sul de Angola (1885-1917)*. Luanda: Arquivo Histórico de Angola, [s.d.], p. 5.

9 James Ryan, "Fotografia colonial". In: Filipa Vicente (org.). *O império da visão — Fotografia no contexto colonial português (1860-1960)*. Lisboa: Edições 70, 2014, p. 33.

10 *Ibidem*, p. 35.

11 Tiago Caungo Mutombo. *La estrategia de resistencia de los Ovawambo de Angola frente a la penetración europea (1885--1917)*. Tese (Doutorado em Ciências Históricas) — Universidad de Oriente, Santiago de Cuba, 2018, p. 177.

12 Filipa Lowndes Vicente, "Fotografia e colonialismo: para lá do visível". In: Manuel Bandeira Jerónimo (org.). *O império colonial em questão (séculos XIX e XX) — Poderes, saberes e instituições*. Lisboa: Edições 70, 2012, p. 424.

13 Allan Pease; Barbara Pease, *Desvendando os segredos da linguagem corporal*. Rio de Janeiro: Sextante, 2005.

14 Rosa Melo, "'Nyaneka-Nkhumbi': uma *carapuça* que não serve aos Handa, nem aos Nyaneka, nem aos Nkhumbi". *Cadernos de Estudos Africanos*, n. 7/8, 2005.

15 Agradeço ao pesquisador angolano Leonardo Tuyenikumwe por ter buscado essa informação para mim. Ainda não sabemos ao certo se ela procede, pois o "Ya" é uma típica construção linguística dos ovakwanyama, e não dos nkhumbi. Entretanto, como me disse António Ndelesse Epifâneo, a quem também agradeço, é muito difícil imaginar que Luhuna tivesse um nome composto, porque essa não é uma prática entre os povos bantos, nem entre os nkhumbi. Os hambas, porém, têm o nome próprio acompanhado do título ou de um parente, o que pode ser o caso de Luhuna.

16 Os nkhumbi davam o nome de "hamba" ao governante máximo de seu povo. Matthias Röhrig Assunção, "Engolo e capoeira. Jogos de combate étnicos e diaspóricos no Atlântico Sul". *Tempo*, v. 26, n. 3, 2020, p. 527. Disponível em: https://www.scielo.br/j/tem/a/G4KKLtX67KrdL6TTqPQKx4R/. Acesso em: 29 maio 2024.

17 Fundação Biblioteca Nacional. Hemeroteca Digital. *O Economista*, terça-feira, 1 set. 1891, Edição 02992.

18 Fundação Biblioteca Nacional. Hemeroteca Digital. *Jornal do Brasil*, ano 1905, edição 00359.

19 René Pélissier, *História das campanhas de Angola — Resistência e revoltas 1845-1941*, 2. ed., v. II. Lisboa: Estampa, 1997, p. 239.

20 O território atual de Angola, quando da chegada dos portugueses, no litoral, abarcava parcialmente o reino do Congo e o reino de Benguela. Todavia, na segunda metade do século XVI, o mesmo território passou a ser composto, a ocidente, por três reinos: o reino do Congo, o reino de Angola e o reino de Benguela. No interior, existem, ao norte, o reino do Anzico; no sertão Lunda, o reino da Muatayanvo; e ao sul, o reino de Mataman. Estevam C. Thompson, *The making of Quilengues: violence, enslavement and resistance in the interior of Benguela, 1600-1830*. Tese (Doutorado em História) — Universidade York, Toronto, 2021, p. 37.

21 Uma outra visão, apresentada pelo capitão R. Avelot, e reproduzida por Carlos Esterman, conjectura que mbangalas (jagas) aniquilaram o "reino de Mataman" no final do século XVI, obrigando seus habitantes (cimbebas ou shi-mbebas) a fugirem para as terras do sul através do baixo rio Cunene, onde mais tarde se tornariam os "damararas" e outros povos hereros. Estevam C. Thompson, *The making of Quilengues, op. cit.*

22 *Ibidem*, p. 124.

23 Nem os portugueses, tampouco seus aliados, os quimbares. Matthias Röhrig Assunção, "Engolo e capoeira...", *op. cit.*, p. 527.

24 Mariana Candido, *An African slaving port and the Atlantic World — Benguela and its hinterland*. Cambridge: Cambridge University Press, 2013, p.186; Joseph Miller, *Way of death — Merchant capitalism and the Angolan slave trade, 1730-1830*. Madison: University of Wisconsin Press, 1988. Joseph Miller também destaca que outras rotas foram construídas, sendo uma segunda rota que passou pelas terras altas de Huíla em direção a Moçâmedes e uma terceira rota, construída a partir de 1780, desceu o Cunene em direção ao seu estuário, onde os escravos eram vendidos a comerciantes franceses.

25 Como já disse anteriormente, os nkhumbi davam o nome de "hamba" ao governante máximo de seu povo.

26 Brochado (nov. 1855, p. 207-208) *apud* Matthias Röhrig Assunção. Assunção diz que Valdez (1861, p. 354-356) fornece números semelhantes. Matthias Röhrig Assunção, "Engolo e capoeira...", *op. cit.*

27 Fundação Biblioteca Nacional. Hemeroteca Digital. *Commercio de Portugal*. Ano de 1891.

28 René Pélissier, *História das campanhas...*, *op. cit.*, p. 162.

29 *Ibidem*, p. 331.

30 O *kimbanda* (ou "quimbanda", em português) era o responsável pelos processos de cura, conhecendo para tanto as propriedades e aplicações das plantas. Como se acreditava que os males tinham sempre causas sobrenaturais, tais como enfeitiçamento, vingança, contrariedade etc., o *kimbanda* fazia uso da adivinhação como parte de seu diagnóstico. Por outro lado, tinha um caráter duplo, podendo, em alguns casos,

assumir um papel de feiticeiro e, assim, fazer uso do feitiço para matar ou mesmo atrapalhar a vida de uma pessoa. Washington Santos Nascimento, "Universo mítico-religioso kimbundu e trânsitos culturais em Uanhenga Xitu". *Revista Brasileira de Ciências Sociais*, v. 32, n. 95, e329514. Disponível em: https://doi.org/10.17666/329514/2017. Acesso em: 4 out. 2024.

31 A preocupação com a ecologia sempre foi central para a manutenção de qualquer forma de poder em uma região na qual as chuvas não eram tão frequentes. Emmanuel Kreike, *Recreating Eden: land use, environment and society in Southern Angola and Northern Namibia*. Portsmouth: Heinemann, 2004.

32 Não localizei estudos que tenham se dedicado à análise dessa região. Mas há bons estudos sobre as regiões vizinhas, como: Simone Mendes, *O colonialismo espelhado nas águas do Cunene (1884-1975)*. Tese (Doutorado em História) — Universidade Federal de Santa Catarina, 2016; Simone Mendes, *A construção sócio-cultural dos desastres ambientais em áreas de colonização alemã no Sul do Brasil: o caso das enchentes de Blumenau (1850-1957)*. Dissertação (Mestrado em História) — Universidade Federal de Santa Catarina, 2012; Silvio Marcus de Souza Correa, "Colonialismo alemão e privatização dos recursos naturais africanos". *Tempo*, v. 28, p. 160-177, 2022.

33 Guilhermo Foladori; Javier Taks, "Um olhar antropológico sobre a questão ambiental". *Mana*, v. 10, n. 2, p. 323-348, 2004.

34 Belo de Almeida, *Campanha do Humbe de 1891 — Breve notícia desta campanha, segundo apontamentos extraídos do relatório oficial do então Chefe do Concelho de Humbe, capitão Joaquim Maria Luna de Carvalho*. Lisboa: Sociedade de Geografia de Lisboa, 1936.

35 G. B. Dah-Lokonon, "Les faiseurs de pluie: mythe et savoir dans les procédés traditionnels de gestion de l'athmosphère". In: Paulin J. Hountondji, *Les savoirs endogènes — Pistes pour une recherche*. Paris: Diffusion, 1994, p. 77-109; Abel Afouda, "'Fazedores de chuva': as precipitações artificiais de acordo com os métodos 'tradicionais' e de acordo com a tecnologia moderna". In: Paulin J. Hountondji (org.), *O antigo e o moderno — A produção do saber na África contemporânea*. Mangualde/Luanda: Pedago/Mulemba, 2012.

36 "Falta de chuva preocupa autoridades tradicionais". *Rede Angola*, 21 nov. 2015. Disponível em: http://m.redeangola.info/92413-2/. Acesso em: 3 jun. 2024; Populares no Huambo espancam sobas até à morte por acreditarem que estes estejam a travar as chuvas. *Isto É Notícia*, 29 out. 2021. Disponível em: https://www.istoenoticia.info/populares-no-huambo-espancam-sobas-ate-a-morte-por-acreditarem-que-estes-estejam-a-travar-as-chuvas/. Acesso em: 3 jun. 2024.

37 Stephie Mendelsohn; John Mendelsohn, *Sudoeste de Angola — Um retrato da terra e da vida*. Porto: Arte e Ciência, 2018, p. 124.

38 Arquivo da Biblioteca provincial da Huíla, Lubango, Angola. Caixa Cunene, n. 3. Correspondências de 27 dez. 1898.

39 *Idem.*

40 Arquivo da Biblioteca provincial da Huíla, Lubango. Angola. Caixa Cunene, n. 3. Correspondência de 17 dez. 1898.

41 *Idem.*

42 Fundação Biblioteca Nacional. Hemeroteca Digital. *O Economista*, terça-feira, 1 set. 1891 Edição 02992.

43 Rafael Coca de Campos, *Kakombola — O genocídio dos Mucubais na Angola colonial, 1930-1943*. Ponta Grossa: Atena, 2021.

44 Washington Nascimento, "Mundos do trabalho, violência e insurgências de trabalhadores e trabalhadoras no sul de Angola". In: *Jogo nas sombras — Realidades misturadas, estratégias de subjetivação e luta anticolonial em Angola (1901-1961)*. Vitória da Conquista: Edições UESB, 2020.

45 Arquivo da Biblioteca provincial da Huíla, Lubango, Angola. Caixa Cunene, n. 3. Correspondência de 27 dez. 1898.

46 *Idem.*

47 *Idem.*

48 Arquivo da Biblioteca provincial da Huíla, Lubango, Angola. Caixa Cunene, n. 3. Correspondência de 17 dez. 1898.

49 *Idem.*

50 "A ação comercial de Oyó serviu como um elo de comunicação da região ao sul da floresta com o Sudão, ao norte. Tal atividade foi incrementada com a compra de cavalos pelos comerciantes da cidade, uma vez que o animal não era reproduzido na região devido à infestação pelas moscas tsé-tsé. Com a aquisição desses animais, foi possível a montagem, por parte dos Alafins, chefes ou reis de Oyó, de uma poderosa cavalaria. Tal fato possibilitou uma vantagem militar fundamental para a expansão da influência de Oyó por quase toda a área circunvizinha à cidade, principalmente a partir do século XVII". Anderson Ribeiro Oliva, "A invenção dos iorubás na África Ocidental: reflexões e apontamentos acerca do papel da tradição oral na construção da identidade étnica". *Estudos Afro-Asiáticos*, v. 27, n. 1-3, p. 141-179, jan./dez. 2005. Disponível em: http://www.realp.unb.br/jspui/handle/10482/6223. Acesso em: 3 jun. 2024.

51 Alberto da Costa e Silva, "O Brasil, a África e o Atlântico no século XIX". *Estudos Avançados*, Salvador, v. 8, n. 21, ago. 1994. Disponível em: http://www.scielo.br/scielo.php?script=sci_arttext&pid=S0103-40141994000200003. Acesso em: 25 dez. 2022, p. 24.

52 Roquinaldo Ferreira, "O Brasil e a arte da Guerra em Angola (séculos XVII e XVIII)". *Estudos Históricos*, Rio de Janeiro, v. 39, p. 1-24, 2007.

53 Sílvio Marcus de Souza Correa, "As corridas de cavalos na colônia alemã do sudoeste africano (1884-1914)", *Cadernos de Estudos Africanos*, v. 26, p. 127-152, dez. 2013. Disponível em: https://doi.org/10.4000/cea.1146. Acesso em: 3 jun. 2024.

54 Linda M. Heywood, *Jinga de Angola, a rainha guerreira da África*. Trad. Pedro Maia Soares. São Paulo: Todavia, 2019; Marina de Mello e Souza, *Além do visível — Poder, catolicismo e comércio no Congo e em Angola (séculos XVI e XVII)*. São Paulo: Edusp/Fapesp, 2018.

55 "Mandume Ya Ndemufayo governou o último grande Estado africano independente do sudoeste do continente. Negociou, fez tratados e resistiu militarmente aos avanços dos portugueses, alemães e ingleses no início do século XX. Hoje é considerado um herói nacional tanto em Angola quanto na Namíbia." Tiago Caungo Mutombo, *La estrategia de resistencia...*, *op. cit.*, p. 87, tradução nossa.

56 Arquivo da Biblioteca provincial da Huíla, Lubango, Angola. Caixa Cunene, n. 3. Correspondência de 27 dez. 1898.

57 *Idem.*

58 Arquivo da Biblioteca provincial da Huíla, Lubango, Angola. Caixa Cunene, n. 3. Correspondência de 16 jan. 1899.

59 José Manuel de Azevedo, *A colonização do Sudoeste Angolano: do deserto do Namibe ao Planalto da Huíla, 1849--1900*. Tese (Doutorado em História) — Universidade de Salamanca, 2014, p. 181.

60 Oyèrónké Oyěwùmí, *A invenção das mulheres — Construindo um sentido africano para os discursos ocidentais de gênero*. Rio de Janeiro: Bazar do Tempo, 2021.

61 Arquivo da Biblioteca provincial da Huíla, Lubango. Angola. Caixa Cunene, n. 3. Correspondência de 16 jan. 1899.

62 Armindo Jaime Gomes, "Mundombe do 'Dombe' ou Ndombe do Mundombe?". *Mulemba*, v. 4, n. 8, p. 77-100, 2014. Disponível em: https://doi.org/10.4000/mulemba.401. Acesso em: 3 jun. 2024.

63 Ivan S. Gonçalves. "Projetos coloniais, agentes locais e o comércio de longa distância em Angola: considerações acerca da guerra preta contra o Dombe Grande (1846-1847)". *Dados de África(s)*, v. 2, p. 29-53, 2021.

64 Biblioteca provincial da Huíla, Lubango. Angola. Caixa Cunene, n. 3. Correspondência de 17 dez. 1898.

65 *Idem.*

66 Arquivo Nacional de Angola, Luanda. Correspondência de 14 fev. 1902. Arthur de Morais. Seção Huíla, Caixa 2216, 1902.

67 *Idem.*

68 Matthias Röhrig Assunção. "Engolo e capoeira...", *op. cit.*, p. 522-556.

69 Jornal de Mossâmedes, n. 164, 165, 167 e 168, de ago. a out. 1891 *apud* Aída Freudenthal, "Voz de Angola em tempo de ultimato". *Estudos Afro-Asiáticos*, v. 23, n. 1, 2001, p. 167. Disponível em: https://www.scielo.br/j/eaa/a/qwj7rSxFvSbnLSPdPDGTgrw/. Acesso em: 3 jun. 2024.

70 *Idem.*

71 Clarence-Smith, *Slaves, peasants and capitalists in Southern Angola, 1840-1926*. Cambridge: Cambridge University Press, 1979.

72 René Pélissier, *História das campanhas...*, *op. cit.*, p. 155.

73 Pélissier diz que "por motivos pouco claros". A especulação de que ele tenha sido subornado é minha, diante de fatos que veremos mais à frente. *Idem.*

74 José Manuel de Azevedo, *A colonização do...*, *op. cit.*, p. 254.

75 René Pélissier, *op. cit.*, p. 157.

76 *Idem.*

77 José Manuel de Azevedo, *op. cit.*, p. 239.

78 René Pélissier, *op. cit.*

79 Tom (Tswana), pai de Oorlog, fazia um "preço mais barato" pelos seus serviços contra qualquer das partes, ou seja, "apenas por metade do gado roubado...". Roberto Correia, *Angola — Datas e factos*. Coimbra: Edição do Autor, 1998, v. III, p. 279.

80 Richard Moorsom, *Underdevelopment and labour migration — The contract labour system in Namibia*. Bergen: Chr. Michelsen Institute, 1997, p. 4. Para a região mais ao norte, Flavia Carvalho diz que "Entre as funções

do ngola estavam o poder de promover a chuva e de controlar demais fenômenos da natureza, consideradas dádivas que deveriam ser recompensadas com o pagamento de tributos como baculamentos e frutas". Flávia Maria de Carvalho, *Os homens do rei em Angola: sobas, governadores e capitães mores, séculos XVII e XVIII*. Tese (Doutorado em História) — Instituto de Ciências Humanas e Filosofia, Universidade Federal Fluminense, Niterói, 2013, p. 46.

81 João de Almeida, *Sul de Angola — Relatório de um governo de distrito (1908-1910)*. Lisboa: Divisão de Publicações e Biblioteca, Agência Geral das Colónias, 1936, p. 95.

82 Tiago Caungo Mutombo, *La estrategia de resistencia...*, *op. cit.*, p. 178.

83 AHMP: Expedição ao Cuamato – 1890-1891. Caja 2/2/6/13, p. 28, *apud* Tiago Caungo Mutombo, *La estrategia de resistencia...*, *op. cit.*, p. 178.

84 Essas palavras foram reproduzidas por Justiniano Padrel. In: Tiago Caungo Mutombo, *op. cit.*, p. 178.

85 Tiago Caungo Mutombo. *op. cit.*, p. 178.

86 *Ibidem*, p. 330.

87 José Manuel de Azevedo. *A colonização do Sudoeste Angolano*, p. 268.

88 *Idem*.

89 René Pélissier, *História das campanhas...*, *op. cit.*, p. 164.

90 José Manuel de Azevedo, *A colonização do...*, *op. cit.*, p. 268.

91 *Ibidem*, p. 165.

92 *Ibidem*, p. 269.

93 Arquivo Nacional de Angola, Luanda. Segunda Correspondência de 14 fev. 1902. Arthur de Morais. Seção Huíla, Caixa 2216.

94 Relatório do governador da Huíla, Arthur de Morais, em 14 fev. 1902: "O Soma dos Cuamatos nunca reconheceu autoridade e no ano findo teve o arrojo de vir falar com o então chefe do concelho capitão Antônio Farinha de Gouveia acompanhado de mais de 600 homens armados e além de lhe pedir para atacar a regedoria do Caeló (?) disse ao tenente Barradas que lhe descalçasse os sapatos etc, etc, etc, vergonhas que só se explica o não serem umas diretamente punidas pela tibieza etc. de quem as consentiu. Desde então os cuamatos começaram a chamar os europeus [de] 'Galinhas do Humbe' ". Correspondência de 14 fev. 1902. Arthur de Morais. Seção Huíla, Caixa 2216. Arquivo Nacional de Angola, 1902.

95 Arquivo Nacional de Angola, Luanda Correspondência de 18 maio 1902. Seção Huíla, Caixa 2216.

96 *Idem*.

97 *Idem*.

98 João Freire, *João Roby e o desastre do Vau de Pembe (Angola, 1904) — Um herói, um mártir, más tácticas, as circunstâncias imprevistas... e alguma inabilidade — Autópsia de uma derrota militar*. Lisboa: Academia da Marinha, 2017.

99 Jorge Manuel de Abreu Arrimar, *Os Bettencourt da Ilha da Madeira ao Planalto da Huíla*. Funchal: Edição do Autor, 1997, p. 78 e 81.

100 *Jornal do Brasil*, 1905. Edição 00359. Portugal, Lisboa, 11 dez. 1905.

101 Emanuele Coccia, "Prefácio". In: Bruce Albert, *O espírito da floresta — A luta pelo nosso futuro*. São Paulo: Companhia das Letras, 2023, p. 22.

102 A pesquisadora angolana Rosa Cruz e Silva, no catálogo da exposição "A resistência no sul de Angola (1885--1917)", diz que o papel desempenhado por personagens como Luhuna revela "por um lado a força dos estados que dirigiram e cuja divisa nestas circunstâncias, malgrado o contexto social que algumas vezes lhes foi desfavorável, foi defender até as últimas consequências os seus territórios". Rosa Cruz e Silva, *Catálogo da exposição A resistência no sul de Angola (1885-1917)*. Luanda, s.d., p. 3.

103 René Pélissier, *História das campanhas...*, *op. cit.*, p. 239.

6 TOMÉ AGOSTINHO DAS NEVES: A INGLÓRIA DENÚNCIA DO RACISMO E DO COLONIALISMO EM SÃO TOMÉ E PRÍNCIPE[1]

AUGUSTO NASCIMENTO

É difícil traçar a filogenia de um veio independentista em São Tomé e Príncipe. Em parte, tal dificuldade decorre da contingência dessa (também presumida) aspiração política e do fato de seus respectivos desdobramentos culturais terem se debilitado por força da expatriação dos seus intelectuais e da subordinação da vida social e cultural às roças,[2] implementadas por décadas pelo poder colonial.

Este texto se debruça sobre Tomé Agostinho das Neves (1899-1972), uma figura esquecida e ignorada nas ilhas.[3] Tomé Neves nasceu em uma família com alguma diferenciação social. Licenciou-se em Direito em Lisboa, mas seus horizontes e compromissos foram muito além do direito e da advocacia. Militante do associativismo africano em Lisboa nos anos 1920, regressou à sua terra em 1927. Os traços de cosmopolitismo vividos em Portugal[4] acentuariam o isolamento no arquipélago, avassalado pela hegemonia da roça. Na época, esta enfrentava dificuldades econômicas que recairiam sobre os serviçais[5] oriundos de outras colônias e, indiretamente, sobre ilhéus e até sobre colonizadores, assalariados, comerciantes e funcionários. As dificuldades econômicas agudizaram-se com o impacto da crise de 1929 e as graves restrições financeiras adotadas pelo colonialismo ditatorial implantado após o 28 de Maio.

Tomé Neves chegou à sua ilha distante e isolada quando a dominação colonialista se acentuava no dia a dia, principalmente por meio dos expedientes autoritários que cerceavam a palavra de colonos e colonizados. Ademais, nos anos 1930, a pobreza crescia de forma desenfreada e o ambiente sociocultural era paupérrimo. Ao mesmo tempo, na metrópole, aproveitavam-se os benefícios simbólicos do (ilusório) clímax da ordem imperial.

Em um ambiente político adverso, manter uma permanente interpelação das injustiças era difícil, sobretudo para um colonizado. Por vezes, Tomé Neves desejou crer nas propaladas intenções de governadores coloniais, talvez por ver o progresso (europeu) como caminho necessário e, quiçá, por crer em uma fasquia ética correlata da instrução formal e da *gravitas* dos cargos. Seja como for, nos duríssimos anos 1930, acreditou no futuro da raça negra, por cujo avanço escreveu infatigavelmente textos contra a ignorância e os preconceitos racistas. Revelou-se um prolífico autor sobre os trilhos do percurso da humanidade e os desígnios da raça negra. Dono de uma erudição enciclopédica[6] e conhecedor das andanças do mundo, discutiu a evolução da humanidade e enveredou pela persuasão ou pelo protesto moral[7] contra a duplicidade colonial — o único discurso que, aludindo ao desvio das supostas intenções civilizadoras, o colonialismo ditatorial tolerava.

Apesar das críticas a essa duplicidade, ele se absteve de se engajar ativamente, não acompanhando os protestos de rua de conterrâneos contra imposições pesadas, que intuiria destinados ao fracasso, como se comprovou. Ao contrário, persistiu em reflexões sobre a promoção do progresso dos negros e da igualdade racial, a que acrescentou apontamentos sobre vetores culturais da terra. Apesar disso, não eliminou o fosso intelectual perante os conterrâneos e, por maior razão, aos serviçais.[8]

Tomé Neves viu-se isolado por falta de espaço social, fosse devido à atrofia política e econômica do meio, fosse à estreiteza do ambiente cultural e da sociabilidade local. É de conjeturar que, por ser negro, não apenas não obtinha vantagens compatíveis com a sua formação como não recebia dos colonizadores a devida deferência à sua condição. Ele era útil pontualmente, como em 1941, quando editou o *S. C. S. T.*, único número do jornal desportivo local, ou quando participou de conferências eruditas, em geral mais elogiosas a figuras portuguesas ou à conquista colonial do que dedicadas a discutir a condição dos negros — ilhéus ou trabalhadores —, abordada de forma prospectiva e sem conclusões políticas imediatas.

Em certo momento, nenhum objetivo político nem de outra natureza justificava sua permanência na terra natal, onde seria ostracizado por todos, inclusive os conterrâneos. Em 1941, viajou até Angola, talvez para avaliar as condições de vida nesse território. Em 1942, fixou-se nesse país,[9] onde a vida lhe terá sido menos agreste.

Já depois da Segunda Guerra Mundial, aplaudiu a aposta do governador Carlos de Sousa Gorgulho de renovar o cenário urbano na terra natal, mas não só se equivocou quanto aos propósitos de Gorgulho como sofreu com a animosidade deste para com qualquer ilhéu distinto, pois foi preso a seu mando em 1953.[10] Uma vez libertado, voltou a Angola. Visitaria sua ilha de tempos em tempos. Morreu em Luanda, em 1972.

A propósito de seus escritos, importa realçar dois aspectos: a diversidade dos temas abordados, talvez em função tanto de momentos políticos quanto das contingências da vida; e da oscilação do seu posicionamento político. Tomé Neves surge como declaradamente antirracista e menos como anticolonialista. A adesão emocional ao país colonizador[11] pareceu matizar suas atitudes, eventualmente também relacionáveis com a acrimônia ou, ao contrário, com a proximidade aos governadores. Longe dos fóruns da militância pelas causas da raça negra e anticolonial nas grandes metrópoles, Tomé Neves recorreu à escrita para chamar colonos e colonizados à razão — o que se mostrou impossível, como ele mesmo constatou.

Figura importante dos anos da fé na raça negra e, quase de imediato, dos do esmorecimento das aspirações dos africanos e protagonista de um tipo de afirmação política e cultural que perderia importância após a Segunda Guerra, até hoje Tomé Neves permanece praticamente ignorado. Por não ter deixado marcas políticas notórias, sua obra, invulgarmente distinta, acabou esquecida.

Foi na duríssima década de 1930 que, apesar dos múltiplos constrangimentos políticos e sociais, Tomé Agostinho das Neves mais escreveu sobre a evolução da humanidade e a condição dos negros. Este capítulo fará uma abordagem exploratória de sua obra — sobretudo da crítica e da denúncia do racismo e de suas múltiplas implicações políticas —, ensaiando explicá-la em razão quer das possibilidades políticas da época, quer das limitações impostas pelo regime colonial nos quinze anos que passou na terra natal. Na verdade, impõe-se considerar as adversidades da conjuntura política internacional e nacional e, também, do isolamento na ilha de São Tomé e Príncipe.

A conjuntura entre as guerras

Nos anos 1920 e 1930, a conjuntura internacional e as circunstâncias da vida nas colônias não cessaram de se alterar. Fugazmente, após a Primeira Guerra, pareceu que o destino dos sujeitos à tutela europeia mudaria: despontavam processos de luta anticolonial, sobretudo na Ásia, afirmava-se o valor da raça negra e trocavam-se argumentos a propósito da condição dos negros nas colônias e nos Estados Unidos. Na década de 1920, pautada por reuniões de pan-africanistas na Europa, parecia imparável a ascensão dos negros, augurada pela circulação internacional de intelectuais e de lemas do associativismo negro nos Estados Unidos.[12]

Concomitantemente à formação da Liga das Nações e ao questionamento da colonização no pós-guerra, sobreveio nas colônias, incluindo nas portuguesas,[13] uma onda de conflitos laborais confundível com confrontos raciais. Paralelamente, eram acesas as disputas entre colonos e elites africanas. Na imprensa de São Tomé, os ilhéus fizeram vivas críticas às políticas e aos governadores. Em Lisboa, Mário Domingues repreendeu o colonialismo, os colonialistas e os racistas. Decerto Tomé Neves leu esses textos, que animavam as disposições combativas dos africanos.

Nesses anos, enganadoramente promissores para os anseios africanos,[14] os agravos colonialistas no arquipélago mostraram-se intoleráveis. Como outros ilhéus, Tomé

Neves não poupou críticas ao governo, que se submetia aos ditames dos roceiros e atropelava os direitos dos ilhéus, sobretudo quando da violenta repressão dos grevistas, em março de 1921. A memória desse episódio foi se esvanecendo, mas a tensão entre colonos e ilhéus se manteve nos anos restantes da República (1910-1926).

Devido à internacionalização das questões sociais, afloravam críticas ao colonialismo. Porém, ao contrário das expectativas das militâncias internacionalizadas,[15] o aumento da consciência crítica do colonialismo não foi linear. Além dos obstáculos apresentados pelos nacionalismos, avivados pelas ondas autoritárias na Europa e pelas divisões entre africanos,[16] observáveis nos fóruns internacionais e nas colônias, era bem mais fácil alardear a consciência crítica do colonialismo em cidades europeias, como a capital portuguesa, do que nas colônias, como o comprovaria Tomé Neves.

Depois de assistir em Lisboa à luta política do final da República, Tomé Neves regressou à ilha a tempo de colaborar com *A província de S. Tomé e Príncipe: jornal comemorativo do 5 de outubro de 1927*, uma publicação de militares deportados políticos. Ali, defendeu que os governantes deviam interpretar a consciência coletiva expressa nas leis, refreando-se de, por excesso de decretos, estabelecer normas contrárias à índole dos governados.[17] Se isso equivalia a uma exigência implícita de que os governantes da Ditadura (1926-1933) obedecessem às leis, ele teria de se convencer da pouca valia de suas palavras, mesmo que escritas. O retorno à ilha o levara a um cotidiano cada vez mais intolerante de dominação, marcada por episódios de sujeição pessoal que, por certo, ele sentiu de forma amarga nos enfrentamentos desiguais com as autoridades.

Sob o mando do governador Junqueira Rato, viviam-se anos de chumbo. A situação política oriunda do 28 de Maio foi marcada pela extinção da Liga dos Interesses Indígenas (LII) e por uma sequência de conflitos de contornos raciais quando da eleição do representante do arquipélago no Conselho Superior das Colônias, em novembro de 1926. Certamente induzidos pelo governador, os europeus recorreram à violência para tumultuar as eleições e opor-se à vitória do ilhéu Ayres de Menezes.[18]

Com o viés racista da ditadura, tornara-se notória a agressividade repressiva das autoridades, menos dispostas a contemporizações com indivíduos considerados inferiores, a quem exigiam obediência. Em tese, o governo das colônias só podia ser rigidamente hierarquizado, baseado na supremacia racial. Havia pouca tolerância para qualquer questionamento à autoridade central e ao seu *leitmotiv* ideológico, sendo mínimo o espaço para disputas políticas e simbólicas, para a negociação de lealdades e o confronto discursivo.[19] E, menor ainda, para qualquer interlocução almejada pelas elites africanas.

Protegido pelo ambiente ditatorial na Europa, que reforçava o laço colonial, o autoritarismo colonial português, acossado pelas críticas internacionais, além de não tolerar a dissonância, não se obrigava a disfarçar sua duplicidade. Se isso era manifesto em outras colônias, o era ainda mais em São Tomé, onde não havia lugar para confrontações político-ideológicas. Após a opressão à imprensa nativa nos anos 1920, as polêmicas nos jornais se esfumariam na década de 1930, com o fim da imprensa dos europeus.

A década de 1930 foi a da ordem imperial, o que induziu as elites africanas a se renderem a essa ordem e a uma governação norteada por um nacionalismo modelado pelo chefe.[20] Naquele tempo, cessaram os congressos pan-africanos, indício do recuo da crença na iminente emancipação dos negros. Desmentidas as esperanças que sucederam à Primeira Guerra Mundial, as elites africanas pareciam se submeter à ordem imperial, que se mostrava invencível pelas armas e, em consequência, por argumentos que pareciam convencer os colonizados da inevitabilidade do colonialismo. Ainda que esta fosse mais uma convicção de colonizadores do que da elite e da maioria dos colonizados, nessa época, em especial nas colônias portuguesas, estes últimos acabaram politicamente neutralizados.

Não obstante a produção literária de intelectuais de origem africana,[21] às elites não era dado ambicionar a independência e, a certo passo, elas não se firmariam no desejado papel de interlocução. Politicamente moderados, arrogando-se, quando possível, o papel de consciência crítica da governação colonial, esses africanos queriam uma política que, congruente com as promessas civilizadoras, inoculasse o progresso em suas terras. Em alguns casos, restringiriam suas demandas ao cumprimento das metas sociais e civilizacionais da colonização,[22] como no caso da alfabetização. Nem por isso deixaram de ser incomodados, principalmente nas colônias portuguesas.

Nas ilhas, a impossibilidade de desafiar a hegemonia colonial — confirmada pela repressão da revolta de colonos em 1931 e pela ostentação da força para atemorizar os serviçais em Príncipe em 1932[23] — dificultava o aliciamento político da rarefeita elite local. Em vez disso, preferiu-se acentuar a subordinação estrita, à qual também se sujeitavam europeus, apenas protegidos, quando o eram, da indigência extrema. Já os ilhéus enfrentaram graves dificuldades para sobreviver, agravadas pela imposição do pagamento do imposto indígena, por vezes obtido por meio da violência.

O recurso à escrita

Que oposição era possível em ilhas exíguas, com cerca de 60 mil indivíduos — dos quais sensivelmente metade se compunha de serviçais —, colônia de um país periférico e pobre, sob o jugo de uma ditadura cujas mentiras sobre a ação colonizadora eram ditames quase irrebatíveis?

Ainda assim, por meio da escrita, Tomé Neves conseguiu criticar práticas coloniais e desqualificar o racismo. Previsivelmente, estava condicionado pela coação, que suscitava a permanente avaliação da conveniência das palavras. Suas denúncias conheceram nuances conforme a interação com as autoridades, à qual, no meio insular, ninguém com aspirações de cidadania se podia furtar. No âmbito dessa interação, em que também se ensaiava a luta contra a subalternidade, essas críticas, podendo contribuir para sanar injustiças gritantes e sem propósito,[24] não pesavam no rumo das políticas delineadas em Lisboa.

Outro possível fator da ambivalência de seus enunciados era a identificação emocional com a metrópole, também resultante da educação formal,[25] que tornava menos dilemáticos os protestos de lealdade e de portuguesismo — por vezes, mal recebidos pelos colonos, que pretendiam que o portuguesismo fosse um atributo seu. Já na conjuntura política se radicaria a renúncia ao nativismo,[26] salvo o despojado da mais tênue intencionalidade política, como o da justa pretensão dos negros ao progresso.[27] Porém, como afirmar o seu portuguesismo se constatava a injustiça do favorecimento dos colonos, mesmo que iletrados? Em que medida o portuguesismo era ditado pelo sentimento ou pelos constrangimentos que, se não impossibilitavam, pelo menos dificultavam a denúncia da injustiça perpetrada por aqueles a quem era mister respeitar pela sua autoridade institucional? Sem desfazer esses nós, Tomé Neves procurava caminhos: por exemplo, aliou o seu portuguesismo à crítica da vanglória do lema do bom tratamento dos negros, principalmente dos ilhéus. O amor pela pátria o obrigava à crítica, justificada pela inexistência de progresso em um país onde não se fizesse resistência.[28]

Malgrado seu impacto limitado, para refutar o racismo e denunciar a duplicidade colonial, restava a Tomé Neves a escrita, naquela época uma importante prova do progresso dos negros. Apesar do cenário repleto de obstáculos, refletidos em nuances e contradições discursivas, durante mais de uma década ele manteve uma retórica crítica ao colonialismo e, sobretudo, ao política e moralmente insanável racismo.

Consciente dos ventos políticos no mundo, Tomé Neves não se limitou às incidências da política no arquipélago nem se dirigiu apenas aos ilhéus. Empenhado em derrubar preconceitos e romper o silêncio decorrente do fim da imprensa nas ilhas, escreveu para jornais que afirmavam a civilização dos negros, como *A Mocidade Africana* ou *O Brado Africano*.[29] Também publicou no alinhado *Boletim da Sociedade Luso-Africana do Rio de Janeiro*, no qual era apresentado como advogado, escritor e jornalista, além de sócio-correspondente em São Tomé e Príncipe.[30] Escreveu em *Angola* e colaborou regularmente com o centro de estudos criado em 1936 pela Liga Nacional Africana, de Angola.[31]

Revisitando tópicos de indiscutível pertinência, mesmo que de impossível consecução — por exemplo, o da dissociação entre nacionalismo e racismo,[32] de que se inferiria a possível integração política e social dos negros —, Tomé Neves empenhou-se em uma escrita política e socialmente engajada, avessa a preconceitos. Nessa medida, serviu à afirmação da sua raça, por ele repetidamente qualificada de mártir. Contudo, e de forma contraditória, a escrita — um crivo da distinção da elite — o levaria a apartar-se de seus conterrâneos.

O protesto moral

No mundo colonial, o entreguerras pautou-se por protestos na imprensa.[33] Nas colônias portuguesas, já depois do 28 de Maio, enquanto se lhes permitiu, os jornais espelharam tensões e conflitos sociais. Assim como a pluralidade social não se resumia à dicotomia racial, nem todas as opressões eram imputáveis à autoridade colonial, o que permitia insistir na ideia da necessidade de uma condução política coerente com os alardeados desígnios civilizadores.

Tomé Neves desdobrou-se em um exercício de protesto moral. Apesar de seu caráter reativo, os enunciados de protesto moral obrigavam à condescendência com o colono, cujos lemas pareceriam irrebatíveis aos colonizados — entre eles, indivíduos letrados. Alguns destes supunham que o colonialismo os beneficiaria se seguisse os apregoados princípios éticos e civilizadores.[34] Porém, os que assim pensavam não tinham como contrariar a derrogação desses propósitos em decorrência das opressivas políticas de exploração. Os que acreditavam na civilização europeia também ficavam desarmados diante da violação sistemática dos princípios civilizadores.

Outro efeito da aposta no protesto moral era o de os africanos eruditos se enredarem nas premissas dos colonos — como as de raça e progresso —, arriscando-se a não ser entendidos pelo restante dos africanos, mais receptivos a lemas mobilizadores porque porque atidos à imediata reversão das provocações e da injustiça.

Nem por isso, porém, se consideraria menos imperiosa ou inútil a denúncia da imoralidade, mesmo que, como se disse, essa denúncia também indicasse a incapacidade de reação política e social ao colonialismo.

A predição do progresso da raça negra

Além da insana opressão, a (insanável) imoralidade do colonialismo se assentava em sua duplicidade e no fato de ser, afinal, um obstáculo ao progresso da raça negra. Ao mesmo tempo, a consciência dos mais europeizados acerca do papel danoso do colonialismo convivia com a percepção de que as vivências de seus irmãos de raça eram incomodamente rudes. Seja como for, e embora variando conforme as circunstâncias, Tomé Neves empenhou-se na reafirmação da crença na raça negra e, decerto, no progresso em sua terra, inconcebível que era, naquele tempo, outra meta política.

Para ele, a África e a raça negra tinham uma história, da qual sobressaía o estigma cruel da escravização, que estorvara o progresso dos negros. Tomé Neves expôs os fundamentos do adventício progresso da raça negra, a quem estava reservada uma época de hegemonia mundial. Em 1933, afirmava que no futuro a raça negra ditaria leis ao mundo. A evolução das civilizações e das raças sobrepujava a vontade dos homens, obedecendo a um fatalismo transcendente e imperioso.[35] Nem um ano depois disso, Tomé Neves asseverava que a África, nesses tempos tomada pelos europeus, no futuro seria dos africanos. Estes tinham a obrigação de estar atentos para, a altura certa, falar de sua justiça e atuar em prol de uma África para os africanos. Pela lei da evolução, caminhava-se, não lenta, mas rapidamente, para a época da civilização negra.[36]

Esse enunciado brotava da fé na justiça garantida pela evolução histórica. Porém, como fatos do dia a dia não pareciam prenunciá-la, esta demandava aos negros voluntarismo, com o que Tomé Neves exorcizava a eventual desolação de os próprios negros perderem a ocasião de conquistar "um lugar de respeito no concerto entre a gente internacional que se bate por um futuro melhor. Ninguém dá por nós, porque não nos fazemos ouvir neste momento de autopropaganda. Acaso seremos a tal raça inferior que por aí se diz? Não. Mas demonstremos que o não somos".[37]

Tomé Neves concebia a afirmação da raça negra de acordo com a visão europeia das causas do progresso, ou seja, o trabalho: o "mundo, por mais que se queira, vogará só em mãos dos que trabalham e dos verdadeiramente inteligentes".[38] Afirmava, pois, a evidência do "espírito de desenvolvimento" nos negros, inegável em todos os domínios, da literatura ao esporte, apesar dos obstáculos à raça mais odiada, sobretudo nos Estados Unidos e na Alemanha.

Embora animado pela crença, Tomé Neves apontava as dificuldades: o progresso negro estava ameaçado pelo curso da política internacional, dominada pela ascensão dos fascismos e pelo ódio racial, como atestava a situação nos Estados Unidos.[39] Entre as adversidades, registrava que, apesar das dezenas de formados nas universidades do mundo, a tendência a manter os negros em uma situação de atraso era uma ameaça constante e perigosa.

Como já o provara a barbárie italiana na Tripolitânia, que o levara a descrer na eficácia da Liga das Nações,[40] em finais da década de 1930 o futuro imediato mostrava-se sombrio para os negros, visados nas confusões das doutrinas de política internacional. Tomé Neves desaconselhava o otimismo — como decorria da tragédia da Etiópia, para a qual não subsistia esperança.[41] Na verdade, a agressividade racista da invasão da Etiópia incutira uma percepção de injustiça e de infeliz entrega dos negros a si próprios, algo que, mesmo que impensadamente, contribuía para o conformismo com o ordenamento imperial do mundo.

Apesar da rebuscada elaboração, a crença na inevitabilidade do progresso dos negros era tão firme quanto vaga, sem aparente tradução política ou outra. Além disso, parecia distante a concretização do horizonte de progresso e de civilização — em parte, como Tomé Neves sugeria, pela menor força dos negros derivada da falta de união[42] e de capacidade organizativa, observáveis em sua ilha e, afinal, em outros mundos negros, desde os da metrópole até os do pan-africanismo nos Estados Unidos.

As percepções pessimistas de Tomé Neves sobre o devir do mundo teriam sido infladas pelas dificuldades vividas em sua terra. Sua ideia de progresso, alavancado na educação, fundava-se em vivências das elites. Ainda que a importância da instrução se lhe mostrasse irrefutável, é possível que Tomé Neves constatasse (e calasse) a ideia da (relativa) inutilidade da injunção ao progresso dos conterrâneos por meio da educação.

Afinal, era mais fácil lutar pela raça negra, abstratamente considerada, do que convencer seus conterrâneos da eficácia das suas propostas para um futuro aprazível. Sem perspectivas de ação política vitoriosa, as figuras das primeiras ondas do pan-africanismo, que falavam de raça negra e de África, tinham de lidar com o alheamento de negros. Idealizada, a irmandade existia no pensamento de Tomé Neves, mas talvez não no dos ilhéus.

Naquele meio exíguo e isolado, era difícil reafirmar o valor dos ilhéus e o combate ao racismo. Não espanta que, frequentemente depreciado pelos colonos,[43] Tomé Neves também fosse menosprezado pelos ilhéus. Seu discurso, destinado a interpelar consciências, caía em um vazio: os colonos, muitos dos quais provincianos e incultos — a maioria, incapaz de defender seus argumentos, se apoiava no preconceituoso estereótipo do atraso negro —, desvalorizariam as palavras indecifráveis que, além de proferidas por um "preto", não eram trabalho, nem úteis para a condução da labuta nas roças. Já entre os ilhéus, muitos não lhes compreenderiam o sentido e a finalidade. Antes teriam presente a distinção social do autor do que se debruçariam sobre o sentido de suas palavras, proferidas, com frequência, na presença de colonos e, ocasionalmente, repetidas por estes.

A crítica do racismo

Ao lado da violência, outra base do colonialismo era o racismo. Independentemente da modelação do tom e das palavras, relacionável com as conjunturas, Tomé Neves empenhou-se na luta contra o racismo, que, embora apresentado como científico, era enviesado. Além disso, mostrava-se política e moralmente insanável.

Embora racista em seus intentos — materializados, por exemplo, no estatuto do indigenato —, o colonialismo ditatorial não alardeava o racismo, até para mascarar a exploração da mão de obra africana. Com o Estado Novo e a retração das disputas ideológicas, apesar de ser o magma cultural da visão sobre os africanos, o racismo era algo mais dissimulado do que ostensivo.[44] Essa dissimulação tinha o efeito de dissuadir as contestações, visto que o racismo se camuflava de um paternalismo de intuitos civilizacionais difíceis de rebater, sobretudo por aqueles que professavam sua adesão a Portugal.[45] As práticas opressivas eram conhecidas, mas era preciso ignorá-las para lograr um ganho de palavra e para o protesto moral acerca dos desvios da colonização. Para tanto, cabia até o louvor ao colonialismo português, mesmo que os louvores, com o seu quê de instrumentais, se destinassem a permitir a formulação e a ênfase das críticas.

O regime colonial português apostava, sobretudo, em um discurso etnocêntrico e nacionalista sobre a raça lusa, com o qual cerceava vozes dissonantes — nomeadamente, a dos africanos. Sem deixar de enfatizar a irremediável inferioridade dos negros, o paternalismo colonial pautava-se pela autocomplacência e pela incapacidade de reconhecer a contradição entre seus discursos e suas práticas. Com efeito, o governo punha em prática políticas danosas para os africanos, causando grande ressentimento entre aqueles que eram discriminados e privados de cargos importantes na administração e a quem se sonegavam prerrogativas cívicas.

Ao mascarar o racismo, o regime solapava eventuais críticas, tornando mais fácil a disseminação da ideia de que os negros eram inferiores e os acostumando à dominação, transformada em um imperativo da história ou de sua condição. Ainda assim, as críticas a um racismo vago e indefinido — como as encontradas nas teorias eugênicas, contemporâneas dessas mostras coloniais — eram mais toleradas do que as dirigidas a governadores e até mesmo a colonos proeminentes. De igual modo, críticas a políticas concretas eram reprimidas.[46] A constelação ideológica e, sobretudo, os condicionalismos políticos levavam a que só se pudessem tecer críticas a indivíduos sem peso político ou a situações abstratas, não sendo possível visar o regime. Em um contexto tão restrito, desmontar o racismo era difícil. Requeria-se argúcia na coleta e montagem dos argumentos para não prejudicar a liberdade de escrever.

A feição ditatorial do regime e do colonialismo encontrava amparo na ordem internacional, mais especificamente no aumento das tensões globais, evidenciado pela retirada da Alemanha da Liga das Nações em 1933. Convencidos de que a conjuntura política internacional favorecia a dominação colonial, os governantes portugueses sentiam-se seguros para conter as críticas externas e as dos africanos. Em um Portugal autoritário, líderes e colonialistas desconsideravam qualquer discussão acerca da cientificidade do racismo, que consideravam irrebatível e usavam para fundamentar a condução da sociedade colonial. Só os que se empanhavam no combate ao racismo acreditavam ter o direito de debater ideias e argumentos.

Era o caso de Tomé Neves. Em um ambiente pautado pela amputação da palavra pelos expedientes censórios do autoritarismo, ele se atribuiu a tarefa de rebater preconceitos que, surgidos no século XIX, moldavam as percepções sobre os africanos, ditos destituídos de cultura e, frequentemente, de humanidade.[47] Pela sua pena, as críticas ao racismo como base da política colonial e do absurdo científico tornaram-se corriqueiras. Ele se empenhou na refutação do axioma fundamental do racismo, o da inferioridade do negro. Em 1933, Neves lembrou que a ciência reputava falsas as teorias daqueles que, por interesse próprio, caracterizavam o negro como incapaz de obter desenvolvimento intelectual.[48]

Tomé Neves podia clamar contra os boatos racistas — por exemplo, o da inferioridade da raça negra, — e ridicularizá-los como um erro crasso de europeus ignorantes,[49] mas o esforço era vão, visto que não extinguia a persistente reafirmação desse erro inerente à condição de colonizador, contra a qual era dificílimo lutar. De fato, de pouco servia tentar demonstrar o erro do racismo. As críticas aos boatos racistas não eram fáceis porque, embora fossem ilógicas pela perspectiva científica, pareciam confirmadas pela ordem mundial e pela realidade da dominação colonial. Em suma, as ilações científicas não afastavam os erros, determinados não por raciocínios equivocados, mas pela viciosa distorção que sustentava a dominação.

Tomé Neves estreou em *O Brado Africano* em 1931, contestando as presunções racistas que menosprezavam a capacidade cognitiva dos negros. Desqualificou tais presunções, cujo curso em Portugal relacionava com o forçoso rebaixamento do negro para este continuar a servir de besta de carga e receber comida de urso.[50,51] No ano seguinte, aludiu a preconceitos difundidos contra os negros, que a maioria dos portugueses via como uns animais com configuração de homens, com a petulante pretensão de ter direitos e de ser gente.[52]

A crítica da adoção irracional do racismo

Tomé Neves considerava os arquétipos racistas (e as políticas colonialistas deles derivadas) produtos de mentalidades extemporâneas e desajustadas do mundo. Apesar do aparente erro de tais concepções, fruto da cupidez e da desumanidade, talvez ele não tenha interiorizado quanto esses erros se mostravam resistentes por serem, ao mesmo tempo, sustentáculo e consequência do colonialismo.

Tentou um ganho de causa, movendo a discussão abstrata dos enunciados eugênicos do racismo para as implicações danosas que a adoção irracional de um racismo inadequado traria para os interesses da nação portuguesa. Com efeito, ele considerou as políticas racistas danosas não só para os negros, mas para o país. O racismo dos portugueses era contraditório, pois eles eram vítimas potenciais do eugenismo germânico. Atento à depreciativa noção de "pântano dos povos mediterrânicos", que incluía os portugueses, ele estranhava que estes, apelidados de negroides, entoassem hinos entusiásticos ao racismo germânico, o que, se continuasse, os faria perecer.[53]

Note-se que a adesão de portugueses ao racismo germânico decorreria menos da substância das teorias, certamente imponderadas, do que das suposições sobre seu lugar no mundo, que os portugueses inferiam dessa colagem política. Em um contexto ditatorial, a seleção de convenientes ditames racistas permitia aos colonialistas ignorar as contradições do seu discurso, sobre o qual, de resto, não cabia aos africanos qualquer veredito ou opinião.

Ora, em 1939, no jornal comemorativo do 28 de Maio, no artigo "Especulações novas e mistificadas da velha mística", Tomé Neves criticou a adoção impensada do ideário racista, citando a concepção pueril e desgraçadamente supersticiosa dos que invocavam a superioridade das raças, dividindo-as em classes e em subclasses, com o único objetivo de concluírem pela inferioridade de certas raças pretensamente destituídas de vontade e inteligência.[54]

Ao contrário, a Portugal importava valorizar os africanos. Aliás, ainda que de uma ótica diferente da colonialista, vários africanos enfatizavam a ideia de que, sem colônias, Portugal era de menor valia.[55] Esperavam, com isso, a valorização dos negros na edificação do aventado Portugal Maior. Para Tomé Neves, Portugal tinha a vantagem da possível mobilização de milhões de africanos em caso de conflito. Para tanto, impunha-se promover o progresso entre eles para fomentar o amor à mãe-pátria. Um país com muitíssimos africanos civilizados seria rico e forte, por todos terem a noção do seu dever e defenderem a mãe-pátria até a última gota de sangue.[56]

Reservadamente, governantes e colonos acreditavam que o hipotético alistamento militar dos africanos dependeria mais da coação do que de inconcebíveis sentimentos pátrios destes — em que os colonos não acreditavam, por serem contrários às suas enquistadas convicções racistas.

Como outros, Tomé Neves estaria ciente, se não do seu equívoco, do reduzidíssimo impacto desse argumento. Mas isso não bastava para que ele deixasse de bater na tecla da vantagem de civilizar os africanos. Em vão. A demonstração da falta de lógica dos lemas colonialistas não produzia efeito, pois a irracionalidade e a imoralidade insanável da violência e da opressão eram a matriz do colonialismo e o suporte da condição dos colonos.

Após a Segunda Guerra, já em Angola, sob a epígrafe "Teorias falsas", Tomé Neves insistiria na inexistência de diferenças entre as raças, embora homens de várias origens e epidermes se superiorizassem a outros em virtude de dons singulares. Mais relevante, chamava de desonrosa a condenação de outros à inferioridade.[57] Mas nem com a nova conjuntura do pós-guerra os colonos queriam se tornar cientes das contradições e da irremediável falência moral do racismo.

A denúncia da reprodução do racismo pelos dominados

Os desdobramentos indesejáveis do racismo não se limitavam à corrosão moral dos colonos. Entre os efeitos da propaganda racista, Tomé Neves citava o fato de que muitos dominados aceitavam impensadamente como verdadeira a ideia da sua inferioridade intelectual. A propósito, ele descreveu com amargura a técnica da mentira: ao repetir uma, duas, cem, mil vezes a uma pessoa facilmente influenciável que ela não era nada, essa pessoa acabaria se convencendo de que ela e um burro se assemelhavam.[58]

Em parte, a interiorização da inferioridade racial também se devia à reprodução das divisões entre os colonizados, inegáveis no meio insular — por exemplo, entre os ilhéus e entre estes e os serviçais. Isso tornava a desigualdade imutável, associada a sortilégios da condição humana. De forma previsível, as autoridades tentavam levar os ilhéus social e culturalmente distintos a aceitar que a muitos conterrâneos faltavam atributos de civilizados, asserção com que aqueles ficavam comprometidos.[59] Em outras palavras, aqueles que eram considerados civilizados concordavam com a ideia de que havia uma grande diferença entre ilhéus e serviçais, os quais, certamente, percebiam essa concordância, mesmo que silenciosa, com as autoridades.

Com efeito, a diferenciação cultural induziria a uma separação entre os letrados e os demais ilhéus. Para muitos destes, era como se as palavras escritas por Tomé Neves fossem destinadas a outra pessoa ou indicassem que o autor não pretendia agir, comprometido que estava pelo convívio com os colonos e, até, com os mandantes. Era dessa perspectiva que olhavam para Tomé Neves, cujas propostas remetiam para um futuro que, de tão distante, lhes pareceria inatingível.

Tragicamente para quem defendia o valor do progresso e a crença na humanidade negra, ainda na primeira metade da década de 1930 Tomé Neves aludia a atritos com os conterrâneos, cuja ralé chegava a detestá-lo.[60] Já fora caluniado por conterrâneos movidos por inveja, maldade e ignorância. Assim, uma causa justa como a dos negros corria o risco de ser prejudicada.[61] Sua posição distinta o colocava na incômoda situação de ser objeto de despeito e troça: era detestado por privar com os colonos e depreciado por não conseguir nada deles. Em contrapartida, a identificação voluntária e racional de Tomé Neves com os ilhéus e a terra também tinha algo de panfletária, pois ele certamente não almejava viver como os conterrâneos que recusavam seus conselhos.

A (pressuposta) aspiração dos negros à liberdade contra a injusta opressão colonial não tinha plena tradução prática no arquipélago, onde os ilhéus se diferenciavam dos serviçais, lamentando, quando fosse o caso, sua desditosa submissão aos roceiros.[62] Ao mesmo tempo que se diferenciavam dos roceiros, os ilhéus intuíam que a vinda deles poderia gerar menor acossamento por parte das autoridades e dos roceiros, especialmente quando se tratava de trabalhar nas roças.

A refutação da ideia errônea e degradante de que a raça negra era inferior passou por considerar excepcional o caso dos serviçais. Para Tomé Neves, os povos negros não podiam ser avaliados por tais trabalhadores, trazidos, por quem os tutelava, "constantemente embriagados com aguardente e por isso embrutecidos".[63] Todavia, isso não eliminava a replicação, na sua terra, das asserções racistas e das consequentes divisões e discórdia entre os negros.

A defesa da cidadania dos ilhéus

A refutação do racismo passava pela afirmação da civilização dos africanos e, em particular, da cidadania dos ilhéus. Em São Tomé e Príncipe, o racismo não se desdobrava forçosamente em preconceitos sobre todos e cada um dos ilhéus — que, de resto, seriam, se não desmentidos, ao menos matizados pela interação social. O racismo consistia, sim, em uma convicção difusa dos brancos sobre os ilhéus como herdeiros dos defeitos e atrasos da raça negra. Não obstante esse ambiente adverso, Tomé Neves não se eximiu de refutar o racismo e de criticar as políticas coloniais, lutando pela cidadania dos seus conterrâneos.

Além de ter se engajado no resgate e na valorização dos valores culturais e civilizacionais da África e dos ilhéus, a afirmação da cidadania destes exigia abordagens mais concretas do que a exaltação de extraordinárias civilizações passadas. Contra as agressões colonialistas e racistas aos seus conterrâneos, Tomé Neves sustentou que estes, incontestavelmente civilizados, se orgulhavam de ser "forros" — como, por vezes, eram pejorativamente chamados. Ao enfatizar as raízes históricas da cidadania, contrapondo-a à sujeição dos serviçais nas roças, essa abordagem transformava a carga pejorativa da palavra em uma conotação positiva, valorizando a condição dos habitantes da ilha[64] e criando uma barreira simbólica contra qualquer tentativa de submetê-los.[65]

Como explicou, os ilhéus rejeitavam tudo que lhes parecesse cercear seus direitos de cidadãos, obtidos a custo, pela força ou pela disseminação de ideias em favor dos negros. Os ilhéus, que na maioria tinham costumes europeus e falavam e escreviam português, não se encaixavam na definição de indígena presente no código do trabalho dos indígenas.

Tomé Neves recorreu a um artifício retórico para simultaneamente louvar a colonização portuguesa e enfatizar a cidadania dos ilhéus: São Tomé constituía uma glória da colonização portuguesa, pois quase exterminara o analfabetismo — que se reduziu a 5%,[66] enquanto na mãe-pátria de 30% a 40% dos habitantes eram analfabetos.[67] Na época, apesar da miséria, nenhum ilhéu prescindia da civilização, como se constatava pela crescente frequência escolar, sob sol abrasador ou chuva torrencial.[68]

Se esse apego à educação, por mais que tenha sido exagerado por motivos políticos e pela crença fervorosa na instrução, fosse de fato verdadeiro, deveríamos observar um maior engajamento dos ilhéus na causa da valorização da raça negra idealizada por Tomé Neves. Os ilhéus reagiram, sim, ao imposto indígena, que agravava sua pobreza, mas sua mobilização foi prontamente reprimida por determinação do governador.

A duplicidade colonial e a "sinfonia da morte"

Nos anos 1930, era proibido abordar temas incômodos para a metrópole. Ainda assim, citando a política colonial em favor dos roceiros, de cujas consequências danosas nem os colonos escapavam, Tomé Neves criticou o fosso entre, por um lado, a ideologia colonial e o alegado propósito civilizador; por outro, o descaso do governo em relação aos ilhéus, empurrados para a fome e a miséria.[69]

Em 1932, durante a visita do ministro das colônias ao arquipélago, em resposta a um pedido de ajuda dos ilhéus, que alegavam estar morrendo de fome e de medo, o ministro teria retorquido que Portugal era o país que mais bem tratava os colonizados e que, se não fazia mais por eles, era por não ser possível.[70] Segundo Tomé Neves, essa foi a única coisa boa da viagem do ministro. Com ironia, ele disse que, se os ilhéus já estavam sendo escorraçados das repartições e das propriedades, e se o tratamento fosse realmente ruim, todos eles jazeriam nos cemitérios.[71]

Nesse época de acentuada agitação, ainda antes da visita ministerial, Tomé Neves argumentara que Portugal se vangloriava de ser o país que mais bem tratava o negro, visto que lhe davam palmadinhas nas costas e se sentavam à mesa com ele.[72] Não obstante, tal mote era uma grande balela. Aliás, era irrelevante que outros maltratassem os colonizados, porque o que interessava era que os portugueses tratassem bem os povos de suas colônias.[73]

A constante influência do cenário político e da vida cotidiana na ilha, marcada por momentos de tensão e proximidade com os governantes, levou Tomé Neves a adotar uma perspectiva mais matizada sobre o racismo ao analisar o tratamento dispensado à população negra. Essa mudança de visão foi condicionada pelas circunstâncias políticas e sociais às quais ele estava submetido. A par da denúncia do racismo como mania ou como recurso da concorrência na luta pela vida, Tomé Neves considerava que, em Portugal, a situação dos negros não era das melhores, mas ponderava: dos males o menor, porque, com a exceção de meia dúzia de maus portugueses, reconheciam-se aos negros os mesmos direitos e estes viviam em circunstâncias melhores, exceto nas colônias inglesas.[74]

Durante anos, a aspereza e a virulência do governo alimentaram as queixas relativas ao tratamento e ao rebaixamento dos ilhéus, mesmo quando era dito que isso acontecia somente em virtude de idiossincrasias pessoais. No arquipélago, aparentando negar a prevalência do racismo, Tomé Neves dizia que, de vez em quando, apareciam sujeitos mal-encarados com manias de negrofobia.[75]

Em 1934, diante do desanuviamento da tensão após a chegada do governador Vaz Monteiro, Tomé Neves escreveu:

> Nesta terra, o colono português trabalha lado a lado conosco, sem a mínima repulsa, o que já não acontece em determinadas colônias onde se encontram impregnados os costumes e hábitos ingleses, americanos ou alemães, os tais super-homens da *blague* biológica. A ideia inferior do ódio de raça é uma praga que não conhecemos. O que reina aqui é a luta pela vida, o inevitável fator econômico que cobriu com seu manto o mundo civilizado.[76]

Na verdade, era a consabida praga da discriminação dos africanos. Pouco antes da visita do ministro, Tomé Neves desmentia as asserções propagandísticas de Armindo Monteiro, segundo as quais os negros ocupavam postos superiores na administração colonial. Conforme explicava, de acordo com os antigos princípios de colonização portuguesa, vedava-se o acesso dos negros a cargos superiores da administração. Muitos licenciados em Direito não concorriam a cargos na justiça — Neves poderia estar falando de si — porque lhes faltava uma habilitação: a cor branca. Havia decretos para que os ilhéus não ocupassem cargos acima de primeiros oficiais nas repartições. Também por decisão de um governador, que se dizia muito amigo dos ilhéus, estes não podiam ser mais do que guardas de segunda classe na alfândega. Se tentavam obter seu ganha-pão, a cor de sua pele os reduzia a cinzas.[77] Apesar da abundância de negros habilitados para as tarefas administrativas, nenhum deles ocupava esses lugares — só serviam de porteiros, serventes e amanuenses. Um negro podia conseguir uma licenciatura, mas não obtinha uma nomeação — e, se por acaso a obtivesse, desencadeava-se uma furiosa perseguição até que o escorraçassem. Enquanto isso, bradava-se que em matéria legislativa o negro era mais bem tratado do que o branco. Evidentemente, sem resultado algum para o negro.[78]

À anquilosada duplicidade do discurso português, Tomé Neves contrapunha que, nas colônias francesas e inglesas, os negros preenchiam lugares superiores na administração.[79] Ele denunciou o permanente arranjo do aparato jurídico para "inglês ver" e a paupérrima condição dos africanos. A duplicidade colonial se assentava na inutilidade das leis que não se cumpriam.[80] Afinal, apesar das inúmeras leis supostamente protetoras, os africanos passavam pela mais excruciante das situações. Desde a República, vinham perdendo todas as prerrogativas[81] e, a essa altura, nada restava a não ser morrer de fome e de vergonha ou regressar à barbárie para serem caçados para um contrato. Por lei, os negros eram cidadãos com direitos idênticos aos dos brancos. Na prática, eram vistos com menos carinho do que os cães, porque estes por vezes ainda eram protegidos pelos donos.[82] A carga conotativa dessa afirmação, escrita sob o governo de Vieira Fernandes e imediatamente antes da visita ministerial, denotava o ressentimento contra os agravos, se não do colonialismo, pelo menos dos governantes.

Ao trocar a impotência política por um traço idiossincrático, Tomé Neves podia alegar que o ilhéu era ordeiro e paciente, limitando-se a formular petições por intermédio da sua elite e aguardar. Embora sem voto em matéria nenhuma, o ilhéu era e queria ser português. Os governantes pareciam esquecer que ao nativo, imprescindível na colônia, apenas era dado ouvir a "sinfonia da morte".[83] Mais tarde, acrescentaria que os negros se acomodavam à colonização dos países altruístas. De outra forma, instintivamente surgiam a resistência e a má vontade, que obrigavam, no mínimo, ao gasto de dinheiro.[84]

Em 1933, Tomé Neves insistiu na duplicidade da realidade colonial e na desfaçatez da afirmação de que Portugal oferecia o melhor tratamento aos negros, sobretudo considerando o contexto histórico de retirada de antigos direitos.[85] Citou tal retirada de direitos através de tática equiparável à usada na América do Norte, "onde os pretos são linchados pela simples mentira" de "uma loira *miss* dos bordéis de Scottburg".[86] Nas colônias portuguesas, onde ainda não se faziam linchamentos, pouco faltava para que se vissem fogueiras e ossos calcinados de "negros *atrevidos*".[87]

A despeito da corriqueira ilusão de que participavam colonos e colonizados, os argumentos sobre o tratamento dos africanos (assim como sobre a resistência destes) valiam pouco. Na verdade, as hipóteses de sujeição ou de resistência estavam muito além da vontade ou de idiossincrasias grupais — ou, como era julgado, raciais.

A passagem dos anos 1930, o defraudar das expectativas... e a rendição

Tomé Neves tinha uma identificação racionalizada com Portugal, decerto derivada da percepção da impossível subtração à soberania portuguesa ou, de maneira mais cautelosa, de que a submissão a outra nação seria desvantajosa. E, presumivelmente, tinha expectativa de um ganho de palavra. Esses eram os parâmetros da evolução possível de suas posições políticas, das críticas às mais flexíveis.

Entre 1934, primeiro ano de governo de Vaz Monteiro, e a Segunda Guerra — período marcado, na África, pela ofensiva italiana que culminou na conquista da Etiópia, e, em São Tomé e Príncipe, pela repressão do movimento reivindicativo de 1935 —, a posição de Tomé Neves evoluiu da crítica contumaz dos colonialistas para a acomodação e a moderação do sentido crítico, acentuando-se, ao mesmo tempo, o distanciamento face aos seus conterrâneos.

À medida que corriam os anos 1930, aumentava sua identificação com a metrópole e ganhava corpo a identificação, também feita de atritos, com (os d)a terra. Também por força da turbulência política desses anos, a denúncia da miséria dos ilhéus não se anulava, mas demandava a adesão — retórica que fosse — à metrópole, observável em ilhéus que apoiavam os lemas de um Portugal Maior e contribuiriam com o próprio sangue para defender Portugal de uma ameaça bélica. Já em 1932, Tomé Neves afirmava que mais valia implementar uma verdadeira política de assimilação e contar com os colonizados do que continuar criando surdamente más vontades, considerando que, no futuro, os colonizados poderiam ser muito úteis,[88] — como vimos, um erro de avaliação, certamente deliberado, dos desígnios colonialistas.

Vejamos: o ressentimento contra as facetas gravosas do colonialismo em inícios da década de 1930 pode ser aferido pelo fato de que, um mês após a passagem do ministro, em um artigo — certamente não por acaso — intitulado "Trabalho compelido?", Tomé Neves tenha considerado que, diante da dolorosa transformação da vida dos ilhéus nos tempos precedentes, não erraria quem dissesse que a vida desses pobres diabos caminhava para a escravatura, em parte por causa da criação do imposto individual indígena.[89]

O ano de 1933 foi de intensa acrimônia devido a violências relacionadas com o pagamento do imposto. Entre os ilhéus, difundiu-se o sentimento de serem alvo de uma agressão,[90] sentimento avivado pela proibição de venda de cacau por ilhéus, em geral vistos como ladrões. Naquele momento, a questão permanecia sendo a do imposto individual indígena, do qual deviam estar isentos por não serem indígenas e por, em anos de agudo empobrecimento, lhes parecer impossível pagá-lo. Segundo Tomé Neves, além de protestarem contra o imposto, os ilhéus tinham feito representações para que os aliviassem de tal pesadelo, tanto maior quanto a crise era avassaladora. Aliás, segundo ele, para cobrar tal imposto o Estado teria de ir contra as leis, que não permitiam a prisão por dívidas.[91] Porém, no contexto colonial, a violência não obedecia a leis, podendo ser ostensiva, quando não irrestrita.

No fim de 1933, Tomé Neves alterou o tom em relação ao colonialismo. Em um artigo anterior à chegada de Vaz Monteiro, mostrou aproximação com as teses colonizadoras. Segundo ele, a condição dos serviçais mudara, pois sua vida não era a de horrores de meio século antes.[92] Essa abordagem da vida dos serviçais apagava o que ele dissera até então acerca da cruciante situação deles e, em alguma medida, da dos ilhéus.

Tomé Neves pareceu passar da tensão com o governador Vieira Fernandes à acomodação com Vaz Monteiro. Com este, atenuaram-se a faceta agressiva das políticas e o sentimento racista ou de descaso dos governantes. Vaz Monteiro não deixava de ser racista ou paternalista, não combatia os privilégios dos roceiros nem abdicava de sujeitar os ilhéus. Mas, optando pela dissimulação, não cunharia suas medidas com a agressividade racista. O ambiente como que se desanuviava: no início de 1934, o governador revogou a proibição da entrada de *O Brado Africano* em São Tomé.[93] Na mesma época, recebeu os ilhéus para conversar sobre suas necessidades.[94] Por certo, procurava a colaboração dos mais influentes para o objetivo perseguido por sucessivos governadores: a saber, o da prestação laboral dos ilhéus nas roças, tal o objetivo subjacente ao imposto indígena.[95] A tentativa de envolver os ilustres nas medidas políticas relativas ao trabalho não viria sem contrapartidas. Em uma proposição, que trazia no bojo uma demanda implícita de cumprimento das metas civilizacionais, Tomé Neves apelou: "Que se eduque a população e se lhe crie a mentalidade de trabalho, está bem, acabando de vez com a ociosidade que é vicio inveterado em todos os povos do universo".[96]

A aparente contenção da agressividade colonialista em Vaz Monteiro terá animado ilhéus do Partido Nacional Africano (PNA) aos movimentos reivindicatórios de 1935. A delegação local do PNA promoveu reuniões e uma manifestação junto ao palácio, na sequência da qual apresentou reivindicações ao governador, especialmente sobre o imposto, considerado oneroso e vexatório para os ilhéus. Ao cabo de sucessivas reuniões, a movimentação acabou desmantelada e os líderes do protesto foram presos.[97] Rapidamente, passou-se da contestação à obediência e ao pagamento do imposto.

Certamente escrito antes das detenções dos dirigentes do PNA, embora publicado já depois desse episódio, um artigo de Tomé Neves procurava justificar sua posição, com certeza encarada como cúmplice da política opressiva do governador, embora ele alegasse que sua proximidade com Vaz Monteiro evitara problemas aos conterrâneos, inclusive os que o difamavam.[98]

De modo previsível, a justificativa de sua posição — apoiando o envio da representação sobre o imposto ao ministro,[99] reconhecidamente oneroso para a população empobrecida — passava pela depreciação das manifestações de rua, lideradas pelo PNA, referido como a facção que, nas décadas precedentes, se opusera nas ilhas à Liga dos Interesses Indígenas e, em Lisboa, à Liga Africana. Tomé Neves qualificou essas manifestações como passíveis de sanção penal,[100] colocando-se, nesse ponto, ao lado do governador e na trincheira oposta à dos conterrâneos. Ao criticar os manifestantes, ainda que para valorizar a imprensa africana como plataforma de interlocução com as autoridades, Tomé Neves cavou seu isolamento. É difícil explicar um certo desdém pelo PNA, não se podendo excluir questões pessoais ou advindas do preconceito contra quem, socialmente mais abaixo, conseguira, mesmo acenando com ilusões, uma mobilização que as fundadas razões de Tomé Neves nunca lograriam. Este poderia confortar-se com a intuição de que seus conterrâneos aderiam mais depressa a esperanças ilusórias do que a um caminho com resultados em longo prazo.

Ora, só ele acreditaria nesse caminho de progresso dos negros, só a ele não pareceria pueril registrar a discriminação racial e, simultaneamente, aconselhar os conterrâneos a instruir-se. Em outros termos, a dominação colonial criava a armadilha de sujeitar as intenções emancipatórias a lemas que, por força da opressiva vivência colonial, não instigavam adesão.

Não por acaso, por indução tácita dos roceiros, em 1937, em Lisboa, refrearam-se os intentos de Vaz Monteiro de recrutamento administrativo de nativos para a roça. Desse modo, a tensão política e social apaziguou-se, o que levou o governador a incentivar o associativismo esportivo, ao qual os ilhéus, incluindo Tomé Neves, aderiram. Isso era sinal de participação na modernidade, mas também da impotência da politicamente neutralizada elite islenha diante dos expedientes de repressão do regime. No final da década, Vaz Monteiro já tinha a seu lado pelo menos um dos dirigentes do PNA. Em 1938 e 1939, o arquipélago foi visitado pelo presidente Carmona e aí se celebraram os centenários da nacionalidade. Os ilhéus, antes presos e deportados, podiam se render, ou simular adesão, ao governador, à ordem imperial e ao colonialismo. Mas dificilmente perdoariam Tomé Neves.

Como a experiência parecia indicar, a união dos negros era um ideal tão imperativo quanto inalcançável, mas nem por isso se podia deixar de lutar por ele. Como Tomé Neves escreveu, impunha-se incutir no espírito dos negros a necessidade de união, embora isso fosse difícil. A exiguidade do meio insular gerava querelas pessoais. Era preciso afastar a malevolência, a inveja e, por vezes, a maldade, atitudes atribuídas à educação deficientíssima e desnorteada ministrada pelos colonizadores. Ora, a despeito da veracidade dessa afirmação, o próprio Tomé Neves, parecendo ceder aos resquícios da visão racista sobre o atraso psíquico dos negros, a matizava ao considerar que os piores inimigos eram os negros, por deles se esperar camaradagem leal e sincera — que, no entanto, raramente se encontrava.[101]

No agreste ambiente de São Tomé é Príncipe dos anos 1930, em um contexto político que parecia derrubar todas as crenças relativas à emancipação, em nome de quê se manteria a esperança?

Notas finais (e especulações)

Comecemos mencionando ser impossível inferir um sentido unívoco para a prolífica produção de Tomé Agostinho das Neves, determinada tanto por contingências da vida quanto por razões de oportunidade, muitas das quais permanecem ignoradas. A impossibilidade de reconstruir suas vivências constitui uma limitação para compreender os múltiplos sentidos dos seus textos — dos determinados pelo cotidiano aos ditados pela fé na raça negra —, inevitavelmente incongruentes — por exemplo, quando enaltece e desmente a união dos ilhéus —, desiguais e inconsequentes.[102] Essas ponderações servem de cautela contra a tentação de leituras simplistas que, fruto de anacronismos e voluntarismos, possam induzir a classificar seus textos como produto da alienação colonial.

Restrito ao protesto moral, tolerado nos anos 1930, Tomé Neves acreditava, ou queria acreditar, na regeneração das condutas e da política colonial. Essa regeneração se basearia no conhecimento recíproco de europeus e africanos, o qual demonstraria àqueles o infundado dos seus preconceitos. Ora, os colonos — de governantes e funcionários a indivíduos de baixa origem social, também eles explorados nas roças — estavam bem longe do propósito de questionar o seu estatuto assentado no racismo.

Tomé Neves terá julgado que um Estado forte e regenerador se guiaria pela racionalidade, escorada na ciência, que, para o bem do progresso, deveria expurgar os anacronismos das políticas coloniais. Porém, a suposição de uma base ética e racional na ação do Estado Novo, que apresentava o liberalismo como uma ideologia saudosista, revelou-se uma ilusão — de que, em maior ou menor grau, participaram colonos em São Tomé e Príncipe e em outras colônias.

Na década de 1930, a constrangedora ótica nacionalista era alimentada pela percepção de que a guerra era iminente, tal era a evolução anti-internacionalista. Esta se opunha ao socialismo e ao comunismo, era favorável aos nacionalismos, ao mesmo tempo que defendia a soberania colonial portuguesa, sobretudo em relação à usura dos braços africanos. Tal movimento corroía a internacionalização dos problemas políticos, evidenciados pelas referências à urgente necessidade de promover o bem-estar dos colonizados através de assistência sanitária, educação e trabalho não compelido para as empresas colonialistas.

A visão de Tomé Neves se baseava nas discussões internacionais sobre os vários problemas no mundo, mas seu interlocutor imaginado — o Estado colonial — só via a realidade pelo prisma do nacionalismo e da vontade de Salazar. No caso das colônias, o rumo da procurada afirmação nacional era o da recusa à internacionalização e do escrutínio da administração colonial, no qual as autoridades portuguesas só vislumbravam insidiosos ataques ao seu patrimônio colonial.

Tomé Neves tentou rebater o discurso colonialista. Porém, os resultados foram nulos, sobretudo no que se refere à melhora da vida dos africanos. A árdua crítica do racismo também teve algo de inglória, pois a conjuntura dos anos 1930 a tornou intempestiva. Ficava evidente a diferença entre lutar pela raça negra em uma democracia liberal e fazê-lo em um contexto ditatorial, em uma terra colonizada repleta de problemas devido à exiguidade de seu território e a seu relativo isolamento.

Em São Tomé e Príncipe, além da complexa tarefa de construir uma identidade cultural que unisse os habitantes da ilha e servisse como um meio, ainda que simbólico, de reivindicar pequenas conquistas perante as práticas coloniais locais, havia também a dificuldade de enfrentar o poder político, cujo centro vital se revelava inacessível para os recursos dos ilhéus.

As divisões sociais, aliadas às rivalidades entre os habitantes da ilha, resultaram em recriminações difusas: enquanto alguns expressavam certo desprezo pela aparente predisposição à cooptação pelo poder e pela acomodação social em relação ao colonialismo, Tomé Neves contrapôs essa crítica afirmando que os ilhéus demonstravam um fraco comprometimento com o próprio desenvolvimento cultural e social, além de não fortalecerem seu sentido gregário.[103] Ambas as críticas tinham fundamento, acompanhando as diferenças sociais ainda remanescentes, mesmo diante da deterioração da já fragilizada elite após o fim do *boom* do cacau.

Mais do que um assimilado, Tomé Neves se destacava no exíguo meio insular. Ele não era benquisto pelos colonos e, sem dúvida, por muitos ilhéus, que o viam como alguém que havia se bandeado para o lado dos brancos, além de não ter serventia na sua defesa contra a injusta arbitrariedade colonialista da década de 1930. Sem influência junto do poder — nem mesmo com o governador Vaz Monteiro, em quem inicialmente depositou suas esperanças, mas a quem não podia pedir justiça —, suas palavras não encontravam eco entre os ilhéus, que logo correram para os (desqualificados) militantes do PNA.

Tomé Neves terá percebido que nunca obteria o reconhecimento que acreditava merecer por sua militância em prol do progresso da raça negra. Essa ideia era estranha para a maioria dos habitantes da ilha, que estavam mais apegados ao seu estilo de vida, distinto do dos colonos, do que a conceitos europeus. Para eles, tais ideias traziam apenas cobranças injustas, como o odiado imposto individual indígena. Tomé Neves também constatou a inutilidade do seu obstinado esforço propagandístico e a irrelevância da crença em seus conterrâneos. Não existia uma afirmação grupal em que se alicerçasse a fé no progresso dos negros (por vezes, a argumentação em prol do futuro desse grupo beirava o devaneio). Sua crença se apoiava na mudança advinda da instrução, que ele demandava do Estado português, mas na qual o interesse dos conterrâneos terá decrescido.

O percurso de Tomé Neves diferiu do dos atores da tentada internacionalização das lutas anticoloniais nos primeiros decênios dos Novecentos. Em vez de viagens e de encontros, ele caiu no isolamento em sua terra, mas nem por isso deixou de ser uma voz na imprensa das colônias portuguesas, na qual desvelou toda a sorte de dificuldades e de injustiças vividas pela raça negra. Para ele, era difícil ir além da denúncia do racismo e de injustiças — por exemplo, da escravização ou da miséria a que os negros eram submetidos —, mas, naquela época, toda a militância política internacionalista não conseguiu fazer muito mais contra a ordem imperial.

Não deixa de ser digno de nota que conseguisse escrever tanto acerca de variados temas, mantendo-se como um escritor proeminente, sobretudo em Moçambique. De alguma forma, antecipou Césaire, enalteceu a condição de negro e apelou à valorização da cultura da sua terra e da África, para cuja civilização chegou ocasionalmente a reivindicar a superioridade moral.[104]

Não foi irrelevante o fato de que tenha escrito quando era quase proibido, também por estar sozinho nas ilhas. Em circunstâncias difíceis, independentemente das concessões políticas e, quiçá, de compromisso em termos de princípios e convicções, não deixou de defender sua causa da raça negra.

Acentuada pela conjuntura política e pelo isolamento da ilha, a solidão adviria de uma atuação que, aproximando-o de africanos de outros países, o separava dos conterrâneos, pouco interessados nas letras e na mudança cultural que a instrução implicava. Conhecido em Moçambique e Angola, em sua ilha o seu discurso era o de um homem só: que os seus escritos fossem apreciados em Moçambique era algo que não tinha repercussão na sua terra, entre os ilhéus.

Isolado pela erosão da elite e pelos condicionalismos políticos, Tomé Neves não tinha com quem dialogar, a não ser com os rumores da rua. Afastado da luta política e social, proclamava a reconstrução social de uma (idealizada) condição negra a partir da mudança (ou progresso) individual baseada na instrução, no estudo e no trabalho. Em outros termos, estava sozinho.

Com as mortes e a expatriação, a elite islenha que se notabilizara em Lisboa definhava e, no final da década de 1930, seus poucos elementos estariam quase todos rendidos ao colonialismo. Tomé Neves era o último de uma geração de pessoas ilustres, ressentidos em relação aos colonos, mas afastados dos demais ilhéus. Possivelmente, as tensões com governadores teriam mais que ver com divergências pessoais do que com questões políticas, que não podiam sequer ser mencionadas. Nesse ambiente, sem perspectivas de futuro, restava a Tomé Neves a expatriação.

Apesar das tentativas de transformá-lo em uma voz a serviço do regime, e não obstante o entendimento mínimo com Vaz Monteiro, ele não foi uma voz do colonizador. A saída para o emaranhado de contradições, meias-palavras e dependências sem ganhos políticos ou materiais foi a expatriação para Angola. Não foi um intelectual do regime colonial, como não o foi de uma causa libertadora, por esta não se ter perspectivado como possível.

Tomé Neves foi criticado pela alienação, pela emulação dos colonizadores. Importa, porém, ser muito mais sutil na análise da sua vida e dos seus textos, a um só tempo peticionários e de protesto, embora nem sempre se detivesse nas onerosas urgências do dia a dia.

E, à guisa de especulação, em Angola não terá deixado de pensar sobre a sua terra, decerto considerando mais as especificidades do arquipélago do que as verdades de conjuntura. Talvez nunca saibamos o que pensou da reivindicação da independência das ilhas,[105] tornada uma bandeira por um grupo da geração seguinte, que ele não conheceria. Já em um contexto político que, embora bastante diverso do dos anos 1930, permanecia ditatorial, ele aventou uma moldura política para as ilhas, não em função de ditames conjunturais, mas do conhecimento dos laços entre os ilhéus, resumidos na asserção — "a pequenez da terra torna-a maldita"[106] — proferida nos anos 1960 ou 1970. Tais palavras, nas quais ecoava sua experiência dos anos 1930, antecipavam as ponderações daqueles que hoje se sentem obrigados a sair do arquipélago.

Tomé Neves aventou a autonomia, não a independência. Se assim foi, não deixou de incitar críticas, inclusive daqueles que, replicando duplicidades de outrora, o censuraram em público e o aprovaram, por atos e palavras, em privado. Por fim, como o pós-independência do arquipélago não interessou aos intelectuais, ele não foi lembrado por seus conterrâneos como uma figura importante.

Notas

1   O texto passou por uma revisão da editora e dos organizadores do livro para adaptá-lo ao público leitor brasileiro. [N. E.]

2   "Roça", no contexto histórico de São Tomé e Príncipe, foi o termo empregado para designar as *plantations*, ou seja, um sistema de exploração agrícola monocultor que se utiliza do trabalho escravizado ou forçado. Optou-se por manter o termo, apesar de no Brasil a palavra não ter o mesmo significado. Para saber mais sobre a constituição da sociedade de São Tomé e Príncipe, ver: Gerhard Seibert, *The wealth of history of the small African twin-island state São Tomé and Príncipe*. Cambridge: Cambridge Scholars Publishing, 2024.

3   Trata-se de um texto exploratório e parte de uma biografia mais vasta, que a sua obra e a história do arquipélago merecem.

4   Após a Primeira Guerra, ecoaria em Lisboa um pan-africanismo cultural, que deve ser entendido como uma modernidade negra e uma dinâmica de inclusão cultural dos negros na sociedade ocidental, assentado em uma visão moderna atraída pela novidade e distanciada da tradição. Ela seria expressa por alguns africanos, como Tomé Neves, mas não se concretizaria nas colônias. José Luís Garcia, *Mário Domingues — A afirmação negra e a questão colonial*, Lisboa: Tinta da China, 2022, p. 63.

5   "Serviçais" são uma categoria social de São Tomé e Príncipe que designa um tipo específico de trabalhador: o trabalhador braçal das roças.

6   No mesmo sentido, e referente ao combate ao racismo, sobretudo ao alemão, indico a apreciação que Rodrigues teceu do desempenho crítico de Tomé Neves. Eugénia Rodrigues, *A geração silenciada — A Liga Nacional Angolana e a representação do branco em Angola na década de 30*. Porto: Afrontamento, 2003, p. 98.

7   Nos anos 1930, embora ignorando-a, o colonialismo ditatorial tolerava a argumentação moral dos africanos e, também, de colonizadores. Jeanne Penvenne. "João dos Santos Albasini (1876-1922): The contradictions of politics and identity in colonial Mozambique". *Journal of African History*, v. 37, n. 3, 1996, p. 461. Essa política permitiu que Tomé Neves expusesse seus pontos de vista, que, porém, não medrariam entre os ilhéus.

8   Até por força da denúncia da alienação dos que enjeitavam essa origem, Tomé Neves tendia a englobar na raça negra – marcada por características psicológicas e heranças históricas singulares, transmitidas pelo sangue – todos os que tinham algum ascendente negro.

9   Tomé Neves chegou em Luanda em 14 de março de 1942. Carlos Espírito Santos, *Torre de razão*. Lisboa: Cooperação, v. I, 2000, p. 410. Citando o *Diário de Luanda*, *O Brado Africano* informou que o dr. Tomé das Neves se deslocara a Luanda para atividades profissionais, cf. n. 1044, 25 abr. 1942, p. 1.

10   Testemunho de Alda do Espírito Santo, sua sobrinha. Michel Laban, *São Tomé e Príncipe — Encontro com escritores*. Porto: Fundação Eng. António de Almeida, 2002, p. 94.

11   Sobre o sentimentalismo cultural da elite afro-europeia, ver Jeanne Penvenne, *Trabalhadores de Lourenço Marques (1870-1974)*. Maputo: Arquivo Histórico de Moçambique, 1993, p. 89 e ss.

12   Tomé Neves diria ter estado com um representante de uma associação americana que visitara a Liga Africana em Lisboa, cf. *O Brado Africano*, n. 626, 19 nov. 1932, p. 4.

13   Por exemplo, Augusto Nascimento, "A República em São Tomé e Príncipe: os escolhos à afirmação da elite são-tomense". In: Luís da Cunha Pinheiro e Maria Manuel Marques Rodrigues (orgs.), *Em torno de duas Repúblicas: 15 de novembro de 1889 - 5 de outubro de 1910*. Lisboa: Clepul, 2012. Disponível em: https://issuu.com/clepul/docs/em_torno_de_duas_rep__blicas. Acesso em: 30 set. 2024.

14   O princípio da autodeterminação nacional, constante do tratado de Versalhes, de 1919, só se aplicava à Europa, não a territórios coloniais, nem a semicolônias, cf. Robert J. C. Young, *Postcolonialism — An historical introduction*. Oxford: Blackwell Publishers, 2001, p. 117.

15   Fredrik Petersson, "'Danse cosmopolitaine': anticolonialismo e internacionalismo no período entreguerras". In: Hugo Gonçalves Dores *et al.* (orgs.), *Os impérios do internacional — Perspectivas, genealogias e processos*. Coimbra: Almedina, 2020, p. 29-58.

16   Augusto Nascimento, "Associações e ligas das/nas colônias". In: *Dicionário de História da I República e do republicanismo*, I volume, Lisboa, Assembleia da República, 2013, p. 295-306.

17   *A província de S. Tomé e Príncipe. Jornal comemorativo do 5 de Outubro de 1927*, número único e especial, 5 out. 1927, p. 6.

18   Augusto Nascimento, "A Liga dos Interesses Indígenas de S. Tomé e Príncipe (1910-1926)". In: *Arquipélago. História*, 2ª Série, v. III, Ponta Delgada, Universidade dos Açores, 1999, p. 417-431.

19   Gabriel Fernandes, *Em busca da nação — Notas para uma reinterpretação do Cabo Verde crioulo*. Praia: Instituto da Biblioteca Nacional e do Livro, 2006, p. 145-146. O autor se refere ao Estado Novo, mas as teses do colonialismo duro foram aplicadas pelos governantes da Ditadura.

20   Essa posição diverge da interpretação de Alfredo Margarido, para quem o independentismo — ou, talvez, a "oposição radical aos brancos" — dos jovens intelectuais africanos, expresso nos anos 1920 (por exemplo, em *O Correio de África*, vincando as posições expressas em *O Negro*), não conheceu desmentidos posteriores (1980, p. 92). Duvide-se da linearidade de tal conscientização política. Por exemplo, Tomé Neves criticou vivamente o colonialismo nos anos 1920, mas sua palavra retrocederia. Aliás, Margarido menciona um "congelamento" da vida nas colônias devido às medidas tomadas por Salazar e Armindo Monteiro (1980, p. 14). Para o período entre 1926 e a Segunda Guerra, Rodrigues fala de uma geração que, mais do que optar pelo silêncio, foi silenciada (2003, p. 11). Uma miríade de fatores, que não se encaixam em uma linearidade de lutas e de destinos prescritos, geraria esse tipo de desenlaces, em virtude dos quais os colonizados, ao menos por algum tempo, pareceram render-se ao colonialismo. Alfredo Margarido, *Estudos sobre literaturas das nações africanas de língua portuguesa*. Lisboa: A Regra do Jogo, 1980. Eugénia Rodrigues, *A geração silenciada — A Liga Nacional Angolana e a representação do branco em Angola na década de 30*. Porto: Afrontamento, 2003.

21   Em 1934, Césaire e Senghor fundaram o jornal *L'Etudiant Noir*, após a efêmera publicação em 1932 da revista *Légitime Défense*, em que se questionavam os interditos da sociedade ocidental. Em 1936, Alain Locke escreveu *The Negro and his music* e *Negro art — Past and present* (depois de ter publicado *The new Negro* em 1925). Em 1937, Nnamdi Azikiew publicou *Renascent Africa*. A produção literária nas colônias portuguesas tinha muito menos visibilidade.

22   Com base na caracterização de Falola sobre os intelectuais africanos do entreguerras se dirá que, salvaguardadas as já referidas nuances, Tomé Neves e intelectuais das outras colônias portuguesas não podiam almejar a independência. Toyin Falola, *Nationalism and African intellectuals*. Rochester: University of Rochester Press, 2004, p. 89.

23 Augusto Nascimento, "A sedição de 1931 em S. Tomé". In: *História*, n. 1 (Nova Série), Lisboa, 1998, p. 36-43; e Augusto Nascimento, *Histórias da Ilha do Príncipe*. Oeiras: CMO, 2010.

24 Em 1932, clamou por "Justiça" a propósito da deportação de 90 pessoas nascidas na Guiné, homens e mulheres sem documentos, alguns com mais de 70 anos, que foram presos a esmo e arbitrariamente deportados para São Tomé. Cerca de um ano depois, Neves anunciou que a injustiça cometida contra essas pessoas seria resolvida em breve, cf. *O Brado Africano*, n. 608, 16 jul. 1932, p. 1 e n. 681, 9 dez. 1933, p. 1.

25 A exemplo do que aconteceu com as elites africanas em outras colônias, a socialização do imaginário possibilitada pela educação favoreceria a identificação com a nação colonizadora; ver, por exemplo, Gabriel Fernandes, *Em busca da nação — Notas para uma reinterpretação do Cabo Verde crioulo*. Praia: Instituto da Biblioteca Nacional e do Livro, 2006.

26 Certamente por força da repressão, em 1932 ele escreveu que o denominado nativismo nunca passara de um contido lamento contra as prepotências e injustiças que atingiam o africano. Amigo da sua terra, o africano queria não tolerância, mas igualdade de trato, assim como os direitos e os deveres de qualquer cidadão, cf. *O Brado Africano*, n. 608, 16 jul. 1932, p. 3.

27 Era esse o sentido do regionalismo: rejeitar qualquer tentativa de separação. Em 1932, negava a intenção de criar um novo Brasil ou uma nova América. Embora as palavras indicassem um certo regionalismo, o objetivo era desenvolver a própria raça, iluminando um pouco a escuridão através da conscientização dos seus irmãos de raça, cf. *O Brado Africano*, n. 621, 15 out. 1932, p. 1, p. 2.

28 *O Brado Africano*, n. 675, 28 out. 1933, p. 1.

29 Embora incompleto, consulte-se um rol de textos in Carlos Espírito Santo, *Almas de elite santomense*. Lisboa: Cooperação, 2000; e Carlos Espírito Santo, *Enciclopédia fundamental de São Tomé e Príncipe*. Lisboa: Cooperação, 2001.

30 *Boletim da Sociedade Luso-Africana do Rio de Janeiro*, n. 7, out.-dez. 1933, p. 31-33.

31 Eugénia Rodrigues, *A geração silenciada — A Liga Nacional Angolana e a representação do branco em Angola na década de 30*. Porto: Afrontamento, 2003, p. 59 e 92.

32 *O Brado Africano*, n. 608, 16 jul. 1932, p. 1 e p. 3.

33 Albert Adu Boahen, "O colonialismo na África: impacto e significação". In: A. A. Boahen (coord.), *História geral de África — África sob dominação colonial 1880-1935*, v. VII. São Paulo: Ática/Unesco, 1991, p. 583-584.

34 Lal Har Dayal, anticolonialista indiano, opinava que o colonialismo europeu podia trazer coisas boas aos nativos das colônias desde que obedecesse aos seus princípios morais. Fredrik Petersson, "'Danse cosmopolitaine': anticolonialismo e internacionalismo no período entreguerras". In: Hugo Gonçalves Dores *et al.* (orgs.), *Os impérios do internacional, op. cit.*, p. 38. Não surpreende que também Tomé Neves e outros pensassem da mesma forma.

35 *Clamor Africano*, n. 9, 4 fev. 1933, p. 1.

36 *O Brado Africano*, n. 685, 6 jan. 1934, p. 1. Essa assertividade sofreria um duro golpe nos anos seguintes, com a consumação da ordem imperial, simbolizada na invasão da Etiópia. Em certo sentido, a fé nas certezas supostamente baseadas na dedução da história podia, afinal, ser desmentida pela história ou depender de fatores conjunturais.

37 *O Brado Africano*, n. 670, 23 set. 1933, p. 1.

38 *Ibidem*.

39 Sob a epígrafe "Paradoxo", aludiu aos Estados Unidos, onde o horror coexistia com a visão do negro como um ser abjeto, selvagem. Não por acaso, lembrava, os Estados Unidos eram o país de Ross, que acusara Portugal de escravagista (*O Brado Africano*, n. 610, 30 jul. 1932, p. 1). Anos depois, explanaria outras dimensões do paradoxo: na América, a situação social dos negros não era boa, pois, no Sul, eram repelidos, linchados, quase não tinham direitos. Todavia, a organização negra era formidável, a ponto de os negros americanos se julgarem até superiores aos africanos, cf. *Angola*, n. 21, jan.-abr. 1938, p. 3-4.

40 Nos turbulentos anos 1930, Tomé Neves acabou por eleger a força como o maior argumento das relações internacionais. O resto era pura cantata que enternecia os homens, que, apesar da supercivilização, não tinham perdido o espírito de agressividade e conquista. A única força da Liga das Nações estava na opinião internacional, a grande força dos fracos, com que era preciso atenuar os males que afligiam os negros eternamente martirizados. A estes era necessária a Liga das Nações, onde se censuravam as nações coloniais que impediam seu desenvolvimento, cf. *O Brado Africano*, n. 606, 2 jul. 1932, p. 1.

41 *Angola* n. 21, jan.-abr. 1938, p. 3-4.

42 Contra as contendas nas páginas do jornal *O Brado Africano*, Tomé Neves lastimava que, ao contrário de outros povos, "por falta de disciplina espiritual por preocupações de superar os outros", entre os africanos sobressaiam as discrepâncias, as desavenças e as desinteligências que os enfraqueciam, cf. *O Brado Africano*, n. 688, 27 jan. 1934, p. 1.

43 Pelo menos em 1932, 1935 e 1938, a Associação dos Empregados do Comércio e Agricultura, de assalariados europeus, convidou Tomé Neves a comparecer à cerimônia do seu aniversário. Em 1940, ele foi o editor do *A. E. C. A.*, número único comemorativo do 35º aniversário dessa associação, publicado a 29 de janeiro de 1940.

44 Acerca da não adoção ruidosa do racismo como ideologia, ver Malyn Newitt, *Portugal in Africa — The last hundred years*. Londres: C. Hurst & Co, 1981, p. 168-169. Como hipótese, essa política cautelosa foi mais visível nos últimos decênios do colonialismo. Porém, sinais dela são encontrados nos anos 1930, não obstante estes terem sido uma época de racismo eugênico e de concretização de um colonialismo enquistado, coroado de uma "mística imperial". É difícil determinar precisamente essas tendências. Em Angola, verifica-se a contenção da agressividade verbal racista na segunda metade da década de 1930. Em São Tomé, o racismo do governador Vaz Monteiro operava dissimuladamente.

45 Em 1932, no clímax da tensão, Tomé Neves escreveria que os africanos eram tão portugueses quanto os que o eram. Eram tão patriotas quanto aqueles que, nas horas de perigo, sabiam derramar seu sangue pela pátria-mãe. Por vezes, esta era madrasta, apesar do que sentiam "todas as afrontas" do estrangeiro "ao nosso lindo Portugal", cf. *O Brado Africano*, n. 621, 15 out. 1932, p. 2.

46 Em termos comparativos, entre a elite angolana, a alusão à crise de valores do mundo de então permitia a crítica sem menção à situação em Angola. Isso era mais difícil em S. Tomé. Ainda assim, em 1932, no pico das tensões com o governador Vieira Fernandes, Tomé Neves intensificou a denúncia da miséria e as investidas contra o discurso das autoridades, sobretudo do ministro.

47 Acerca da prevalência da ideologia escravagista, caldo de gestação desses preconceitos, ver Valentim Alexandre, "A questão colonial no Portugal oitocentista". In: Valentim Alexandre e Jill Dias (coords.), *O império africano 1825-1890*. Lisboa: Estampa, 1998, p. 88-89.

48 *Clamor Africano*, n. 9, 4 fev. 1933, p. 1.

49 *O Brado Africano*, n. 580, 14 nov. 1931, p. 1.

50 *Ibidem.*

51 A expressão é utilizada em Portugal no sentido de agir com violência contra alguém por meio da força física. Essa expressão deixa evidente a brutalidade da dominação colonial. [N. E.]

52 *O Brado Africano*, n. 600, 21 maio 1932, p. 1.

53 *A Colonia de S. Tomé: jornal comemorativo do ano XIII da Revolução Nacional* / ed. Fernando da Fonseca Alfeirão, n. único, 28 maio 1939, São Tomé. Esse reparo também foi feito em Angola. Porém, no arquipélago, apenas Tomé Neves o lembrava, evidentemente, sem consequências, menos ainda no tocante aos danos da adesão impensada ao racismo que prenunciava a guerra na Europa.

54 A par da denúncia da insensatez das ilações retiradas dos estudos antropométricos, Tomé Neves acusava a filosofia alemã do racismo de pretensamente científica, sobretudo no tocante à invenção de um homem negro sem inteligência, sem dignidade e sem vontade, destinado a ser mandado e, talvez, eliminado do rol dos vivos, condenado a ser besta de carga, sem direito à vida, inferiorizado, como as mulheres. Para ele, a ideia de uma classe degenerada de homens apenas por serem negros não era compatível com o espírito da época. Cf. *A Colonia de S. Tomé: jornal comemorativo do ano XIII da Revolução Nacional*, n. único, 28 maio 1939, São Tomé.

55 Por exemplo, ideia defendida por Viana de Almeida e Lourenço Marques em 1931, cf. *O Brado Africano*, n. 582, 12 dez. 1931, p. 1.

56 *O Brado Africano*, n. 680, 2 dez. 1933, p. 1.

57 *S. Tomé e Príncipe*, 30 out. 1945, São Tomé.

58 Era esse o método que o homem místico alemão pretendia utilizar para ter sucesso em suas especulações: argumentos superficiais, um farto manjar para os burros, cf. *A Colonia de S. Tomé: jornal comemorativo do ano XIII da Revolução Nacional*, n. único, 28 maio 1939, São Tomé.

59 Uma espécie de responsabilização subliminar recaía imediatamente sobre os mais distintos em relação ao comportamento de seus conterrâneos. Daí o afastamento e até mesmo as críticas de Tomé Neves aos seus conterrâneos — por exemplo, a propósito das manifestações contra o imposto individual indígena.

60 Não por acaso, décadas depois, essa situação seria vivida pelos colonos de esquerda, que se veriam incompreendidos.

61 *O Brado Africano*, n. 642, 11 mar. 1933, p. 1.

62 Era impossível para Tomé Neves considerar, como Mário Domingues proclamara uma década antes, que não existiam negros portugueses, ingleses ou outros, havendo apenas negros sujeitos à tirania da qual queriam se libertar. A negação da "nacionalidade" — para os negros, equivalente à sujeição aos ditames dos colonizadores — não podia sequer ser admitida, tal a condição de sujeição nas ilhas.

63 *O Brado Africano*, n. 617, 17 set. 1932, p. 1.

64 Por exemplo, *O Brado Africano*, n. 752, 20 abr. 1935, p. 1.

65 Sobre os limites postos à indigenização dos ilhéus, ver Augusto Nascimento, *Poderes e quotidiano nas roças de S. Tomé e Príncipe de finais de Oitocentos a meados de Novecentos*. Lousã: Tipografia Lousanense, 2002, p. 577.

66 *O Brado Africano*, n. 627, 26 nov. 1932, p. 1.

67 *Boletim da Sociedade Luso-Africana do Rio de Janeiro*, n. 7, out.-dez. 1933, p. 31-33. No ano anterior, aludira a 80% de analfabetos na metrópole, cf. *O Brado Africano*, n. 599, 14 maio 1932, p. 1.

68 *Boletim da Sociedade Luso-Africana do Rio de Janeiro*, n. 10-11, ago.-dez. 1934, p. 200.

69 Em contrapartida, os roceiros suportavam a crise com as facilidades proporcionadas pelo governo (*O Brado Africano*, n. 609, 23 jul. 1932, p. 2), o que prejudicava os demais grupos.

70 *O Brado Africano*, n. 609, 23 jul. 1932, p. 2.

71 *O Brado Africano*, n. 607, 9 jul. 1932, p. 1.

72 *O Brado Africano*, n. 599, 14 maio 1932, p. 1.

73 *O Brado Africano*, n. 600, 21 maio 1932, p. 1 e n. 603, 11 jun. 1932, p. 1, n. 622, 22 out. 1932, p. 2.

74 *O Brado Africano*, n. 610, 30 jul. 1932, p. 1.

75 *O Brado Africano*, n. 675, 28 out. 1933, p. 1.

76 *Boletim da Sociedade Luso-Africana do Rio de Janeiro*, n. 10-11, ago.-dez. 1934, p. 200.

77 cf. *O Brado Africano*, n. 600, 21 maio 1932, p. 1. Na ilha, sozinho, ou quase, Tomé Neves denunciava-o em um jornal de Moçambique.

78 *O Brado Africano*, n. 599, 14 maio 1932, p. 1.

79 *O Brado Africano*, n. 607, 9 de julho de 1932, p. 1. Tomé Neves lembrou os casos de Blaise Diagne, Blaise Cendras e René Maran, que ocupavam lugar de destaque na França e nas colônias, em pé de igualdade com franceses. Portugal deixara de fazer o mesmo, optando por imitar a Inglaterra. Todavia, esta começava a mudar de rota, pois em Serra Leoa advogados e médicos africanos e negros com cargos na burocracia frequentavam as recepções oficiais como o branco, destruindo ou banindo o preconceito racial que fizera tantos mártires (*O Brado Africano*, n. 680, 2 dez. 1933, p. 1). Essa narrativa não refletia com rigor a realidade, nem sequer tendências políticas, muito menos contingências. Todavia, servia para sua argumentação.

80 *O Brado Africano*, n. 603, 11 jun. 1932, p. 1.

81 O sentimento de perda irreparável arraigou-se nos anos 1930 também em Angola, onde se tendia a rasurar a discriminação crescente desde finais dos Oitocentos para se salientar a acentuada discriminação desses anos. Por vezes louvou-se o passado colonizador em Angola, contrastado com a crítica, ainda que tácita, a uma idade de trevas nas colônias nos anos 1930, cf. Eugénia Rodrigues, *A geração silenciada, op. cit.*, p. 84-85 e 131.

82 *O Brado Africano*, n. 600, 21 maio 1932, p. 1.

83 *O Brado Africano*, n. 609, 23 jul. 1932, p. 2

84 *O Brado Africano*, n. 675, 28 out. 1933, p. 1.

85 Na década da ordem imperial, uma possibilidade de crítica era sublinhar as diferenças relativas às maiores equidade e igualdade nas relações anteriores entre colonos e nativos. Neves instou Portugal a abandonar modismos importados e a repor a igualdade entre colonos e nativos, a fim de ganhar a confiança dos colonizados.

86 Neves se referia, certamente, ao famigerado caso dos Scottsboro Boys, o de uma falsa acusação de estupro que vitimou oito adolescentes negros no Alabama (EUA) em 1931.

87 *O Brado Africano*, n. 675, 28 out. 1933, p. 1.

88 *O Brado Africano*, n. 600, 21 maio 1932, p. 1. A par do ambiente de afirmação nacionalista baseada no poderio bélico, Tomé Neves certamente se lembraria da presença de soldados senegaleses na ocupação do Ruhr pela França em 1921, cf. Martin Gilbert, *História do século XX — Poderes, saberes e instituições*. Alfragide: D. Quixote, 2010, p. 124.

89 *O Brado Africano*, n. 614, 27 ago. 1932, p. 1.

90 Ver, por exemplo, *O Brado Africano*, n. 657, 24 jun. 1933, p. 1-2.

91 *O Brado Africano*, n. 681, 9 dez. 1933, p. 1.

92 *Boletim da Sociedade Luso-Africana do Rio de Janeiro*, n. 7, out.-dez. 1933, p. 31-33.

93 Mais do que contraditórias, as menções à duplicidade da política poderiam ser proibidas e punidas. Em meados de 1932, moveu-se contra Tomé Neves uma queixa-crime por difamação, isto é, por dizer que não existia assistência indígena no verdadeiro sentido do termo, tal o teor do artigo "Sinfonia da morte", de 1932. É possível que, mencionando-se o ministro, o governador tivesse se sentido obrigado a alguma forma de punição. Em todo caso, infrutífera. Em 1934, a Relação de Moçambique o absolveria do processo que lhe fora movido por causa do dito artigo, cf. *O Brado Africano*, n. 710, 30 jun. 1934, p. 4.

94 *O Brado Africano*, n. 689, 3 fev. 1934, p. 1. Desse (presumidamente) novo ambiente dava conta o texto intitulado "Vida nova", cf. *O Brado Africano*, n. 691, 17 fev. 1934, p. 1.

95 Deve-se equacionar a hipótese de o governador ter visto em Tomé Neves uma voz que convencesse os ilhéus da necessidade do trabalho, isto é, de trabalharem para as roças. Ele chegou a envolver ilhéus ilustres em pesquisas e opiniões sobre as condições de trabalho para os nativos. Em todo caso, as movimentações de rua conduzidas pelo PNA por causa do imposto individual indígena convenceram o governador da pouca valia da persuasão pelos ilustres da terra.

96 *O Brado Africano*, n. 752, 20 abr. 1935, p. 1. A dimensão reivindicativa fica evidente com a asserção crítica publicada pouco depois: "Queremos trabalho e não nos dão, para nos acoimarem de ociosos, vadios e outros epítetos que os nossos ouvidos já estão fartos de ouvir", cf. *O Brado Africano*, n. 758, 1 jun. 1935, p. 1.

97 Augusto Nascimento, "O estrangulamento do associativismo político são-tomense na década de 30". *Revista Internacional de Estudos Africanos*, n. 18-22, Lisboa, CEAA-IICT, 1999, p. 195-213.

98 Tomé Neves alegava que os poupava para, supostamente, não aumentar a desunião, cf. *O Brado Africano*, n. 761, 22 jun. 1935, p. 1.

99 Lembrava, quase como uma defesa inconsciente de sua posição, que o governador prorrogara o prazo do pagamento do imposto, cf. *O Brado Africano*, n. 763, 6 jul. 1935, p. 1.

100 Só cerca de um ano e meio depois Tomé Neves mencionou a repressão dos dirigentes do PNA: "[…] há coisa de um ano, houve necessidade de intervenção por parte das autoridades administrativas contra um certo grupelho que trabalhava à margem da lei; apuradas as responsabilidades, foram castigados e anistiados", cf. *O Brado Africano*, n. 837, 12 dez. 1936, p. 1.

101 *A Mocidade Africana*, n. 15, 1 mar. 1931, p. 2.

102 Esta nota se aplica a textos de heróis políticos que, versando sobre as mais distintas facetas da vida dos seus concidadãos, parecem hoje incongruentes e inconsequentes, quando não completamente errôneos e inapropriados. Porém, porque esses políticos triunfaram e foram erigidos à condição de poetas e pensadores, beneficiam-se da adesão afetiva e de uma complacência que, com frequência, leva a trocar o que disseram pelo que os analistas querem que eles tenham dito, não se lhes apontando as limitações e os erros. Ora, por que os de gerações anteriores não merecem a mesma compreensão… até para qualificar a análise histórica?

103 Essa recriminação de Tomé Neves teria nuances em função da conjuntura política. No início de 1935, a expectativa de um governo em prol da resolução das necessidades dos ilhéus levou Tomé Neves a idealizar sua propensão para as aquisições civilizacionais. Por exemplo, na sequência de conferências na recém-criada Associação Recreativa de São Tomé, ele alegou que a população islenha não era avessa a manifestações de erudição; além disso disse ser necessário rebater as acusações de indolência pela concretização de algo em prol da coletividade, acrescentando que nada havia a esperar do Estado se não se revelasse ao Estado a força, a inteligência e a organização dos negros (*O Brado Africano*, n. 737, 5 jan. 1935, p. 1; também n. 738, 12 jan. 1935, p. 2). Note -se que as dúvidas em relação aos contornos da dupla política colonial também se colocariam em relação a essa caracterização dos conterrâneos. Em ambos os casos, o teor das alegações pagava tributo ao objetivo político de proteger os ilhéus.

104 Em 1934, no artigo "Paradoxal civilização dos tempos correntes", Tomé Neves defendia a civilização africana em contraposição ao verniz e ao artificialismo das demais, tecnologicamente mais avançadas, mas sempre em procura de domínio e da segregação, cf. *O Brado Africano*, n. 732, 30 nov. 1934, p. 1.

105 Nos anos 1960 ou 1970, em Lobito (Angola), confidenciou que o arquipélago deveria obter o estatuto de autonomia, dada sua inviabilidade enquanto país independente, cf. testemunho em segunda mão, Augusto Nascimento.

106 Testemunho em segunda mão. É impossível asseverar as palavras exatas, cf. Augusto Nascimento.

7 CARLOS ESTERMANN: CIENTISTA, MISSIONÁRIO E PESQUISADOR DAS CULTURAS DO SUDOESTE ANGOLANO (1925-1976)

INÊS ALMEIDA SILVA OLIVEIRA

Este capítulo nos convida a refletir sobre a atuação e as vivências missionárias do padre Carlos Estermann no sudoeste de Angola nos anos de 1925 a 1976, recorte temporal que compreende desde sua chegada na região, para atuar nas missões católicas, até seu falecimento.

O trabalho está dividido em dois tópicos. No primeiro, intitulado: "Um missionário empenhado na promoção dos povos", dialogamos sobre as experiências missionárias de Estermann na conjuntura da administração colonial do ultramar português, cuja finalidade seria a de evangelizar e "civilizar" os habitantes locais.

O segundo tópico, "Carlos Estermann: um missionário etnólogo", trata do conhecimento etnográfico que o padre possuía sobre os povos do sudoeste de Angola, o que suscitou um convite por parte de Elmano Cunha e Costa para que ambos realizassem uma expedição etnográfica/fotográfica sobre os grupos "étnicos" do sul de Angola nos anos de 1935 e 1938.

Observa-se que Estermann foi um missionário/etnógrafo que se empenhou nessa dupla missão. Para aproximar-se das culturas e dos costumes das sociedades endógenas, o conhecimento da língua dos habitantes locais se tornou uma ferramenta importante tanto para a missionação quanto para os estudos etnográficos.

De acordo com Silas Fiorotti, a trajetória de vida de Estermann esteve marcada por diferentes conflitos. Durante a Primeira Guerra Mundial, foi mobilizado pelo exército alemão e incorporado aos serviços de saúde, ferido em combate e conduzido para Manchester, na Inglaterra. Com o término da guerra, finalizou os estudos filosóficos e, em seguida, deu início aos estudos de Teologia no Seminário da Congregação do Espírito Santo, em Paris. Assim, terminadas as etapas de formação para o sacerdócio, foi ordenado padre espiritano no dia 28 de outubro de 1922.[1]

O primeiro destino foram as missões em Mupa, uma vila localizada na província do Cunene, pertencente ao município de Cuvelai, logo após concluir seu curso de Teologia. Tinha 27 anos e completaria 28 em Lisboa, onde passou o tempo de espera para embarcação.

Mesmo sabendo que são poucas as literaturas que abordam a biografia e vida missionária de Estermann, é preciso recordar que atuar nas missões angolanas foi um pedido manifestado por ele, pois, para ele, estar em contato com diferentes povos, culturas, costumes e línguas seria a realização de sua vocação missionária. Em Mupa, permaneceu até 1928. Em seguida, foi enviado para fundar a missão de Omupanda, situada na cidade de Cuanhama, também na região de Cunene. Ali perdurou até o ano de 1932.

Prosseguindo a trajetória missionária, Estermann fora designado para assumir a direção das missões da Chela e do distrito religioso do Cunene, substituindo o padre Benedito Mário Bonnefoux. Em 1934, decidiu instalar-se em Sá da Bandeira, atualmente Lubango, na Huíla, onde passou a residir. Ali, dedicou-se aos estudos dos povos autóctones e escreveu uma vasta produção de artigos sobre suas culturas.[2]

De acordo com Manuel Nunes Gabriel, em 1940, depois do Acordo Missionário,[3] com a extinção das prefeituras apostólicas e das missões independentes, foram criadas novas dioceses. Estermann foi eleito superior religioso do distrito de Nova Lisboa, atualmente Huambo, permanecendo até 1955.[4]

Com a criação da diocese de Sá da Bandeira, ele foi designado para ocupar o cargo de vigário-geral. Sua ocupação missionária não o distanciou dos estudos etnográficos; entre as décadas de 1940 e 1950, desenvolveu uma ampla produção bibliográfica.

Vejamos a listagem de algumas referências e ações produzidas por Estermann em diferentes tempos e contextos durante os anos vividos no sudoeste de Angola.

Quadro I — Quadro cronológico de algumas ações relevantes de Estermann

1896	Nasceu em Illfurth, no Alto Reno, região da Alsácia.
1924	Iniciou sua atuação como missionário no território de Angola.
1941	Foi publicada a obra *Os negros*.
1956-1961	Foram publicados os três volumes da obra *Etnografia do sudoeste de Angola*.
1960	Foi publicada a obra *Álbum de penteados do sudoeste de Angola*.
1970	Foi publicada a obra *Penteados, adornos e trabalhos das muílas*.
1971	Foram publicadas as obras *Etnografia e turismo na região do Cunene inferior* e *Cinquenta contos bantos do sudoeste de Angola*.
1976	Faleceu na cidade de Lubango, em Angola.
1976-81	Foram publicados os três volumes da etnografia em inglês: *The ethnography of southwestern Angola*.
1983	Foram publicados os dois volumes da obra *Etnografia de Angola (sudoeste e centro) — Colectânea de artigos dispersos*.

Fonte: Silas André Fiorotti. *"Conhecer para converter" ou algo mais?* Leitura crítica das etnografias missionárias de Henri--Alexandre Junod e Carlos Estermann. Dissertação (Mestrado em Ciências da Religião) — Faculdade de Humanidades e Direito, Universidade Metodista de São Paulo, São Bernardo do Campo, 2012, p. 94-95.

O tempo dedicado às missões nesses territórios durou 54 anos, finalizado com o seu falecimento em 1976, na cidade do Lubango. Sua trajetória foi marcada pela busca incessante do conhecimento etnográfico que produziu a respeito das populações locais, predominantemente bantas, a saber, ambós ou ovambos, nhaneca-humbes e hereros, do sudoeste de Angola.

Estermann foi o primeiro *doutor honoris causa* da Universidade de Lisboa, reconhecido por suas inúmeras obras acerca dos estudos etnográficos, especialmente sobre os habitantes locais da parte meridional angolana, mesmo que suas pesquisas tenham se inclinado para uma visão generalista.[5] Estermann acreditava que, para o bom êxito das missões, seria necessário conhecer os costumes e hábitos dos povos que desejava evangelizar; assim, afirmava que a "etnografia [era] uma ciência subsidiária do apostolado, que nenhum missionário digno deste nome pode ignorar".[6]

A narração sobre a biografia de Estermann nos permite observar uma trajetória e uma nacionalidade constituídas por traços e marcadores fronteiriços, um homem que soube lidar com as fronteiras territoriais e que, diante das variadas relações de contato, aproveitou essas diferenças reveladas nas interações sociais e religiosas para aprimorar estratégias para o projeto de evangelização.

Sabe-se que o conhecimento de valores culturais, religiosos e padrões sociais ajuda no processo de identificação de sujeitos e grupos. Desse modo, podemos pensar nas etnicidades e nas diferenças produzidas a partir das interações sociais vividas por Estermann nos distintos espaços por onde ele passou enquanto missionário.

Compreende-se que a fronteira "étnica" pode ser vista como algo possível de ser transportado, pois ela é fluida e capaz de transpassar os limites territoriais e identitários. Ao atravessar as fronteiras, os grupos ou sujeitos estão propensos a mudanças. Com base nessa compreensão, pode-se dizer que Estermann foi um homem de fronteiras, um sujeito envolvido em diferentes territórios, culturas e costumes.

Ao atravessar as fronteiras, tanto territoriais quanto culturais, Estermann não se apresentou como um alsaciano, mas como missionário. Dessa forma, reforçou o sentimento de pertença e identidade missionária, neutralizando qualquer atribuição de pertencimento a determinado grupo "étnico".

Nessa perspectiva, pensar em Estermann como um homem de fronteiras, que fez diversos deslocamentos para estar diante do outro e das diferentes culturas e realizar o projeto missionário, não o transforma em "herói". Isso porque as fronteiras são consequências dos movimentos e constituídas por meio das relações sociais estabelecidas.

Assim, essa discussão nos permitiu compreender os processos relacionais vividos por Estermann em seus encontros com os diferentes grupos sociais do sudoeste angolano. Acredita-se que o conceito de etnicidades subsidia tais interações, entendidas mediante as fronteiras "étnicas", que identificam as identidades e os traços semelhantes/dessemelhantes, mobilizados e/ou monopolizados por meio da dinâmica que caracteriza nas relações sociais.

Observa-se que a identidade "étnica" e a etnicidade se apresentam como algo em movimento, impulsionadas por sentimentos e afetividades em torno das interações sociais cotidianas. De acordo com Elio Chaves Flores, são as relações que "definem exatamente as nossas experiências e as nossas imaginações sobre as experiências que não são nossas e que, por isso mesmo, estranhas a nós, são dos outros".[7]

Um missionário empenhado na promoção dos povos

É que ser missionário envolve o conhecimento geral e completo, na medida do possível, dos povos a evangelizar, da vida e do ambiente em que vivem.[8]

O padre Francisco Valente narrou a chegada do padre Carlos Estermann no sudoeste angolano para atuar nas missões de Mupa. Sobre essa circunstância, transcreveu algumas informações relatadas pelo também missionário espiritano, o monsenhor Keiling, as quais foram enviadas para a sede da Congregação Espiritana, cujos relatos apresentam a trajetória dos missionários nos territórios angolanos.[9]

De acordo com o monsenhor Keiling, ao chegar às estações missionárias, Estermann declarou que, naquele momento, abria-se um amplo campo de evangelização. Disse ainda que o conhecimento da língua e seu aprofundamento por um estudo sério seria a chave da penetração — desde que existissem catequistas capazes para atuar nas aldeias indígenas. Dessa forma, o trabalho avançaria com rapidez, mas isso só viria com o tempo.[10]

O contexto das missões para os missionários foi permeado por momentos de alegrias e entusiasmos, mas também pelo desânimo e por uma reflexão constante sobre a ação missionária. Segundo os relatos de Valente, o marasmo e o desalento não afetaram Estermann; diante do contexto apresentado, [Estermann] sentia-se impelido a refletir: "eis diante de mim as almas que me atraíram e às quais me vou dedicar. Quanto aos estudos, é agora que eu irei servir-me deles para os aplicar naquilo que tenho à minha frente".[11] A partir dessas narrações, não pretendemos enaltecer a figura do missionário, pois sabemos que o projeto missionário pregoava a cultura branca e cristã em detrimento das culturas locais.

Estermann estabeleceu o primeiro contato com os grupos e seus membros, ocupando-se desde o início da catequese e da "conversão" dos autóctones. Em suas palavras, um "apaixonado não conta nem horas nem dias. Os dias parecem-lhes minutos, os anos parecem dias".[12] E foi movido por essa dinâmica que Estermann passou quatro anos na missão da Mupa, catequisando e participando das viagens missionárias.

Segundo Valente, até então, Mupa era a única missão católica do Cuanhama. A oeste da Mupa, encontravam-se diferentes gentes, perto das margens do Cunene, como os va-handa e núcleos de pigmeus. Os missionários se aproximaram desses povos com a finalidade de introduzir a mensagem do Evangelho, ao mesmo tempo que desejavam desenvolver estudos e pesquisas acerca de seus hábitos e costumes.

A primeira ação de Estermann deveria ser a de aproximar-se das culturas e sociedades locais para ter um conhecimento amplo, não só das pessoas, mas também dos ambientes e de suas plantas. Nesse sentido, os missionários teriam propriedade para falar da história e da cultura dos povos do sudoeste angolano e, a partir desses aspectos, ganhar-lhes a confiança e atuar no projeto missionário, pois: "Ciência impele à ciência. [...] E que, ser missionário envolve o conhecimento geral e completo, na medida do possível, dos povos a evangelizar, da vida que levam e do ambiente em que vivem".[13]

Estermann, quando pensado a partir de suas produções etnográficas, ganhara notoriedade e reconhecimento por parte das instituições. Graças à sua produção científica, os responsáveis pela promoção cultural e científica da época, suas pesquisas atravessaram os distritos do sul e chegaram ao alcance do Instituto de Investigação Científica de Angola (IICA), com sede em Luanda, tornando-se membro-colaborador da Divisão de Etnologia e Etnografia.[14]

O reconhecimento de Estermann não foi apenas em Angola, mas também em Portugal, onde se realizaram homenagens a seu favor, como constam os registros coloniais e da própria Congregação dos Espiritanos. Como observa o historiador Josivaldo Pires de Oliveira, "[i]sto denota a inserção do missionário espiritano na vida intelectual e política de Angola no período em questão".[15]

Participavam desses encontros tanto políticos quanto os administradores locais, os quais mantinham relações próximas com Estermann e o estimavam por suas obras missionárias e etnográficas. Nesses momentos, o padre fazia uso da palavra e reafirmava sua dedicação e seu empenho em produzir conhecimento sobre as populações locais — algo que, como vimos, ele considerava imprescindível para o bom desempenho de seu trabalho missionário.

Ao se aproximar dos grupos e de suas culturas, Estermann confessava que os encontros eram marcados por "receptividade", pois quando os missionários chegavam às localidades, havia todo um ritual para recepcioná-los. Segundo Oliveira, "[a]s visitas dos missionários eram acompanhadas de um cerimonial de boas-vindas que incluía cânticos, vivas e discursos".[16]

Ressaltamos, contudo, que o conhecimento dos aspectos socioculturais e típicos dos grupos autóctones, obtido pelos missionários, seria utilizado como dispositivo de subalternidade e dominação europeia sobre as sociedades endógenas do sudoeste angolano e seus respectivos territórios.

É preciso enfatizar que as missões católicas e seus fins proselitistas também estiveram coadunados com os objetivos civilizacionais, aqueles de moldar os grupos conforme os princípios ideológicos europeus, cujas identidades e culturas das sociedades do sudoeste angolano foram representadas por meio do olhar do missionário/colonizador.

Portanto, temos, de um lado, o sistema de colonização perverso e injusto e, do outro, um projeto missionário que comungava das ideologias eurocêntricas e etnocêntricas, dedicado a dominar as populações locais através do discurso de alteridade e de cristianização — um projeto que, pensado na perspectiva exógena, procurava transformar as comunidades e seus membros em subalternos pacíficos e dóceis.

Os ovimbundos, por exemplo, foram descritos nas obras espiritanas como povos profundamente amáveis, acolhedores e abertos à evangelização. Porém há de se questionar até que ponto o ambiente amistoso fora posto pelo grupo e/ou (im)posto pelo poder colonial português, uma vez que, nos ambientes colonizados, seus habitantes não tinham o direito de se manifestar e partilhar suas histórias, seus costumes e saberes culturais.

Foi nesse contexto que os missionários de maneira geral, assim como Estermann, valeram-se de instrumentos e estratégias de aproximação. Com o conhecimento dos costumes locais, identificaram o *onjango* como um ambiente propício para desenvolver as atividades missionárias e se aproximar dos grupos.

As etnografias do começo do século XX apresentaram o *onjango* como o lugar que ocupava centralidade na vida da comunidade. Destacava-se por ser o espaço da sociabilidade masculina, também local sagrado para as famílias. Após as refeições cotidianas, os grupos se encontravam para o momento de afabilidades, em que o ato de contar histórias caracterizava o *onjango*.[17]

Cremos que o movimento missionário e a atuação de Estermann nos diferentes âmbitos do contexto do sudoeste angolano, assim como sua participação na vida cotidiana dos grupos, estiveram amparados pelos privilégios concedidos pelo governo português aos missionários católicos, fato que favoreceu a expansão e a ação evangelizadora dos missionários espiritanos.

Carlos Estermann: um missionário etnólogo

Durante sua permanência no sudoeste de Angola, Estermann produziu três volumes etnográficos, intitulados *Etnografia do sudoeste de Angola* (1957, 1960 e 1961). Outro acontecimento relevante na vida de Estermann teve lugar entre os anos de 1935 e 1938, quando ele acompanhou e orientou o trabalho de Elmano Cunha e Costa, uma expedição fotográfica na província de Huíla.

Pensando um pouco sobre as fotografias e seus significados em determinado contexto sociocultural, podemos dizer que as imagens são representações, suportes concretos que nos falam sobre espaços e situações pontuais, um recurso que permite às pessoas expressar sentimentos e se comunicar através do tempo. Conforme Edson Dias Ferreira, que pesquisa as relações entre fotografia, memória coletiva e etnicidade, "a fotografia situa as pessoas no nível emocional da lembrança de um acontecimento, ou mesmo, na vontade manifesta de vivenciar a ação".[18]

A coleção fotográfica realizada por Cunha e Costa teve a participação de Estermann; o convite dirigido ao missionário contou com o vasto conhecimento que ele tinha acerca dos povos e das culturas locais. Além do domínio das línguas locais e da influência que exercia entre os grupos sociais do sudoeste angolano, como apontam Cláudia Castelo e Catarina Mateus, "o padre se dedicava à parte etnográfica, observando as práticas quotidianas, conversando com os 'nativos' e tomando apontamentos no seu caderno de campo".[19]

Estermann e Cunha e Costa pretendiam publicar um álbum etnográfico de Angola. Esse trabalho incluiria uma centena de gravuras, com legendas em quatro idiomas e um texto bilingue: português e francês, que serviria como introdução e explicação dos respectivos capítulos.

Apesar do empenho de ambos, não foi possível concretizar tal objetivo, pois o poder colonial português não demonstrou interesse em custear a publicação das fotos; assim, o propósito do etnólogo e fotógrafo não se realizou. Contudo, em 1941, Estermann e Cunha e Costa publicaram outra obra, o livro *Os negros*.

De acordo com Castelo e Mateus, trata-se de um livro desproporcional e incongruente. Os três primeiros capítulos, "Bochimanes", "Corocas e cuissis" e "A tríbu cuanhama", foram assinados por Estermann, sendo os demais, de "Raças e tríbus indígenas de Angola" até "Os camaxis", da responsabilidade de Cunha e Costa. Nessa obra, foram reproduzidas apenas dez fotografias.[20]

Ao escrever um artigo sobre os bochimanes do sudoeste de Angola, publicado no *Boletim Cultural*, da Câmara de Sá da Bandeira, em 1974, Estermann faz referência ao trabalho realizado com Cunha e Costa e ressalta que, de tudo o que se observou em diversos sítios, tiraram-se centenas de fotografias e tomaram-se páginas de apontamentos. Infelizmente, e malgrado os seus autores, o álbum não veio a lume. O texto introdutório referente à parte dos bochimanes foi publicado como primeiro capítulo, por iniciativa de Cunha e Costa, num pequeno volume intitulado *Os negros* (1941). Contudo, como as imagens não acompanharam a descrição a elas relacionadas, ficando separados, assim, dois elementos destinados a andar juntos e unidos, tem-se a impressão de um escrito mal concebido e redigido.[21]

Como é possível observar, Estermann apresentou certo descontentamento perante a atividade fotográfica e a forma como ela foi tratada, tendo em vista que todo o trabalho desenvolvido por ele e Cunha e Costa fora publicado de modo eventual e à sua revelia diante das circunstâncias (im)postas pelo poder colonial da época. A intenção de Cunha e Costa, em sua parceria com Carlos Estermann, era publicar um álbum com fotografias e textos bilíngues. Infelizmente e por razões ainda desconhecidas, o álbum não foi publicado.[22]

Apresentamos algumas fotos que fazem parte do trabalho fotográfico realizado por Cunha e Costa e acompanhado por Estermann, intitulado "Etnografia angolana" (1935-1939). Nestas imagens, é possível observar o conhecimento que ambos possuíam acerca dos habitantes locais.

As fotografias compõem uma coleção criada e pensada com a finalidade de elaborar um inventário etnográfico dos 58 grupos "étnicos" de Angola, destacando seu ambiente natural e social, envolvido por atividades do dia a dia, festas e ritos de passagem, dentre outros. Essa realidade, como observam Castelo e Mateus, "distancia-se da

Figura 1 — Dança da circuncisão, Luimbes

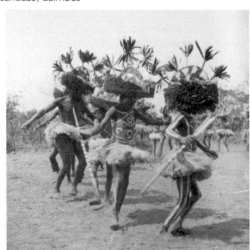

Fonte: Arquivo Histórico Ultramarino, IICT, ECC/NC5519, ID12722.[23]

fotografia dos antropólogos físicos de finais do século XIX e início do século XX e das suas práticas mais coercivas".[24]

A foto anterior mostra um tipo de dança realizada por um dos grupos do sudoeste de Angola, após o rito de circuncisão; "os fotografados grafados eram colonizados de várias etnias, reduzidos a espécimes representativos – sem direito a serem identificados pelo seu nome próprio nas legendas das fotografias".[25]

Entende-se que essa coleção tinha como propósito expor a realidade cotidiana das comunidades retratadas, possibilitando aos leitores e observadores da obra uma visão do contexto encontrado pelos produtores das imagens no sudoeste angolano. Assim, constitui fonte iconográfica, apresentando a diversidade social, cultural e humana daquelas populações. Entretanto, diante do contexto colonial, as fotografias foram usadas para classificar e rotular os grupos populacionais angolanos em categorias que justificavam a dominação colonizadora.

Figura 2 — Tipo feminino, quipungos. Província da Huíla, Angola (1935-1939)

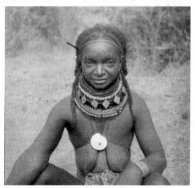

Fonte: Arquivo Histórico Ultramarino, IICT, ECC/NC6683, ID13811.[26]

A imagem registrada por Cunha e Costa nos faz pensar no contexto eurocêntrico e nos mecanismos de hierarquização racial e de gênero construídos a partir do conceito de "raça", utilizados pelo homem branco para subjugar as mulheres negras, bem como os grupos endógenos. A foto mostra um traço identitário presente no penteado e no adorno do cabelo da mulher angolana. Podemos dizer que é a partir dessas categorias que as sociedades endógenas marcam o ciclo e a fase de vida de seus membros, bem como a condição que cada um ocupa no nível social, percebida através de penteados e adornos realizados tanto nos homens quanto nas mulheres.

É possível perceber, nas imagens capturadas, que Cunha e Costa tinha conhecimentos técnicos de fotografia (dos equipamentos, dos filmes, de revelação, de conservação etc.), habilidades que também demonstrou em alguns textos que produziu acerca de sua prática fotográfica. Como explicara em um artigo que publicara, "um documentário fotográfico como aquele que realizou em Angola, capaz de captar os traços da 'inconfundível personalidade' dos retratados", implicava "[t]rabalho metodológico, moroso, paciente de devoção", e "demanda[va] estudo teórico, fervorosa aplicação prática, e naturalmente sensibilidade artística".[27]

Manifestava, assim, sua competência em fotografar. Sua prática fotográfica conseguia transmitir certa sensibilidade ao receptor ao apresentar alguns traços e características típicos dos diferentes grupos do território angolano.

Figura 3 — Fumando cânhamo, bochimanes, Angola (1935-1939)

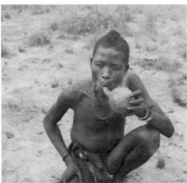

Fonte: Arquivo Histórico Ultramarino, IICT, ECC/NC874, ID8285.[28]

Temos, por exemplo, o homem do grupo dos bochimanes fumando cânhamo e a exposição de um tipo de penteado entre as mulheres cuanhamas, habitantes do sul de Angola e norte da Namíbia, território africano.

Os penteados são traços de identificação para homens e mulheres no contexto sociocultural e religioso, tendo em vista que, como mencionamos anteriormente, cada fase etária é assinalada por uma forma distinta de arrumar os cabelos. Esses hábitos e práticas caracterizam a cultura dessas comunidades, conforme conhecimento acessado por Estermann através de seus informantes e pelo próprio contato com os grupos observados.

Estermann, apesar de não ser fotógrafo, de não possuir técnica para tal ação, fez algumas fotos, atendendo ao convite de Cunha e Costa. Essa experiência e atuação do etnólogo no campo fotográfico nos faz pensar quanto ele soube aproveitar as imagens produzidas na época para usar em suas produções, uma interação entre ciência, fotografia e etnografia.

O reconhecimento de Estermann ganhou espaço para além do campo da missionação. Nas palavras de Iracema Dulley, o missionário tornou-se "uma figura bastante popular em Angola e Portugal, sendo conhecido não só por causa de seu trabalho de

Figura 4 — Penteado, cuanhamas, Angola (1935-1939)

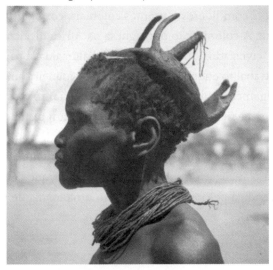

Fonte: Arquivo Histórico Ultramarino, IICT, ECC/NC7901, ID150007.[29]

evangelização, mas também por seus artigos de etnologia no meio acadêmico francês, inglês, americano e alemão".[30]

Nesse sentido, compreende-se que o universo intelectual do missionário e sua participação na vida sociocultural dos grupos do sudoeste de Angola foram fatores determinantes para torná-lo um renomado etnólogo, responsável por desenvolver os estudos mais completos acerca das populações locais de Angola. Contudo, sabemos que os grupos por ele observados e classificados, como os nyaneka-nkhumbi, para citar um exemplo, revelam uma dicotomia entre a designação e a verdadeira identidade dos povos endógenos da respectiva região, pois, ao agregá-los, tendeu a uniformizar os costumes e as culturas dos distintos povos.

Silas Fiorotti escreveu que, em 1966, nos últimos dez anos de sua vida, Carlos Estermann se retirou para a missão do Munhino, onde continuou se dedicando aos trabalhos etnográficos. Nas décadas de 1960 e 1970, publicou 23 artigos, colaborando com diversas revistas, como *África*, *Anthropos*, *Portugal em África* e *Ropéene*, entre outras. Em 1976, faleceu no Lubango, aos 80 anos de idade, tendo dedicado 54 anos de sua vida às missões nas regiões do sudoeste de Angola.[31]

Efetivamente, Estermann se destacou no campo missionário porque soube incorporar à sua obra evangelizadora as pesquisas e os estudos etnográficos sobre os povos que desejava catequizar. Ele desenvolveu contato prolongado com os diferentes grupos do sudoeste de Angola, dedicou-se a observá-los e produziu relevantes artigos sobre os diversos aspectos da cultura e dos costumes locais.

Além das relações desenvolvidas com as populações, Estermann manteve relações sociais e diplomáticas com líderes e agentes coloniais, com a finalidade de legitimar sua ação missionária. A colonização portuguesa na África idealizava um projeto missionário de caráter "civilizador", um projeto de subalternidade pautado em ideologias eurocêntricas. Seu trabalho enquanto missionário, de maneira ambígua, trouxe consigo uma série de julgamentos dos valores culturais que tanto quis investigar ao longo de sua vida. Representações e estereótipos não estiveram distantes do olhar do missionário à luz das noções e do ponto de vista religioso. Afirmou com frequência que, mesmo se dedicando com esforço à produção de conhecimento acerca das populações do sudoeste angolano, realizava-o sobretudo com a finalidade de obter saberes para a catequese, compreendida pelo missionário como uma forma de trazer essas populações para a "civilização".

Notas

1 Silas André Fiorotti, *"Conhecer para converter" ou algo mais? Leitura crítica das etnografias missionárias de Henri-Alexandre Junod e Carlos Estermann*. Dissertação (Mestrado em Ciências da Religião) — Universidade Metodista de São Paulo, São Bernardo do Campo, 2012, p. 96.

2 *Idem.*

3 O Acordo Missionário foi um pacto firmado entre a Santa Sé e o governo português com a finalidade de regular as relações entre a Igreja e o Estado, concernentes à vida religiosa no ultramar português.

4 Manuel Nunes Gabriel, *Angola — Cinco séculos de cristianismo*. Queluz: Literal, 1978, p. 441.

5 Iracema Dulley, *Deus é feiticeiro — Prática e disputa nas missões católicas em Angola colonial*. São Paulo: Annablume, 2010, p. 68.

6 Carlos Estermann, "Contribuição dos missionários do Espírito Santo para a exploração científica do sul de Angola". *Boletim Geral das Colônias*, Porto, Ano XVII, n. 196, p. 3-15, out. 1941, p. 13.

7 Elio Chaves Flores, "Nós e eles — Etnia, etnicidade, etnocentrismo". In: Maria de Nazaré Tavares Zenaide, Rosa Maria Godoy Silveira e Lúcia de Fátima Guerra Ferreira (orgs.), *Educando em direitos humanos, v. 2 — Fundamentos culturais*. Paraíba: Editora da UFPB, 2016, p. 29. Disponível em: http://www.cchla.ufpb.br/ncdh/wp-content/uploads/2017/10/EducandoemDH_Vol-2.pdf#page=26. Acesso em: 25 set. 2024.

8 Carlos Estermann *apud* Padre Francisco Valente. "Carlos Estermann: grande missionário e etnólogo do sul de Angola". *Revista Missão Espiritana*, v. 1, n. 1, artigo 9, 2002, p. 69.

9 *Ibidem*, p. 73.

10 *Idem.*

11 *Ibidem*, p. 74.

12 *Idem.*

13 *Ibidem*, p. 67.

14 Josivaldo Pires de Oliveira. "Nos bastidores da Missão: produção de conhecimento e trânsito intelectual do Padre Carlos Estermann na Província de Angola (1935-1970)". In: Delcides Marques; Harley Moreira; Thiago Sampaio (orgs.), *História da África e da Ásia portuguesas — Religião, política e cultura*. Recife: Edupe, 2020, p. 36.

15 *Idem.*

16 Iracema Dulley, *Deus é feiticeiro, op. cit.*, p. 63.

17 *Ibidem*, p. 60.

18 Edson Dias Ferreira, "Imagens da cidade: fé e festa nos janeiros da cidade". In: Marise de Santana; Edson Dias Ferreira; Washington Nascimento, *Luanda & Bahia — Identidades e etnicidades em contextos contemporâneos*. Campinas: Pontes, 2020, p. 120 e 121.

19 Cláudia Castelo e Catarina Mateus, "'Etnografia angolana' (1935-1939): histórias da coleção fotográfica de Elmano Cunha e Costa". In: Felipa Vicente Lowndes (org.), *O império da visão — Fotografia no contexto colonial português (1860-1960)*. Lisboa: Afrontamento, 2014, p. 89.

20 *Ibidem*, p. 95.

21 Carlos Estermann. *Etnografia do sudoeste de Angola — Os povos não-bantos e o grupo étnico dos ambós*. 12. ed. Lisboa: Ministério do Ultramar, 1960, v. 1, p. 10.

22 Cláudia Castelo e Catarina Mateus, "'Etnografia angolana'...", *op. cit.*, p. 95.

23 *apud* Cláudia Castelo e Catarina Mateus, *op. cit.*, p. 94.

24 *Ibidem*, p. 106.

25 *Ibidem*, p. 93-94.

26 *apud* Cláudia Castelo e Catarina Mateus, *op. cit.*, p. 95.

27 *Ibidem*, p. 90.

28 *apud* Cláudia Castelo e Catarina Mateus, *op. cit.*, p. 95.

29 *apud* Cláudia Castelo e Catarina Mateus, *op. cit.*, p. 105.

30 Iracema Dulley, *Deus é feiticeiro*, *op. cit.*, p. 69.

31 Silas André Fiorotti, *"Conhecer para converter..."*, *op. cit.*, p. 96.

8 ALINE SITOÉ DIATTA E A RESISTÊNCIA DIOLA EM CASAMANCE

MARIANA BRACKS FONSECA

Os diolas e a colonização em Casamance

Aline Sitoé Diatta[1] nasceu em torno de 1920 no bairro de Nialou em Kabrousse, Casamance, atual sul do Senegal. Filha de Silossia Diatta e de Asoumeyo Diatta, ambos falecidos quando ela era ainda bem pequena. Aline foi criada por seu tio paterno Eloubaline, com uma vida muito difícil; contudo, foi chamada de "rainha", "Joana D'Arc do Senegal", e hoje é reconhecida como heroína nacional da luta anticolonial.

A biografia de Aline é atravessada pela colonização francesa em Casamance e suas consequências econômicas, políticas e sociais. A partir da trajetória desta jovem, podemos compreender as transformações impostas pelo colonialismo e as possibilidades e estratégias de resistência empreendidas pelas mulheres africanas.

Aline nasceu em uma família agricultora, como era comum a todos os diolas, cuja identidade coletiva liga-se ao cultivo do arroz, atividade econômica que envolve todos os membros da comunidade. O povo diola distingue-se de seus vizinhos mandingas, peuls e uolofes por não terem a sociedade estratificada em castas sociais; ali, todos os membros participam economicamente da vida coletiva, desempenhando ao mesmo tempo as funções de agricultores, extrativistas e artesãos, de forma integrada com os ciclos da natureza. A ética diola é fortemente conectada com o trabalho coletivo em prol da comunidade. As posições de comando político e espiritual não são garantidas por nascimento em uma camada social predefinida, o que chamamos "aristocracia".[2]

Por não apresentarem uma estrutura de poder centralizado, com um chefe que representasse todos os grupos diolas, foram chamados de "povos acéfalos"[3] por historiadores europeus, ideia hoje tida como etnocentrismo e, portanto, equivocada, já que considerava as sociedades com poder centralizado superiores ou mais desenvolvidas. Cada comunidade diola tem seu chefe ou grupo de mais velhos escolhido por princípios de senioridade ou gerontocracia, em que a idade é conjugada com a observância dos valores ancestrais em uma vida digna e honrada. Cada comunidade tem autonomia para tomar suas decisões, mantendo-se distinções históricas entre os diversos grupos que assumem a identidade diola.[4]

A região de Casamance já tinha relações comerciais com os europeus desde o século XV. Em 1645, os portugueses edificaram a feitoria de Ziguinchor, às margens do rio Casamance, para servir ao comércio. Nessa época, os europeus não interferiam diretamente nas dinâmicas políticas, restringiam-se ao comércio e agiam em consonância com os chefes, que se mantinham soberanos e independentes.

No século XVIII e início do XIX, no processo de expansão do império de Kaabu, os diolas tornaram-se alvos das campanhas de aprisionamento de escravos. Devido à ausência de um estado centralizado que unisse as comunidades, eles ficaram impossibilitados de organizar um enfrentamento mais eficaz ao exército fortemente armado de Kaabu.[5] Os anos de escravidão a que foram expostos e a necessidade de refugiarem-se nos mangues foram decisivos na constituição de seus marcadores identitários e nas relações com os europeus, vistos com desconfiança.

A partir de 1817, os franceses ocuparam postos avançados ao sul do Senegal, em busca de produzir produtos tropicais com mão de obra africana.[6] A *maison de commerce* organizava a exploração econômica e ditava as necessidades administrativas da região, criando aparatos institucionais para melhor servir ao comércio exterior. Entre os anos 1830-1840, o amendoim surgiu como a solução para a economia francesa, porém seu cultivo exigia grandes extensões de terra controladas pelas autoridades tradicionais; logo, o projeto colonial desafiava a autonomia e soberania das populações, tanto do litoral quanto do interior.

Em poucos anos, toda a região do que hoje é o Senegal foi tomada por plantações de amendoim, o que implicava desmatamento da vegetação nativa e recrutamento de mão de obra sazonal. A inserção de jovens no plantio, na colheita e no comércio do amendoim transformou, de modo radical, as dinâmicas sociais e econômicas em Casamance, inclusive a vida de nossa protagonista.

Migrações: fratura na cultura diola

Ainda adolescente, Aline migrou para Ziguinchor, zona portuária por onde eram exportadas toneladas de amendoim colhido na África Ocidental Francesa. Aline trabalhava na estiva, carregando pesados sacos para o embarque, sofria humilhações e enfrentava condições de vida degradantes — realidade comum vivida pelos jovens migrantes, diante das imposições e dos maus-tratos dos agentes coloniais.

As migrações são consequência direta da colonização francesa e alteraram sensivelmente o destino de milhares de jovens diolas, que saíam de suas comunidades para trabalhar em subempregos relacionados ao plantio e comércio de "produtos coloniais", sobretudo o amendoim. A migração sazonal atrelada à colheita separava famílias, desorganizava a produção dos gêneros alimentícios e tornava a economia local cada vez mais dependente do comércio internacional.

Após trabalhar alguns anos em Ziguinchor, em 1938, Aline Diatta migrou para Dacar, onde passou a fazer serviço de doméstica para uma família abastada. Como o que recebia era insuficiente, ela complementava a renda vendendo produtos no mercado de Sandaga, no centro da cidade. Essa dupla ocupação nos leva a refletir sobre a superexploração a que as jovens migrantes estavam submetidas. Sabe-se que Aline teve uma filha chamada Gnaoulène, decorrente de um relacionamento com um homem diola que morreu muito jovem em Dacar. A filha teria sido enviada para viver na Gâmbia e não é citada como personagem dos episódios que se seguiram em sua biografia.[7]

Em Dacar, Aline começou a ter visões proféticas, que transformaram seu destino. A primeira delas foi em 1941, quando andava no mercado e ouviu Emitai — o Deus Supremo — chamá-la. As narrativas orais recolhidas por diferentes escritores concordam com o fato de que ela recebeu uma convocação do Ser Superior para salvar seu povo dos efeitos da colonização.[8]

Aqui é importante apresentar os fundamentos da cosmopercepção diola. Emitai é considerado o Deus Criador, "aquele que manda as chuvas". [9] Foi Emitai quem ensinou o cultivo do arroz aos primeiros ancestrais (*stubai sihan*). Esse arroz carregava a força originária com a qual o Deus Supremo se conectava às terras e às comunidades diolas. Emitai ensinou como chamar as chuvas, a partir da obediência a uma série de princípios éticos e comunitários: se todos se esforçassem para plantar o arroz devidamente, Emitai mandaria chuvas e haveria fartura. Portanto, a cooperação coletiva era essencial para o equilíbrio cósmico-atmosférico, o que, por sua vez, garantia o bem-estar comunitário.

A identidade diola é profundamente conectada ao cultivo de arroz. Os diolas são considerados os mais hábeis agricultores de arroz na África. Suas técnicas de preparação e manutenção dos arrozais garantem campos permanentes que conseguem manter a produção ininterrupta por séculos.[10]

As práticas espirituais levam os diolas a acumularem em granários (depósitos de grãos) reservas de arroz que seriam suficientes para suportar dez estações secas. Esse arroz é o principal elemento utilizado em sacrifícios rituais para os ancestrais, junto com o gado e vinho de palma. Também era usado para selar matrimônios e realizar transações comerciais com outros gêneros. A prosperidade das comunidades diolas está vinculada à observação escrupulosa de suas tradições e rituais.[11]

Um diferencial da organização social diola é a ausência de castas e o acesso relativamente igualitário à terra. A riqueza de uma família é medida pelo tamanho de seus celeiros e pelas cabeças de gado que possui, sendo ambos alimentos sagrados de uso ritual.

O sucesso das colheitas dependia da quantidade de chuva. Para driblar as secas, as mulheres diolas desenvolveram técnicas de cruzamentos de mais de 200 espécies de arroz, para obter espécies cada mais resistentes. As mulheres faziam experimentos e trocas de espécies de acordo com as condições meteorológicas: se percebessem que não haveria chuvas abundantes, elas mudavam as táticas e transplantavam para variedades que cresciam mais rápido em campos mais profundos.[12]

A luta contra a seca era o foco central dos ritos religiosos. O ritual *Nyakul Emit,* por exemplo, era conduzido pelas mulheres em épocas de estio, em que elas suplicavam pela fertilidade. Para ter eficácia, o *Nyakul Emit* dependia da presença da comunidade inteira e da total abstenção do trabalho durante sua execução. Assim, as migrações sazonais, que levavam os jovens para lugares distantes das comunidades de origem, afetavam o equilíbrio cósmico-hídrico e, como consequência, as colheitas eram ruins.

Kasila para chamar as chuvas

Para introduzir um novo altar e uma nova forma de clamar pelas chuvas, Emitai ordenou que Aline, naquela primeira visão profética em 1941, saísse do mercado de Sandaga e caminhasse em direção ao oceano Atlântico. Ali, à beira-mar, Emitai ordenou a Aline que cavasse um buraco na areia e deixasse a água entrar nele. Assim, sua missão foi revelada: ela deveria ensinar a seu povo como obter a chuva, o que foi chamado de "caridade do *Kasila*".[13]

A jovem ficou assustada diante da grandiosidade da intimação e não tomou nenhuma atitude. Algumas versões contam que ela foi acometida com uma paralisia, o que foi interpretado como um castigo diante da sua recusa em cumprir as determinações de Emitai. Mas as visões e os sonhos proféticos continuaram a ordená-la a retornar à sua terra natal e ensinar seu povo. De acordo com os relatos colhidos em Casamance por Maria Serrenti, os sonhos lhe diziam:

> Volte para sua aldeia; vá e salve-os da fome. Não tenha medo; nós lhe daremos mais força no caminho de volta. Quando você chegar em Kabrousse, você entrará na floresta e dormirá lá por sete dias.[14]

Finalmente, ela aceitou a missão, temendo a ira de Emitai. De acordo com os relatos orais, quando Aline chegou no porto para pegar o navio para Ziguinchor, o bote principal já tinha partido, mas ela balançou seu lenço no ar e o bote retornou para pegá-la. Essa passagem, narrada por diversos informantes, sinaliza a crença de que ela estava sendo guiada e auxiliada por forças superiores.[15] Verdade ou não, importa-nos entender como as narrativas populares reforçam a participação das forças espirituais na condução da trajetória de Aline, construindo uma tradição oral que reforça a guiança divina nos caminhos percorridos.

Seu retorno a Kabrousse comporta diferentes narrativas. As pessoas entrevistadas por Jean Girard na década de 1960 disseram que ela foi bem recebida por seus conterrâneos, que a essa altura já conheciam seus dons proféticos, somando-se o fato de que Aline [Alinsi tou] fazia parte da primeira "onda de retornados" — os trabalhadores que voltaram para a aldeia após passar um tempo nas cidades — que receberam grande respeito e consideração popular.[16] Já as entrevistas realizadas por Robert Baum entre 1974 e 2012 mostram certa desconfiança por parte de seus familiares, que a julgaram louca. De imediato, ao retornar a Kabrousse, Aline não teria contado a ninguém sobre suas visões, que só foram reveladas após certo tempo.[17]

Os anciãos diolas descreveram a revelação:

> Um dia ela acordou, reuniu a aldeia e anunciou que a cada ano tinha que fazer uma "caridade" [presente], tinha que oferecer a Deus um boi preto em sacrifício, para que houvesse chuva, uma fonte de riqueza. Ela começou a realizar reuniões com o propósito de fazer que seus compatriotas testemunhassem a missão que ela havia recebido. Explicou seus sonhos e justificou a obrigação que tinha de profetizar, como uma ordem imperativa que vinha de Deus, que já a castigara pela primeira vez por sua recusa em atender o chamado — fora atingida com uma claudicação. Começou a fazer sacrifícios de bois pretos e a chuva caiu. Seu nome se espalhou por toda parte.[18]

Em pouco tempo, suas palavras se espalharam para além dos limites geográficos de Casamance. Muitos peregrinos começaram a chegar em Kabrousse, vindos de várias partes do Senegal e da Gâmbia, então controlada pelos ingleses, e da Guiné portuguesa. A maioria deles era de origem diola, mas também mandes, bainouks, manjacos, peuls e uolofes se deslocavam, interessados em conhecer o culto praticado por Aline.

As autoridades coloniais começaram a se preocupar com esses deslocamentos de peregrinos e buscaram conectar o advento da "caridade do *Kasila*" ao aumento da agitação popular na Baixa Casamance. Crescia o número de aldeias que se recusavam a aceitar as ordens coloniais, principalmente em relação ao recrutamento forçado de jovens para servir na Segunda Guerra Mundial e ao pagamento de impostos, que se traduziam no confisco compulsório de arroz e gado, ambos elementos sagrados para os diolas.

É preciso explicar como a presença colonial francesa desorganizou o modo de viver e produzir do povo diola. A começar pela "taxa laboral" — trabalho compulsório imposto pelo uso da força militar, que obrigava os homens a trabalharem nos campos de amendoim para exportação. Essa imposição foi quase sempre acompanhada de resistência popular; são vários os registros de sublevação de comunidades por não a aceitarem.[19]

Os impactos da Segunda Guerra Mundial em Casamance

O recrutamento militar obrigatório foi uma das principais causas de descontentamento e motins na década de 1940. Como deveríamos saber, as linhas de frente do exército francês eram compostas sobretudo por soldados recrutados nas colônias africanas, além daqueles que compunham a tropa de elite chamada "atiradores senegaleses" (*tirailleur sénégalais*), destacamento militar criado em 1857 para servir ao império colonial francês. Apesar do nome, esse destacamento era composto por africanos de diversas nacionalidades, que passavam por alto treinamento militar.

A experiência da Primeira Guerra Mundial havia sido devastadora para os diolas. Muitos perderam seus filhos sem jamais poderem enterrá-los nas terras de seus ancestrais, o que, de acordo com sua filosofia, coloca o espírito em sofrimento prologando e rompe com os ciclos de vida e morte, basilares da sua cosmologia.[20] A derrota do pelotão de Bignona, em novembro de 1914, marcou sobremaneira a memória da região.[21]

O período entreguerras foi extremamente conturbado no Senegal. O governo colonial aumentou sua presença efetiva, com censura à imprensa e grande discriminação aos africanos. Com a eclosão da Segunda Guerra, a situação se agravou:

> As autoridades francesas revogaram as instituições representativas do Senegal, limitaram as liberdades individuais, sobrecarregaram as penas, reforçaram as obras obrigatórias e forçaram os camponeses a entregar sua colheita quase completamente ao exército. [...] Durante toda a guerra, eles continuaram a fornecer fuzileiros para o exército francês.[22]

A recusa em lutar em uma guerra que não era deles levou vários jovens a migrarem para a Gâmbia inglesa ou para a Guiné portuguesa no início da década de 1940. Em algumas cidades, a população chegou a pegar em armas para enfrentar os agentes coloniais que iam fazer o recrutamento militar forçado. Localidades como Esulalu, Huluf e Ediamat fecharam-se completamente aos estrangeiros, sobretudo ao trabalho dos missionários.[23]

Apesar da resistência, apenas no primeiro ano da Segunda Guerra, 18 mil pessoas da África Ocidental Francesa foram enviadas para lutar no norte da África ou na Europa. Além do amplo uso de soldados africanos na guerra, as colônias africanas eram obrigadas a fornecer toneladas de alimentos para a alimentação das tropas, o que os colocava em situação de insegurança alimentar.

Progressivamente, aumentava a resistência ao recrutamento militar, tornando-se cada vez mais organizada e articulada. No recrutamento de 1941, apenas 80% dos mandingas, 50% dos diolas e 40% dos fulas que receberam a chamada às armas realmente se apresentaram. Em Oussouye, o descumprimento das ordens coloniais preocupou a França: apenas 20% dos homens se apresentaram.[24]

Outro ponto importante para se compreender as imposições coloniais é a tributação abusiva. A população de Casamance estava submetida ao pagamento de cinco impostos sobre a prata, o mel, a borracha, o arroz e o gado, além de outras obrigações, como a caça às moscas tsé-tsé, que deveriam ser capturadas vivas e levadas às autoridades coloniais dentro de garrafas.

Camponeses, trabalhadores e comerciantes começaram a sentir, cada vez mais fortes, os efeitos da guerra, que impactavam tanto o meio urbano como o rural. Além das campanhas de recrutamento forçado, começou a ocorrer falta generalizada de alimentos. A política econômica colonial havia favorecido a produção de safras para exportação — com o amendoim em primeiro lugar —, e retirava os agricultores do cultivo de alimentos que sustentavam a população.

A França havia adotado uma espécie de política econômica geral das colônias: cada uma delas deveria produzir uma cultura específica, que servisse para alimentar a demanda da metrópole e de outras colônias. Nesse plano, todo o arroz consumido viria da Indochina, enquanto o Senegal se especializava na produção de amendoim.[25] Culturas como milho, sorgo e arroz foram relegadas a uma posição marginal na produção agrícola, e a população dependia das importações para satisfazer suas necessidades. Quando começou a Segunda Guerra, o Senegal dependia da importação de 50% dos gêneros alimentares que consumia, sobretudo de arroz, apesar de historicamente ter sido produtor desse gênero.[26]

O bloqueio das comunicações e dos suprimentos via metrópole em decorrência da guerra impôs um plano de emergência:

> A administração teve que enfrentar de repente uma situação delicada e teve que se esforçar para adquirir na mesma colônia os produtos necessários para o sustento da população, com detalhe que das cidades que sofreram severamente a falta de comida. A este respeito, apelou às regiões onde havia uma cultura forte de produção de víveres e era capaz de fornecer as fontes necessárias. Ora, Casamance era considerada o celeiro de arroz do Senegal.[27]

Foi nesse ponto que o administrador sênior nomeado pelo governo de Vichy, o tenente-coronel Sajous, soube que os celeiros diolas mantinham reservas de arroz para mais de 20 anos.

A exigência do pagamento em arroz e em gado levou os diolas a grande indignação, provocando vários levantes populares, seguidos de violenta repressão por parte do governo francês. Os primeiros confrontos ocorreram na região de Oussouye. Em outubro, o rei Sirandefou, de Mlomp, recusou-se a entregar 85 bois ao governo francês e foi aprisionado em Ziguinchor, assim como o chefe de Ebrouwaye, Enyakaway Sambou. Até o *oeyi* (chefe espiritual, rei-sacerdote) de Mlomp, Serondépou, foi aprisionado, o que desrespeitava uma série de tabus importantes para um *oeyi*: ele não podia dormir fora de sua casa ou comer comidas que não fossem preparadas de forma ritual, entre outros. Serondépou sempre fora amistoso e receptivo com os missionários franceses — razão pela qual por vezes era criticado por sua comunidade —, e aquela prisão significou traição à comunidade, que recolheu grande número de bois para pagar o resgate do seu sacerdote mais importante, visto que a quebra dos tabus poderia trazer consequências desastrosas para todo o povo.[28]

Os franceses utilizaram de meios cruéis, como expor os chefes ao sol, privados de comida e água, até que se pagassem os tributos exigidos: quantidades enormes de gado e arroz, que representavam quase o total de alimentos da comunidade, ou a vila inteira seria queimada.[29] Em 7 de novembro de 1942, um militar africano a serviço do colonialismo francês, durante o recrutamento em uma aldeia, matou um homem diola. Esse fato gerou um grande tumulto, em que uma multidão cercou os oficiais e exigiu a retirada do colonizador daquelas terras.

O crescimento das religiões estrangeiras — o islã e o cristianismo — também era apontado como fator de descontentamento de Emitai, logo, das consequentes secas. Os missionários cristãos e mulçumanos muitas vezes impediam a participação de seus fiéis nos ritos tradicionais — condenados como heresia —, e isso interferia diretamente no regime pluvial.

O abandono dos métodos de cultivo legado pelos ancestrais também era razão das secas. Cada vez mais os jovens deixavam de participar do plantio e da colheita do arroz para servir nos campos de amendoim, rompendo com os princípios comunitários. Além disso, o amendoim requeria a derrubada maciça da floresta — espaço sagrado onde habitavam os *boekin* (espíritos da natureza) e onde eram erguidos os altares.

O arroz asiático (*Oryza sativa*) foi introduzido na região pelos europeus, porém era bem menos resistente a pragas e a secas do que o arroz domesticado pela primeira vez na África Ocidental, o *Oryza glaberrima*. A espécie asiática chegou a ser plantada para o consumo e para o comércio, mas jamais para o uso ritual entre os diolas. Certamente Emitai se irritou ao ver seu povo se distanciando das técnicas agrícolas que lhe foram dadas como presente.[30]

Outra "lei" diola que estava sendo desmantelada era a observância ao *Huyaye/ Huyiuy* — o dia "sabático", de descanso obrigatório da terra, em que não se podia cultivar os campos. A semana diola é composta por seis dias, sendo o último o "dia real", em que toda a comunidade se reunia para cantar, dançar e louvar a Emitai. A economia colonial não respeitava esse descanso, obrigando ao trabalho nesse dia, além de impor sua divisão de tempo com a semana de sete dias.

Em suma, o colonialismo afetava por diversas formas o equilíbrio social-cósmico estabelecido por Emitai, e as prolongadas secas seriam um castigo pela desobediência aos preceitos fundamentais instituídos. Para restaurar o equilíbrio e os valores diolas, Emitai começou a se comunicar com Aline Sitoé Diatta, que ficou conhecida como intermediária, porta-voz, mensageira dos céus, enviada do Deus Supremo, Emitai *dabognol*.

Naquele contexto de intensa agitação social, Aline ensinava muito mais do que uma nova forma de rezar para a chuva: ela oferecia um significado para entender a crise dos anos de guerra.[31] Seus ensinamentos mostravam uma forma de restaurar a identidade comunitária. Para a profetisa, havia conexão entre a perda de autonomia de Casamance e as inovações agrícolas introduzidas pelos franceses — que desrespeitavam os fundamentos sagrados legados pelos ancestrais, e isso gerava fome, miséria, guerras.

Aline baseava seus ensinamentos em uma renovação das tradições, que eram por ela interpretadas de acordo com as revelações que recebia diretamente de Emitai. No curto período em que pregou, ela remodelou a religião ancestral *awasena* e as bases da identidade comunitária diola.

Em seus sonhos, Aline recebeu instruções para construir dois santuários: *Houssahara* e *Kasila*. O *Houssahara* dependia do dom de ver e se comunicar com o mundo espiritual. Essa habilidade não poderia ser ensinada, dependia de faculdades inatas e da escolha de Emitai, mas o povo poderia assistir Aline conversando com *Houssahara*. O altar consistia em alguns potes, três xícaras, uma concha, uma faca e uma lança. Ao chamar a chuva, Aline desenhava um círculo no chão e colocava a faca entre dois potes. Ela derramava libações de água fresca no chão por duas vezes, então virava um dos potes de cabeça para baixo, bebia um pouco da água e virava as xícaras com a face para cima. Depois, pegava a lança e a fazia rodopiar em suas mãos. Ela segurava a faca e a concha na mão esquerda, então derramava a libação pela terceira vez e afundava a faca no chão. Por fim, fazia um movimento a Emitai, e a chuva começava a cair. Assim que a chuva descia dos céus, ela colocava sua lança nos potes, pegava a faca e sacrificava uma galinha, cujo sangue era derramado no mesmo local em que as libações foram postas.[32]

O *Kasila* era um antigo rito dos diolas ediamat, mas que havia sido abandonado. Como parte de seu projeto de revitalização das tradições diolas, Aline foi ordenada a disseminar a "caridade" do *Kasila* em todos os vilarejos, como forma de pedir as chuvas a Emitai. Ela passou instruções pormenorizadas para todos aqueles que desejavam fazer o *Kasila*, ensinava os tipos de orações, os métodos dos sacrifícios e as formas de distribuir a carne: cada comunidade deveria construir seus altares e sacrificar um touro preto a Emitai, porque apenas as nuvens pretas trazem a chuva. Os sacerdotes do *Kasila* eram escolhidos por divinação e não recebiam nenhum pagamento para isso, a não ser os chifres do gado sacrificado. Não havia distinção entre homens, mulheres, jovens, velhos: todos recebiam a mesma quantidade de carne. Toda a comunidade deveria comer junto e permanecer no local do altar durante seis dias seguidos, nos quais não poderia haver trabalhos agrícolas. Nesses dias, todos dormiam juntos em uma praça pública (não era permitido entrar em casa alguma) e assim celebravam a unidade da comunidade. Durante o *Kasila*, só podiam comer o arroz ancestral. Depois de comer, cantavam e dançavam músicas ensinadas por Aline. Normalmente, as chuvas caiam durante a execução das músicas:

> *Kasila ho!*
> *Ata-Emit ho!*[33]

> *Oh Deus!*
> *Cada pessoa fala de Deus, de você o criador*
> *Realmente, é uma pena que todas essas pessoas não queiram respeitar suas palavras,*
> *E, no entanto, a cada dia, ouço falar*
> *Eu vejo algumas pessoas que pela boca proclamam o poder de Deus*
> *que aqueles que não respeitam suas ordens, devem tomar cuidado.*[34]

> *Todas as mulheres da família disseram*
> *que um idiota se encarregou do fetiche*
> *aí está, muito feliz*
> *tudo de repente, nós ouvimos o trovão alto no céu*
> *estamos todos com muita pressa para pegar nossa canoa.*
> *Os franceses estão se aproximando*
> *Aí é que o arroz é jogado pra todo lado*
> *Existe o pássaro que voou alto entre as nuvens e o céu.*
> *Oh, "Deus", nos perdoe.*
> *Dá-nos água, graças à nossa "caridade"*
> *Porque os franceses nos mergulharam*
> *em fome.*

Um fundamento importante para o sucesso do *Kasila* era a necessidade de reunir toda a comunidade, incluindo aqueles que haviam migrado para trabalhar. Assim, a estrutura ritual do *Kasila* contribuía para restaurar o senso comunitário, que estava sendo altamente perturbado pelo colonialismo.

Em agosto de 1942, bem pouco tempo depois que Aline começou a ensinar, o governador-geral da África Ocidental Francesa ordenou ao coronel Sajous:

> Siga a questão de perto. Se a influência dessa mulher estava diminuindo [era recomendável] deixá-la em paz em sua aldeia, sempre mostrando, através de visitas frequentes, que a administração a controlava e monitorava. [35]

As notícias dos poderes espirituais de Aline atravessam regiões, chegando desde o norte do Senegal até a Guiné portuguesa, passando pela Gâmbia. Vários vilarejos sacrificaram mais de 150 bois em honra a Emitai, em 1942. Naquele setembro, a seca acabou. As chuvas foram abundantes como nunca se vira antes, e as colheitas que se seguiram foram as mais prósperas das últimas décadas.

Houve intensa discussão entre as autoridades coloniais, que consultavam os missionários e as lideranças cooptadas, para compreender o grau de perigo que Aline representava. O bispo Faye afirmou que ela era "uma mulher deficiente que não parece ter visões políticas".[36] Ainda que alguns sustentassem que a atuação da sacerdotisa se restringia ao plano religioso, a injustiça do sistema colonial — que feria os modos de existência do povo diola, dessacralizava sua cultura e a transformava em mercadoria — conectava as lutas sociais, econômicas e espirituais.

Com o sucesso das chuvas, a fama de Aline aumentou e, em outubro, o governador do Senegal recomendou uma atitude mais dura a Sajous. O ambiente era extremamente favorável a levantes populares, já que a imposição armada e a supervigilância exercida pelos franceses geravam um clima de constante instabilidade política. A administração colonial via Aline como liderança que ameaçava os interesses franceses e tratou de silenciá-la imediatamente:

> Se a influência da profetisa aumentar, trazendo uma situação embaraçosa para as autoridades, estas terão o dever de proceder a uma brutal detenção da mulher, seu transporte imediato a Ziguinchor e depois a Tambacounda, onde mais tarde seria retirada da colônia.[37]

A partir dessas cartas, destacamos dois elementos importantes: primeiro, a administração traçou *a priori* a estratégia de usar um "punho de ferro" diante de uma nova agitação — como já era prática, chamada (sarcasticamente) de "pacificação", por meio da prisão ou execução sumária das lideranças anticoloniais. Em segundo lugar, vê-se que as autoridades coloniais haviam assumido um nexo causal entre o advento da "rainha" e a mobilização popular. Isso se deveu principalmente ao fato de Aline Sitoé pedir a seus seguidores que abandonassem o cultivo do amendoim para retornar à cultura tradicional de arroz, naquela altura proibida pelos franceses. Para a administração colonial, Aline estava no centro das revoltas em Casamance:

> Se a tranquilidade pública da região não é propriamente perturbada, é fato que, tendo em conta a questionável autoridade de Ansioutouée (*sic*), corre o risco de se tornar subitamente objeto de novas fantasias que a visionária poderá inventar de um dia para o outro.[38]

A documentação oficial revela o temor das autoridades francesas diante da religião tradicional *awasena* e seu potencial para ativar a resistência popular. No início do ano de 1943, o governador do Senegal observou:

> [...] esta visionária não é a primeira mulher que criou ou tentou criar uma seita religiosa independente em Baixa Casamance. [...] Essas populações rudimentares de Baixa Casamance são muito sensíveis a tais movimentos; a influência desta visionária poderia desaparecer muito rapidamente. [...] Mas nos tempos difíceis em que vivemos, poderia acontecer que, ao contrário, a influência das asas da visionária aumentasse, e porque não poderíamos tolerar uma ameaça à nossa autoridade, fui levado a dar as ordens necessárias ao coronel Sajous.[39]

Algumas fontes coloniais e depoimentos locais argumentam que Aline também pediu resistência contra o recrutamento, aconselhou a não pagar o imposto e até pediu resistência armada contra os franceses.[40] O administrador Picandet, numa carta ao governador do Senegal, afirma que: "[...] era inquestionável que Alinitué (*sic*) usava sua influência para desaconselhar pagar o imposto ou não fazer serviço militar".[41]

Um comerciante mandinga que conheceu Aline relatou que a profetisa anunciou: "O tempo do homem branco está acabando. Vocês não podem vender arroz. O homem branco irá embora". Quando essa informação chegou aos ouvidos dos franceses, Aline passou a ser entendida como a liderança de um movimento anticolonial.[42]

Tété Diadhiou, um colaborador de origem diola na administração de Ziguinchor, aconselhou prudência ao governo colonial e propôs realizar uma excursão de reconhecimento na área de Kabrousse para verificar a natureza do movimento de Aline Sitoé.[43]

No entanto, em janeiro de 1943, quando Diadhiou estava realizando sua patrulha, a situação se alterou na área de Effok durante uma campanha de vacinação. A população entendeu que a chegada da equipe médica francesa era uma tentativa de contagem da população para cobrança de impostos disfarçada e reagiu ao assédio de uma enfermeira mandê, expulsando os médicos. A elevação popular fez que o governo enviasse tropas para vasculhar a aldeia. Segundo relatos, os franceses encontraram a aldeia vazia, pois mulheres, crianças e idosos haviam migrado para a Guiné portuguesa.[44] Apenas os guerreiros ficaram escondidos, esperando pelas tropas coloniais, às quais acometeram de surpresa com emboscadas pela floresta.

A vitória em Effok levou à extensão da revolta a grande parte da Baixa Casamance. Nesse ponto, a administração decidiu reagir, especialmente quando encontraram em Effok uma sacerdotisa que confessara ser discípula de Aline Sitoé. Por entenderem que as influências desta já se alastravam por toda a região, decidiram prendê-la. No dia 29 de janeiro, uma equipe militar saiu em direção a Kabrousse.

Quando chegou o coronel Sajous, muitos anciãos lhe pediram para não prender Aline, argumentando que ela não merecia nada daquilo. Ela não estava na vila, mas ninguém informou sua verdadeira localização; disseram que estava recolhida na Casa de Menstruação, local escondido no meio da floresta, interdito aos homens. Um dos guias que acompanhavam Sajous, um muçulmano chamado Ibu Konté, chefe da vila de Efissao, pensou ter visto Aline fugir. Era madrugada escura, dispararam e mataram outra mulher.

Ao ouvir o barulho do tiro, Aline apareceu. Sajous imediatamente a golpeou e a jogou no chão. O coronel prendeu Aline, sua família inteira e mais todos aqueles suspeitos de a terem ajudado. Não houve enfrentamento armado, mas muitos fugiram por entre mangues e florestas, em direção à Guiné portuguesa.

Roché especifica que esse episódio se deu na madrugada de 31 de janeiro de 1943, e que Aline se apresentou "apoiada em bengalas por causa de uma enfermidade congênita, veio se render aos franceses para evitar derramamento de sangue".[45]

Narrativas orais que circulam pela região contam:

> Quando os soldados chegaram a Kabrousse, cercaram as casas. As pessoas da aldeia saíram e todas se reuniram em um só lugar. O líder dos homens brancos perguntou quem era uma certa Aline Sitoé, que teve a coragem de ordenar para não crescer mais amendoim. Uma mulher apressou-se e disse: "Sou eu!" Outra respondeu: "Não, ela mente, sou eu!" Quando Aline Sitoé saiu da aldeia, ela disse a eles: "Estou saindo, mas meu espírito fica aqui, não esqueça o que eu te ensinei".[46]

Ao chegarem em Ziguinchor, muitos dos apreendidos foram liberados, mas Aline e cerca de 20 seguidores foram processados. Antes do julgamento, Sajous escreveu um relatório:

A primeira Inteligência [serviço de inteligência colonial] confirmou que uma mulher chamada Aline-sitoué, vivendo em Mosssor, a vila de Kabrousse mais a Oeste, tinha acumulado uma influência séria e oculta sobre os nativos do círculo de Zinguinchor, dizendo que ela era inspirada por um Deus, ela fundou uma religião em que estes são os pontos essenciais da doutrina: A chuva, sem a qual não há boas colheitas, não irá chover até que sigam minhas ordens. Estas ordens eu recebi de Deus a quem eu vejo todas as noites por um longo tempo e que me castigou com desabilidades porque eu tive medo por muito tempo de falar com o povo em Seu nome. Todos que não me obedecerem, quem eu identificar, será castigado por Deus. Observem um dia de descanso a cada cinco dias e não mais um dia da semana fixado pelos cristãos ou muçulmanos. Façam uma grande "caridade", um termo que não significa a mesma coisa como nas religiões maiores, mas tem uma forma egoísta. Os nativos têm que sacrificar gado e levar a ela evidências disto, como peças de carne e os chifres, destinados a decorar sua casa, alguns porcos, e devem levar arroz, mel, tabaco e peças de roupas assim ela era bem-vestida.

A veracidade das informações contidas neste relatório é questionável. Nenhuma outra fonte informa que Aline recebia presentes como porcos e tabaco. Também não é costume entre os diolas se deslocarem com peças de carne devido ao medo do *Kussanga,* uma sociedade secreta de antropógafos.[47]

Hubert Deschamps, recém-empossado como governador do Senegal, encontrou com Aline rapidamente em 1943, antes de seu julgamento, e reportou: "No tribunal da prisão eu vi uma grande jovem mulher, magra, cabeça raspada, bonita, com uma autoridade magnificente. Ela passou a falar comigo com facilidade como Joana D'Arc quando falava com os ingleses".[48] De acordo com Baum, esta é a primeira fonte escrita que associa Aline a Joana D'Arc, ideia que se espalhou nos anos seguintes.

Aline foi julgada pelas leis do *indigènat* (indigenato), um código legal aplicado pelos franceses sobre a população africana. Ela foi acusada de ser:

uma ativa e influente fetichista, que por uma ação sustentada pressionou o povo da província de Oussouye (Círculo de Ziguichor) a uma desobediência sistemática que comprometeu a segurança interna da colônia. Esta ação acabou sendo séria e se traduziu em uma grande agitação, que se transformou em uma rebelião amarga.[49]

Ela foi tratada como incitadora de desordens sistemáticas, liderança dos distúrbios e levantes, incluindo a revolta de Effok, episódio que não tem evidentes ligações com sua atuação. Em sua defesa, ela alegou que "era apenas enviada de Deus, que havia aparecido a ela por diversas vezes e tudo que ela fez foi transmitir as diretivas que Ele havia ditado". Aline rejeitou as acusações de participação em qualquer revolta e negou ter envolvimento com política.[50]

Aline foi sentenciada à prisão por dez anos em Kayes, no atual Mali, em 15 de junho de 1943, por um decreto geral do governador, ou seja, um ato administrativo que não passou pelo devido processo legal. Outras 16 pessoas de seu séquito foram sentenciadas a alguns poucos anos de prisão — nove delas morreram nos primeiros seis meses de confinamento. Em 27 de agosto de 1943, foi emitida a ordem para sua transferência para uma prisão temporária em Tombuctu, onde ela era a única mulher prisioneira, o que evidencia uma deliberação para endurecer suas condições de cárcere. O frio, a péssima higiene e a alimentação pobre em frutas e vegetais fizeram que ela desenvolvesse escorbuto.

Aline morreu em 22 de maio de 1944,[51] menos de um ano depois de ter sido presa. Sua morte não foi revelada à sua família e permaneceu oculta até 1983, de forma que, durante décadas, muitos acreditaram que a profetisa estava viva e retornaria a Casamance.

O mistério acerca de seu destino durou muitos anos. Léopold Senghor questionou sobre seu paradeiro no contexto da independência do Senegal, mas nada de concreto foi feito. Robert Baum entrevistou seu marido, Alougai Diatta, em 1978, que revelou não saber o que acontecera com Aline.[52] Muitas versões circulavam: havia quem acreditasse que ela fora liberta após a guerra, que mudara de nome, ou mesmo que se casara com um homem muçulmano, negando sua religião *awasena*. Lideranças de Casamance acreditavam que o Norte não queria que ela retornasse para não inflamar os desejos separatistas.

Construindo uma heroína

Aline Sitoé Diatta tornou-se ícone de Casamance e símbolo da resistência do povo diola no período pós-colonial. Na década de 1980, O Movimento das Forças Democráticas de Casamance (MFDC), que lutava pela independência da região em relação ao Senegal, recuperou a trajetória de Aline Sitoé, associando sua resistência à luta histórica das populações de Casamance por autonomia.

O padre católico Augustin Diamacoune Senghor, principal liderança do MFDC, a descreveu como um arquétipo da mulher que luta para "manter as tradições em sua autêntica pureza".[53] O legado de Aline foi mobilizado na construção de uma identidade dos povos de Casamance em oposição ao "norte", o Senegal controlado por Dacar.

Um periódico que se apresenta como "a voz de Casamance" afirma que a mensagem da "rainha"[54] Aline Sitoé era religiosa, cultural, social, econômica e política: ela defendia a manutenção do dogma, da moral e da liturgia que os antepassados os legaram na religião tradicional, a reintegração da semana tradicional de seis dias e o respeito escrupuloso do resto do sexto dia, o "dia real", o que contribuiu para a manutenção e o enriquecimento da liturgia tradicional. A mensagem cultural exigiu a manutenção ou a reintegração de todos os valores, as maneiras e os costumes dos ancestrais. A mensagem social pregava a igualdade entre todos os seres humanos, o amor ao próximo, a ajuda mútua, a solidariedade e a caridade. A mensagem econômica defendia o abandono gradual da cultura de amendoim, a preservação das florestas e bosques sagrados e o retorno à agricultura de subsistência tradicional. A mensagem política por autonomia colocou a rainha Aline Sitoé em conflito direto com a administração colonial francesa: "Enquanto o colono impôs a cultura de amendoim com chicotes e prisão, a rainha de Kabrousse alertava que o amendoim escravizava o povo e provocava desmatamento".[55]

Um dos impactos mais relevantes de sua biografia foi o fato de que, pela primeira vez, a fragmentação política diola abriu espaço para a unidade face ao sofrimento comum. Aline figura como uma liderança capaz de "costurar" as diversas comunidades diolas e construir uma pauta identitária, que une e conecta os mesmos ancestrais. Assim, construiu um plano de combate ao colonialismo a partir do retorno às tradições e aos valores diolas.

Aline também contribuiu para que as mulheres se sentissem mais apoiadas para realizar os ritos. Ainda que ela não tenha sido a primeira mulher a exercer a função de "mensageira dos céus", após sua passagem, as mulheres assumiram de forma inconteste a liderança no plano espiritual. Ao longo do século XX, ela inspirou mais de duas dúzias de mulheres a se colocarem como profetisas de Emitai, atraindo centenas de seguidores.[56] Chama a atenção o fato de que a maioria dos altares estabelecidos por essas sacerdotisas permanecem ativos e são, até o presente, zelados pelas descendências matrilineares, ou seja, filhas de suas filhas, de forma que esse poder espiritual continua a ser conservado nas mãos das mulheres, desafiando a (des)configuração de gênero provocada pelo colonialismo.

A história de Aline mostra as diversas possibilidades de enfrentamento e as várias estratégias de resistência à dominação colonial empreendidas em Casamance. A importância social das mulheres para os diolas é bem visível, principalmente no campo econômico, em que elas são as principais responsáveis pelos cultivos agrícolas e pela estocagem dos alimentos. Girard entende que o papel social cresceu progressivamente no século XX: as associações de trabalho das mulheres estavam cada vez mais ativas e animadas, e a introdução do *bukut* — rito de iniciação tradicional — as tornava mais independentes em nível religioso. Tudo isso levou ao advento de muitas mulheres "carismáticas" na década de 1940.[57] Aline é citada nas coletâneas biográficas como profetisa do povo diola que abriu caminho para que as mulheres assumissem a autoridade religiosa em Casamance.[58]

176 MATHEUS SERVA PEREIRA, SILVIO DE ALMEIDA CARVALHO FILHO E WASHINGTON NASCIMENTO (orgs.)

No presente, Aline Sitoé Diatta é exaltada como heroína não apenas em Casamance mas em todo o Senegal. Em sua homenagem, são encenadas peças de teatro, que destacam sua atuação como mulher guerreira e destemida.[59] Seu nome aparece em associações de mulheres, grupos feministas, escolas, na moradia da principal universidade do país, no estádio de futebol de Ziguinchor, no navio que faz o percurso Ziguinchor-Dacar, e de muitas outras formas ela se mantém viva na memória coletiva.

Contudo, seus restos mortais continuam no Mali, sem a devida homenagem e honra digna das heroínas e rainhas. Ela permanece enterrada no cemitério Sidi El Ouaffi Araouani, localizado em Sarey Keyna, a poucos passos do antigo campo de prisioneiros em que morreu.

A questão do repatriamento dos restos mortais de Aline ainda hoje agita as autoridades. Em 1983, o então presidente Abdou Diouf prometeu pessoalmente ao viúvo Alougai Diatta que resolveria a questão, mas foi apenas em dezembro de 2011 que o Conselho de Ministros do Senegal deliberou "repatriar os restos mortais da heroína nacional Aline Sitoé Diatta", já autorizado pelo presidente do Mali.[60] Atualmente, uma comissão composta por historiadores, pesquisadores e dirigentes da Casamance busca reunir as autoridades consuetudinárias e religiosas locais, em particular, o rei de Oussouye e as autoridades de Kabrousse, a fim de erguer um monumento a Aline Sitoé Diatta. O ativista de direitos humanos Alioune Tine vem mobilizando a opinião pública pela necessidade do repatriamento, porque "não honrar a memória de Aline Sitoé é como puni-la uma segunda vez após sua deportação, confinando seu túmulo em um anonimato infame".[61]

Em 2020, completaram-se 100 anos do nascimento da "rainha" de Kabrousse, que merece ser lembrada como símbolo da luta diola na defesa de sua cultura frente à brutalidade do colonialismo.

Notas

1   Seu nome também é grafado Alinsitoué, Alisintowe, Alin Situé, Alisiintoué, Alinsi tou e Alinesitoué.
2   Louis Vincent Thomas, *Les diola — Parts 1 and 2*. Dacar: Mémoire de l'Institut Français d'Afrique Noire, 1959.
3   Christian Roche, *Histoire de la Casamance — Conquête et résistances (1870-1920)*. Paris: Karthala, 1985.
4   O grupo étnico diola ocupa atualmente a região de Casamance, Gâmbia e Guiné-Bissau, autoidentificados em diversos subgrupos: fogny, flup, ediamat, kasa etc., com denominações fluidas que variam com o tempo. Na diáspora, foram comumente designados como felupe. J. David Sapir, "Kujaama: symbolic separation among the Diola-Fogny". *American Anthropologist Association*, Wiley, v. 72, n. 6, 1970, p. 1330.
5   Carlos Lopes, "O Kaabu e os seus vizinhos: uma leitura espacial e histórica explicativa de conflitos". *Afro-Ásia*, n. 32, 2005, p. 9-28.
6   John D. Fage, "Storia dell'Africa", *Società Editrice Internazionale*, Torino, 1978 p. 326-327; Gerti Hesseling, "Histoire politique du Sénégal. Institutions, droit et société", *Karthala– ASC*, Parigi, 1985, p. 121; Eugène Saulnier, "Les Français en Casamance et dans l'archipel des Bissagos. Mission Dangles, 1828", *Revue de l'Histoire des Colonies Françaises*, v. 102, n. 1, 1914, p. 43.

7   Robert Baum, *West Africa's women of God — Aline Sitoué and the Diola profect tradition*. Bloomington: Indiana University Press, 2016, p. 136.

8   Jean Girard, *Genèse du pouvoir charismatique en Basse Casamance*. Dacar: IFAN, 1969; Paul Pelissier, *Les paysans du Senegal — Les civilisations agraires du Cayor à la Casamance*. Saint-Yrieix: Imprimerie Fahrègue, 1966; Marouba Fall, *Alin Sitooye Jaata ou la Dame de Kabrus* [peça de teatro], 1996; entre outras referências citadas ao longo deste artigo.

9   Também chamado *Ata-Emiti, Atemit*, em que *ata* significa "mestre/senhor" e *Emit*, "céu".

10   Paul Pelissier, *Les paysans du Senegal, op. cit.*

11   Louis-Vincent Thomas, *Les diola, op. cit.*

12   Olga Linares, "From tidal swamp to inland valley: on the social organization of wet rice cultivation among the diola of Senegal". *Africa*, v. 51, n. 2, 1981, p. 565.

13   Robert Baum, *West Africa's women…, op. cit.*, p. 140.

14   Relatos populares coletados por Maria Serrenti, *Casamance: storia di un conflito*. Tese de Laurea em Ciência Política e Relações Internacionais, Faculdade de Ciência Política da Universidade de Cagliari. 2007, p. 207.

15   Robert Baum. *West Africa's women…, op. cit.*, p. 140.

16   Jean Girard, *Genèse du pouvoir…, op. cit.*

17   Robert Baum, *West Africa's Women…, op. cit.*, p. 141.

18   Relato de um ancião, in: Jean Girard, *Genèse du pouvoir…, op. cit*, p. 240, tradução nossa.

19   R. Tiquet, "Challenging colonial forced labor? Resistance, resilience, and power in Senegal (1920s-1940s)". *International Labor and Working-Class History*, v. *93*, p. 135-150, 2018.

20   Louis-Vincent Thomas, "Les diolas d'antan". In: François George Barbier-Wiesser, *Comprendre la Casamance — Chronique d'une intégration contrastée*. Paris: Karthala, 1994, p. 82-85.

21   Richard Rathbone, "World War I and Africa: introduction". *The Journal of African History*, v. 19, n. 1, 1978, p. 1-9.

22   Gerti Hesseling, "Histoire politique du Sénégal…", *op. cit.*, p. 153.

23   Robert Baum, *West Africa's…, op. cit.*, p. 125.

24   Christian Roche, "Chronique casamançaise. Le cercle de Ziguinchor au Sénégal pendant la guerre de 1939--1945". *Revue Française d'Histoire d'Autre Mer*, v. 85, n. 319, p. 98-100, 1998.

25   Louis-Vincent Thomas, *Essai d'analyse fonctionnelle sur une population de Basse Casamance*. Dacar: IFAN, 1958, v. 1, p. 21.

26   Jean Girard, *Genèse du pouvoir…, op. cit.*, p. 1734-1735.

27   *Ibidem*, p. 1735.

28   Robert Baum, *West Africa's Women…, op. cit.*, p. 151-153.

29   O cineasta diola Ousmane Sembène mostrou esse contexto no filme *Emitai* (1971).

30   Olga Linares, "Agriculture and Diola society". In: Peter F. M. McLoughlin, *African food production — Systems, gases, theories*. Baltimore: Johns Hopkins University Press, 1970.

31   Robert Baum, *West Africa's women…, op. cit.*, p. 157.

32   *Ibidem*, p. 141-144, baseado em pesquisa de campo aprofundada realizada entre as décadas de 1970 e 1990.

33   Música registrada por Robert Baum a partir de entrevista com Paponah Diatta, em Mlomp-Etebemaye, em março de 1978. Significa: "Estamos cansados. Emitai irá mandar chuva".

34   Músicas citadas em Jean Girard, *Genèse du pouvoir…, op. cit.*, p. 352-353.

35   Archives du Sénégal (Dacar), Lettre du gouverneur général au colonel Sajous, ago. 1942.

36   *Journal de la Mission St. Antoine de Padoue de Ziguinchor*, 1931-1966, 4 set. 1942. P. 245-246, PSE, Arquivos 803; notes de tournée du gouvernerur em Casamance, 31 ago.-10 set. 1942, ANS 11 D1 368. *apud* Robert Baum, *West Africa's women…, op. cit.*, p. 149.

37   Archives du Sénégal (Dacar), Lettre du gouverneur du Sénégal à Saint-Louis au commandant de cercle de Ziguinchor, 3 out. 1942.

38   "Commandant de Cercle de Ziguinchor à Monsieur le Gouverneur du Sénégal", Ziguinchor, 17 set. 1942, ANS 13 G 12, versement 17.

39   "Gouverneur du Sénégal à Monsieur le Gouverneur-Général", ANS 13 G 13.

40   Canto do culto de Aline Sitoé Diatta, em Jean Girard, *Genèse du pouvoir…, op. cit.*, p. 459.

41   Archives Nationales du Sénégal (ANS), Lettre du gouverneur du Sénégal à Saint-Louis au commandant de cercle de Ziguinchor, 3 octobre 1942. In: Jean Girard, *Genèse du pouvoir…, op. cit.*, p. 219.

42   ANS, Colonel Sajous, 28 abr. 1943. "Renseignments transmisses a M.Le Directeur de la Sureté Generale". Dacar, 11D1 226.

43 ANS. Lettre du gouverneur du Sénégal à Saint-Louis au commandant de cercle de Ziguinchor, 3 out. 1942.

44 Jordi Tomàs, "'La parole de paix n'a jamais tort'. La paix et la tradition dans le royaume d'Oussouye (Casamance, Sénégal)". *Canadian Journal of African Studies / Revue Canadienne des Études Africaines*, v. 39, n. 2, p. 414-441, 2005.

45 Christian Roche, *Histoire de la Casamance, op. cit*, p. 132.

46 Conto popular entre os Diolas, publicado em Casamance. In: Maria Serrenti, *Casamance: storia di un conflito*, p. 209-210.

47 Robert Baum, "Crimes of the Dream World: French trials of Diola witches in Colonial Senegal". *The International Journal of African Historical Studies*, v. 37, n. 2, p. 201-228, 2004.

48 Deschamps, *Roi de la brousse*, p. 271, *apud* Robert Baum, *West Africa's Women...*, *op. cit.*, p. 156.

49 Rapport de la comission permanente du conseil du government, Dakar, 17 Main, 1943. Affaires Alinesitoué Diatta, 1942-1943, ANS, 13 G 13, Versement 17, cercle de Zinguichor Tribunaux, 1926-1943.

50 Rélation de l'interrogatoire d'Alinesitoué par les Colonel Sajous, April, 1, 1943, *apud* Jean Girard, *Genèse du pouvoir...*, *op. cit.*, p. 225.

51 Esta data foi encontrada em um relatório por Abdou Diouf, com base numa investigação realizada em Tombuctu, em 1989. Já Jean Girard sugere o ano de 1946, enquanto Mamadou Nkruma Sané defende que foi em 1945.

52 Robert Baum, *West Africa's women...*, *op. cit.*, p. 177. Não se sabe ao certo quando Aline se casou com Alougai, provavelmente quando já havia iniciado suas pregações, por volta dos 22 anos. Alguns relatos orais colhidos por Baum enxergam que esse casamento era interdito, já que sacerdotes da chuva são obrigatoriamente celibatários, e o mesmo deveria ser aplicado a uma mulher sacerdotisa; assim, entendem que Emitai permitiu que ela fosse aprisionada por não ter respeitado esse tabu.

53 Entrevista do padre Diamacoune Senghor a Robert Baum, em 1978, *apud* Robert Baum, *West Africa's women...*, *op. cit.*, p. 160.

54 Aline foi chamada de rainha/"*reine*" em vários depoimentos, desde que ainda era viva, embora esse título não tenha sido utilizado previamente nas tradições diolas.

55 Dominique Darbon, "La voix de la Casamance... une parole Diola". *Politique Africaine*, 1985, p. 125-126 e 131-135.

56 Robert Baum, Prophetess: *Aline Sittoe Diatta as a contested icon in contemporany Senegal*. Smithsonian Libraries African Art Index Project DSI, 2010.

57 Jean Girard, *Genèse du pouvoir...*, *op. cit.*, p. 233 e 238-267.

58 Kathleen E. Sheldon, *Historical dictionary of women in Sub-Saharan Africa*. Londres: Scarecrow, 2005.

59 Augustine Bandiane, *Aline Sitoe*. Peça encenada pela Troupe Foklorique Renaissance Casamançais de Dakar, em 1969. [não publicada]; Marouba Fall, *Alin Sitooye Jaata ou la Dame de Kabrus* [peça de teatro], 1996.

60 Decisão do Conselho de Ministros do Senegal, de 15 de dezembro de 2011, citada por Ibrahima Maiga, "La deportation, l'internement et la mort de Aline Sitoë Diatta en 1944". *SenePlus*, 24 abr. 2021. Disponível em: https://www.seneplus.com/opinions/tombouctou-la-deportation-linternement-et-la-mort-de-aline-sitoe. Acesso em: 11 jun. 2024.

61 Niakaar, "MALI — Alioune Tine veut repatrier la dépouille d'Aline Sitoé Diatta". *Xibaaru*, 25 nov. 2019. Disponível em: https://www.xibaaru.sn/mali-alioune-tine-veut-rapatrier-la-depouille-daline-sitoe-diatta/. Acesso em: 11 jun. 2024.

9 JOSEPH KI-ZERBO E SUAS DIMENSÕES POLÍTICAS E EDUCACIONAIS[1]

MARIANA GINO

> *N'an laara, an saara*
> [Se nos deitamos, estamos mortos.]
> Joseph Ki-Zerbo, *Para quando a África?*[2]

O contexto histórico da trajetória de Joseph Ki-Zerbo se encontra entre a Segunda Guerra Mundial, os processos de descolonização e independência das ex-colônias francesas na África e a Guerra Fria. Ele nasceu em 21 de julho de 1922,[3] na vila[4] de Toma, localizada no noroeste do Alto Volta (atual Burkina Faso) entre Koudougou e Tougan, na região do grupo étnico san, na província de Nayala. O Alto Volta era uma das colônias francesas da África Ocidental. A região está localizada no entorno do rio Níger, ao sul do penhasco Bandiagara, cerca de 1.000 km ao norte do golfo da Guiné, na zona do Sahel. Desde o século XI, foi território dos reinos Mossi, cujos reinos guerreiros mais poderosos eram os de Yatenga e Ouagadougou.[5]

Filho de Thérèse Folo Ki e Alfred Simon Diban Ki-Zerbo, primeiro convertido ao catolicismo, quando Burkina Faso ainda era conhecido como Alto Volta. Joseph Ki-Zerbo, assim como seu pai, é do grupo étnico san, também conhecido como samo ou sanogo, um dos maiores grupos étnicos que se estabeleceram no interior do Níger no século XIV. A conquista colonial da região san, no início do século XX, foi extremamente brutal e resultou na captura de seus principais líderes e na usurpação de suas terras.[6] Para a administração colonial francesa, Joseph Ki-Zerbo nasceu apenas com o sobrenome Ki. É importante salientar que, durante a administração francesa, sempre prevaleceu o nome do pai sobre o nome da mãe, uma tradição patriarcal europeia. Entretanto, quando ainda era estudante universitário, seu pai interveio para fazer a junção dos dois sobrenomes da família.[7]

Ki e Zerbo são sobrenomes da etnia san. O sobrenome Ki, forte no sul, na região de Toma, significa "chefe" ou "líder" no sentido político. Já o sobrenome Zerbo (Zéré bô) está mais presente no centro do país, na região san (Tougan), e significa "abrir o caminho", "guia", tendo um significado mais espiritual.[8] Assim, ao fazer a junção dos sobrenomes, Alfred buscou evidenciar para o filho a importância da construção e do fortalecimento das suas identidades tradicionais, pois para os sans a preservação da identidade é de suma importância.[9]

A defesa das identidades africanas seria uma das ações do intelectual Joseph Ki-Zerbo na luta anticolonial. Ele acreditava que a identidade, matriz e mestra, era uma das formas de se encontrar, reconectar-se consigo mesmo e não se deixar ser escravizado. Para Ki-Zerbo, "a personalidade é um papel que se atribuiu a si próprio e que se assume (*persona*), pois apenas a identidade africana pode conferir um papel digno do continente no mundo".[10]

Joseph Ki-Zerbo estudou entre os anos de 1930 e 1940 na escola de missões católicas sediadas no Alto Volta e, posteriormente, no Mali, onde concluiu seus estudos superiores no seminário de Koumi, ao sudoeste do Alto Volta. Graduou-se em História pela Universidade de Sorbonne e diplomou-se em Ciências Políticas no Instituto de Estudos Políticos de Paris, entre 1948 e 1975. Lecionou na Universidade de Orleans e na Universidade de Paris. Em 1957, durante as efervescências dos movimentos de independência dentro do continente africano, mudou-se para o Senegal, após se casar com a professora Jacqueline Ki-Zerbo.

Passados três anos no Senegal, lecionando no liceu Van Vollenhoven (em Dacar) e participando ativamente das organizações partidárias anticoloniais, Joseph Ki-Zerbo voltou à sua cidade natal para ajudar nos processos de independência do Alto Volta.

O retorno para o Alto Volta marcou não só o início da vida política de Ki-Zerbo como também o início de suas ações para promover o ensino e a pesquisa no país. Após recusar o convite para trabalhar como inspetor da Academia Francesa do Alto Volta, o historiador foi para o liceu Zinda de Ouagadougou, onde lecionou até 1963.

No mesmo ano, tornou-se inspetor acadêmico e diretor-geral de educação da juventude e do esporte do Alto Volta. Permaneceu nesse cargo até 1968, quando começou a lecionar em instituições de ensino superior do Alto Volta. Nesse período, sua notoriedade acadêmica lhe rendeu o título de *doutor honoris causa* pela Universidade de Gana, em 1964.

Assim, a carreira de Ki-Zerbo foi construída por um vigoroso entrelaçamento entre suas ideias progressistas, o ativismo político cristão e anticolonialista e ações no campo da educação. Em Ouagadougou, o agora professor Joseph Ki-Zerbo criou o Partido para a Democracia e o Progresso (PDP), do qual foi presidente. Nas eleições de maio de 1977, o PDP recebeu 10% dos votos. Ocupou, assim, seis dos 111 assentos da Assembleia Nacional, tornando-se um dos mais importantes partidos de oposição no Alto Volta; Joseph Ki-Zerbo foi eleito deputado.

Na década de 1980, diante das divergências políticas com o então presidente do Burkina Faso, o militar Thomas Sankara, Joseph Ki-Zerbo foi obrigado a ir para o Senegal, junto com a esposa e os filhos e filhas. No exílio, buscou dedicar seus trabalhos à construção de novas narrativas que pudessem evidenciar olhares descolonizados sobre a história da África.

Ainda no cenário internacional, o intelectual africano lutou arduamente pelo reconhecimento da escravatura e do tráfico transatlântico como um dos maiores crimes contra a humanidade. Por sua originalidade acerca dos modelos de desenvolvimento, ganhou prêmios e títulos, tais como: o Prêmio Nobel Alternativo, atribuído pelos movimentos sociais de base às eminentes personalidades mundiais, em 1997; o Prêmio Internacional Al-Gadhafi de Direitos Humanos, em 2000;[11] e o título de *doutor honoris causa* da Universidade de Pádua, na Itália, em 2001.

Mesmo com uma intensa participação na vida política do Alto Volta / Burkina Faso e de outros países africanos, Joseph Ki-Zerbo jamais se afastou das salas de aula. Para ele, a educação tradicional, a qual define como uma educação voltada para os saberes internos das comunidades, é uma das formas de promover o processo de descolonização.

De suas principais obras, destacamos:

- *Histoire de l'Afrique noire*, publicada em 1972, em Paris, pela editora Hatier. Dividida em dois volumes, é uma das principais referências para os estudos da história da África.[12]
- *Éduquer ou périr*, publicada em 1990 pela Unicef em parceria com a Unesco, segue, até os dias atuais, como uma referência nos estudos da educação. Nesta obra, Ki-Zerbo defende a ideia de que a educação na África não deveria estar desconectada das questões sociais, das realidades que abarcam todas as sociedades africanas.[13]
- *La natte des autres — Pour un développement endogène en Afrique*, publicada em 1992 sob a coordenação do Centre de Recherche pour le Développement Endogène (CRDE). Analisa a questão do desenvolvimento endógeno baseado nos valores culturais específicos do continente como possibilidade de aproximação entre história e realidade das sociedades africanas.[14]
- *The general history of Africa*, coleção organizada pelo Comitê CIentífico Internacional para a Redação da História Geral da África, da Unesco, do qual o historiador participou. Composta de oito volumes, tornou-se um dos seus trabalhos mais conhecidos no Brasil e uma das maiores obras de referência sobre a história africana dentro e fora do continente.[15]
- *À quand l'Afrique? — Entretien avec René Holenstein*, publicada em 2003, em Avignon, pela Editions de l'Aube, reúne entrevistas que Ki-Zerbo concedeu ao historiador

René Holenstein, apresentando boa parte da sistematização das ideias do intelectual africano a respeito de política, educação, economia e cultura.[16]

Joseph Ki-Zerbo faleceu em 4 de dezembro de 2006, na cidade de Ouagadougou, em Burkina Faso. Seu legado intelectual, político e cultural é um dos maiores patrimônios para o fortalecimento em prol da disseminação das histórias e culturas africanas.

Entre a fé e a militância anticolonialista

Se fosse solicitada uma rápida pesquisa sobre Joseph Ki-Zerbo, provavelmente as descrições apresentadas na nossa introdução seriam as informações que mais apareceriam. Historiador, político, escritor, pesquisador, articulador social: esses são os "rótulos" comumente atribuídos à sua imagem e trajetória. Muito embora esses "rótulos" façam parte do "todo" que compõe a história de vida de Ki-Zerbo, os silenciamentos e os não ditos sobre sua trajetória foram, até então, abordados de forma ínfima ou não foram analisados.

Destarte, os silenciamentos históricos e os não ditos sobre a sua relação com o catolicismo contribuíram de forma significativa para a construção e a evidenciação de interpretações e narrativas monoculares, o que não nos permitiu vislumbrar e compreender pontos significativos de sua formação intelectual, tais como sua relação com o clero da igreja católica e seus posicionamentos e suas divergências com lideranças africanas, como Thomas Sankara.

Ligado aos movimentos pan-africanistas no pós-independência, sua trajetória dá o tom de boa parte dos trabalhos em âmbito acadêmico que buscam analisar o seu legado intelectual. Entretanto, as pistas e os rastros de sua luta anticolonial no seio da igreja católica ainda são desconhecidos dentro da academia nacional e internacional.

Extremante conectado com a trajetória de seu pai, o catequista Alfred Simon Diban Ki-Zerbo, e profundamente inserido nas ações políticas e sociais do chamado "Ano Africano" e da Ação Católica, Joseph Ki-Zerbo buscou construir e conciliar suas lutas políticas e intelectuais mesclando as influências e referências que marcaram profundamente sua trajetória.

A trajetória de Alfred Simon Diban Ki-Zerbo marcou não só a vida afetiva do seu filho, como também foi uma das marcas de seu ativismo e sua luta para tentar transformar a igreja católica de dentro para fora. Em 1976, a revista comboniana *Além-Mar* publicou uma entrevista com o professor Ki-Zerbo durante sua estadia em Roma para acompanhar as peregrinações do pai. Na entrevista, concedida a Nazareno Contran e Piero Milan, é possível perceber sua fortíssima motivação e seu desejo de, enquanto leigo, mudar os rumos da igreja católica.

Na entrevista, Ki-Zerbo defendeu a necessidade de uma revitalização dos missionários católicos e uma possível ação leiga, por meio da Ação Católica, para a construção de uma nova "elite cristã" que pudesse compreender as particularidades do continente africano:

> Julgo que seria preciso um tipo novo de Ação Católica, adaptado ao mundo em mudanças. E a África muda muito mais que os países desenvolvidos, porque vem de mais longe. Se a igreja não agir dessa maneira, arriscamos a ter surpresas. É preciso formar um novo tipo de responsável de elite cristã [...]. Não se deve ter medo, é a vida que chama para nós. Se há fé, sabemos que é Deus que faz a história e é Deus quem pede ao homem para fazer a história que pede.[17]

Posturas como essa já eram perceptíveis durante a participação de Joseph Ki-Zerbo no Movimento dos Estudantes Africanos Católicos, em Paris. Entre 1948 e 1958, Joseph Ki-Zerbo foi editor e redator da revista *Tam-Tam*. Elaborada pelos estudantes católicos africanos e supervisionada pelo padre Joseph Michel, sacerdote da congregação espiritana, foi um dos instrumentos de denúncia contra o colonialismo e todas as formas de discriminação e preconceito que sofriam na França.

A peculiaridade da revista *Tam-Tam* está justamente em seu objetivo. Nas descrições apresentadas no volume 1 consta uma nota, assinada pelo aluno R. Johnson, explicando a escolha do nome da revista e sua finalidade. Segundo a nota, o periódico seria principalmente uma revista africana focada nos problemas de interesse dos estudantes africanos na França. Nesse mesmo fragmento percebe-se que, muito embora a *Tam-Tam* tenha raízes cristãs, ela não teria como finalidade ser um veículo catequético, mas sim construir para iluminar e ajudar a completar uma formação cristã que, por diversas vezes, permaneceu incerta.[18]

A revista foi "batizada" com o nome de um famoso instrumento, o tam-tam, conhecido como tambor falante, muito comum nas comunidades africanas da África Ocidental, que serve como meio de condução e troca de informações de acordo com as sequências dos toques.[19] O instrumento, que pode ser de tamanho pequeno, médio ou grande, também é utilizado entre os *griots* mensageiros.

Muito embora a revista *Tam-Tam* não tivesse inserção na imprensa estudantil negra da época e fosse algo dentro de uma direção cristã, suas edições jamais deixaram de evidenciar o posicionamento do corpo editorial, dos mentores religiosos e dos alunos estudantes católicos.

A *Déclaration des Étudiants Noire Africains en France*, publicada na edição de abril--maio de 1956 da revista *Tam-Tam*, mostra-nos como seus escritores conseguiam manter seu lado moderado na luta anticolonial e seus princípios cristãos. Aos olhos da igreja católica, os duros posicionamentos dos artigos escritos pelos estudantes católicos na revista entravam diretamente em choque com seus princípios.

Assim, no início do ano letivo de 1959, o padre Joseph Michel foi designado para servir como capelão geral dos estudantes católicos africanos das Índias Ocidentais e Malgaxe, na França. O religioso espiritano que assumiu no seu lugar junto aos estudantes africanos da África Ocidental Francesa não buscou levar adiante os projetos desenvolvidos em prol das descolonizações no continente africano. Joseph Ki-Zerbo foi então designado para dar aulas no liceu Van Vollenhoven, em Dacar, no Senegal, e assim as atividades da revista *Tam-Tam* foram encerradas.

Se, por um lado, por meio da revista *Tam-Tam* Joseph Ki-Zerbo buscou fazer discursos em prol da descolonização no seio da igreja católica e voltados para um público cristão, por outro lado, na revista *Présence Africaine* ele buscou promover debates voltados para os estudantes africanos e militantes negros que não estavam, necessariamente, dentro da igreja católica ou em sintonia com a tradição cristã.

A *Présence Africaine* foi fundada em 1947 pelo poeta senegalês Aluine Diop, que também fazia parte do grupo dos estudantes africanos católicos e, dois anos depois, fundou uma editora com o mesmo nome.[20] Tanto a revista como a editora tiveram por objetivo proporcionar aos pensadores, escritores e pesquisadores africanos e das diásporas um espaço criativo no qual pudessem veicular seus pontos de vista e suas reflexões sobre os contextos sociais, econômicos e políticos da época.

Extremamente expressiva e voltada para os debates africanistas e pan-africanistas nos mais diversos eixos do conhecimento, a revista recebeu contributos significativos. Além de Ki-Zerbo, podemos citar nomes como Amadou Hampate Bâ, Cheikh Anta Diop, Aimé Césaire, Djibril Tamsir Niane, Albert Camus, Jean-Paul Sartre, Frantz Fanon, Léopold Sédar Senghor e Ibrahima Baba Kaké, entre outros, que buscavam, acima de tudo, promover um processo de descolonização e reescrita da história da África negra.

É importante destacar que Joseph Ki-Zerbo publicou inúmeros artigos pela revista *Présence Africaine,* disponíveis on-line. Para compor nossas análises sobre suas contribuições intelectuais dentro da igreja católica, escolhemos aqueles em que ele busca fazer suas críticas aos descasos da hierarquia católica com os estudantes africanos cristãos e o silenciamento em torno das ações coloniais.

Muito embora os textos de Joseph Ki-Zerbo tenham optado por seguir uma linha de luta dentro do movimento estudantil mais direcionado ao público católico, como seus artigos publicados na revista *Tam-Tam*, será na revista *Présence Africaine,* na edição nº 14 do ano de 1953, que Ki-Zerbo publicará o artigo "Témoignage d'un étudiant catholique", considerado um dos textos mais críticos contra o silenciamento da igreja católica diante da luta anticolonial. O historiador buscava chamar a atenção não só das hierarquias eclesiásticas, mas também da administração francesa. Entretanto, todos os questionamentos ponderados por Ki-Zerbo só passaram a ter maior aderência dentro da igreja católica após a morte do papa Pio XII, em 9 de outubro de 1958.

Joseph Ki-Zerbo acreditava que as interpretações simplistas sobre o continente africano, no interior da cultura cristã, e as ações vexatórias por parte de alguns missionários trouxeram uma mácula para a igreja católica. Ele defendia a tese de que era de suma importância que a esta abandonasse a cultura europeia como um viés de construção de suas ações religiosas. Seu desejo era transformar o núcleo religioso para, assim, transformar os meios, as ações religiões dentro e fora do continente africano.

Além de ter desempenhado papel extremamente importante nos movimentos sociais de tendências católicas e pan-africanistas, Joseph Ki-Zerbo, enquanto liderança leiga africana, contribuiu para o reconhecimento, por parte do clero europeu católico, das ambiguidades no projeto missionário, que, ao mesmo tempo, propunha uma libertação e contribuía para a manutenção do colonialismo e de suas ideias religiosas no continente africano.

Destarte, os trabalhos intelectuais de Joseph Ki-Zerbo, sozinho ou em parceria com outros intelectuais africanos, foram essenciais para a reorientação da hierarquia da igreja católica para longe do colonialismo e do eurocentrismo. Assim, um dos motes principais do historiador para a estrutura religiosa hierárquica católica passou a ser propor uma educação descolonizadora de dentro para fora, e que não arrancasse à força as identidades dos africanos.

Joseph Ki-Zerbo e os movimentos estudantis africanos em Paris

Em 1950, os movimentos estudantis na França começaram a promover uma série de protestos e reivindicações diante da situação dos estudantes africanos em Paris. O período foi marcado por grandes agitações em âmbito local e internacional contra a situação política e econômica, pelos resquícios deixados pela Segunda Guerra Mundial e, principalmente, pelos processos de independência dos países africanos.

Na época, existiam dois grandes grupos: a Associação Geral dos Estudantes Africanos de Paris (Ageap) e a União de Estudantes Católica de Africanos, Malgaxes e Caribenhos (Ueca). Este último, de origem católica, foi fundado e dirigido por Ki-Zerbo, com o intuito de reunir os estudantes africanos em torno da igreja católica.[21]

Diante do cenário histórico que se apresentava na década de 1950, em que alunos africanos começavam a participar dos movimentos comunistas e se afastavam da igreja católica, a ação de Ki-Zerbo pode ser lida como uma forma de demonstração das fortes heranças familiares e influências da religião católica que forjou seu pai, Alfred Ki-Zerbo.

A Ueca ajudou a fundar a revista *Tam-Tam*, que, com um tom moderado, mas extremamente firme, teve como principal objetivo promover reflexões sobre os problemas políticos, sociais e ideológicos, assim como os aspectos espirituais e culturais da África a fim de promover a liberdade e a unidade do continente.

Outro grupo importante foi a Associação de Estudantes filiados ao Comércio Democrático Africano (Aerda), que teve como presidente Félix Houphouët-Boigny e foi criado no Congresso de Bamako, capital do Mali, em outubro de 1946. Organizada como uma federação de partidos locais na África francófona, era guiada por uma luta comum anticolonial. Em pouco tempo, a Aerda começou a se aproximar do Partido Comunista Francês (PCF).

Com as grandes mudanças que aconteceram na década de 1950, como as agitações políticas na Europa em prol da descolonização do continente africano e a guerra da Argélia, o RDA tornou-se parte do PCF e começou a seguir caminhos próprios na luta anticolonial. A associação, que até então era uma das máximas expressões nessa luta, passou a ser acusada de colaborar com a manutenção do projeto colonial. O evento foi o pontapé inicial para a organização de uma linha mais progressista dentro dos movimentos estudantis, a Federação de Estudantes da África Negra na França (Feanf).[22]

Destarte, dentro da Feanf encontramos a Association des Étudiants Voltaïques en France (AEVF),[23] na seção do Alto Volta, que teve Ki-Zerbo como um dos membros fundadores e primeiro presidente.[24] Diante de suas ações e movimentações em prol da libertação colonial, a federação começou a ser acompanhada de perto pelas autoridades francesas da época. Por essa razão, passou a se reunir em vários endereços diferentes para evitar as perseguições das autoridades públicas francesas.

Uma das grandes questões que incorreram sobre a Feanf foi a respeito da sua participação junto aos movimentos pan-africanistas da época, dado que esta solicitou filiar-se à *West African Students' Union* (Wasu), fundada em Londres, em 1925. A federação não estava dentro do círculo dos intelectuais africanos anglófonos e, por isso, era vista como não detentora de direitos dentro da Wasu. No entendimento da Feanf, a filiação era um dos meios para promover a união dos estudantes africanos como um todo na luta anticolonial. Todavia, como a federação não fazia parte das possessões coloniais inglesas, suas ações não foram enxergadas como copartícipe na luta pela libertação colonial.

Mesmo extremamente envolvido nas ações da federação, Ki-Zerbo era um desses alunos que buscavam um viés anticolonial de linha moderada. No livro *Para quando a África?*, ele ressalta que, durante o período em que estudou em Paris, viveu imerso num ambiente onde as ações e a ideologia marxista prevaleciam. E boa parte dos estudantes africanos foram mais ou menos marcados pela ideologia que vigorou devido à Guerra Fria. O marxismo, aponta Ki-Zerbo, desmascarou as realidades camufladas e ajudou a decodificar os discursos alienantes das pífias justificativas coloniais, além de apresentar uma grande capacidade de fazer a história, transformar as sociedades e promover uma caminhada "para a criação de um homem novo; assim havia simultaneamente a luta concreta, a rejeição radical do *status quo*. Era um tipo de compromisso exigido pela nossa condição de africanos naquele momento".[25] Todavia, seu marxismo não o levou a uma radicalização. Sua posição mais moderada ficou ainda mais evidente com a formação do partido Movimento de Libertação Nacional (MLN).

Movimento de Libertação Nacional

Embora extremamente alinhado com as frentes anticoloniais de tendência marxista, Joseph Ki-Zerbo escolheu trilhar caminhos diferentes. Em 1956, foi criado o Partido da Independência Africana (PAI), primeiro partido africano de tendência marxista--leninista, indiretamente atrelado ao Feanf. Entretanto, Joseph Ki-Zerbo optou por não fazer parte da nova formação partidária.

Durante os anos em que atuou como professor *agrégé* em Dacar, Ki-Zerbo reencontrou seu grande amigo Albert Tévoédjrè, editor-chefe da revista *L'Étudiant d'Afrique Noire*, com quem atuou na Feanf e no movimento da Juventude Estudantil Católica (JEC). Após longas conversas, fundaram o Movimento de Libertação Nacional (MLN), em 1958. Junto com outros nomes, como o de Jean Pliya, o MLN foi construído como uma proposta distante do comunismo. Tinha como mote uma democracia solidária, de diálogos permanentes com todas as camadas sociais, e como lema unidade, solidariedade, progresso e justiça social.[26]

Nessa época, Joseph Ki-Zerbo ainda lecionava no liceu Van Vollenhoven, em Dacar, e após ter contato com as ideias de Kwame Nkrumah, partiu para Acra, capital de Gana, para apresentar o manifesto do MLN ao líder ganense. Intitulado *Vamos libertar a África*, o programa partidário, escrito por Ki-Zerbo, com a colaboração de Cheikh Hamidou Kane e Albert Tévoédjrè, foi dividido em três grandes pontos: a independência imediata, a criação da Unidade Africana e o socialismo. Salim Abdelmadjid nos diz que:

> o pan-africanismo é ao mesmo tempo uma atitude teórica que coloca a África como um todo e uma atitude política a favor da reunião de todos os africanos numa só entidade política, mas pensar e realizar a unidade pressupõe considerar-se a diversidade a unificar e assim os elementos separados.[27]

Cheikh Hamidou Kane, membro ativo do MLN, fez o seguinte apontamento sobre o movimento:

[...] à aspiração à constituição dos Estados Unidos de África, parece-me que o MLN, mais do que os marxistas do PAI, estava consciente do fato de que a força do continente e a sua viabilidade assentavam principalmente na sua reunificação. O MLN sabia que os pequenos "Estados" em que pretendiam tornar-se cada uma das antigas colônias eram armadilhas, não seriam viáveis. [...] o MLN, que era pela independência, militava para que essa independência fosse a das antigas Federações da África Ocidental e da África Equatorial, em vez daquelas 13 colônias que agrupavam essas federações.[28]

Assim, o pan-africanismo expressado por Joseph Ki-Zerbo e pelo MLN não se contentou, simplesmente, em colocar um esquema abstrato para centenas de milhões de pessoas, mas pretendia apresentar um movimento que pudesse ser aplicado em terras africanas levando em consideração as diferenças regionais, culturais e identitárias.

Podemos compreender que, tomando como ponto de partida as ideias de Nkrumah e suas próprias experiências adquiridas e construídas durante os anos que viveu na condição de estudante católico em Paris, Ki-Zerbo forjou um "pan-africanismo kizerbiano", que vai ser permeado pelo socialismo, pelo humanismo e pela democracia cristã. Por isso, levando em consideração a importância da participação dos camponeses e das massas populares dentro dos processos políticos do país, Joseph Ki-Zerbo buscou estabelecer o método do diálogo direto com aquelas pessoas consideradas subalternizadas dentro do sistema político e econômico do Alto Volta, atual Burkina Faso.

Agrégation d'histoire

Em 1949, Joseph Ki-Zerbo iniciou seus estudos na Sorbonne, onde se graduou em História pelo Instituto de Estudos Políticos de Paris, em 1956. Ao buscarmos os vestígios históricos dos anos em que o professor viveu em Paris, foi possível constatar uma grande sombra sobre seu percurso acadêmico, que ainda se perpetua em diversos trabalhos que abordam sua trajetória. Tal desconhecimento, que deu o título de "doutor" em História ao professor Joseph Ki-Zerbo, pode ter se originado nas traduções sobre sua cronologia histórica e em uma falta de entendimento a respeito do sistema de educação francês a nível universitário.[29]

Ao ser admitido na Sorbonne, Ki-Zerbo ingressou na graduação em História e, ao que tudo indica, depois disso, cursou Ciências Políticas no Instituto de Ciências Políticas de Paris (o *Sciences Po*), entre 1950 e 1952. Fundado em 1872, o instituto é especializado nas áreas de ciências humanas e sociais.

Enquanto esteve na Sorbonne, diante de seu currículo exemplar e após ser aprovado no exame de propedêutica em francês,[30] Ki-Zerbo tornou-se *agrégé d'histoire* pela mesma instituição, tornando-se o primeiro associado africano nesta disciplina.[31] É importante compreender que o título de *agrégés de l'Université*, implementado durante o reinado de Luís XV após a supressão da Companhia de Jesus, tinha como objetivo criar um corpo de professores qualificados para substituir os jesuítas no ensino. A titulação, de extremo prestígio, permitia que os professores concursados lecionassem no liceu e nas universidades.

Depois de obter a titulação, que era extremamente rara entre os intelectuais africanos na época, o agora professor Ki-Zerbo lecionou no liceu Buffon, em Paris, e no liceu Pothier, em Orléans, durante o ano de 1956. A obtenção do título de *agrégé* lhe permitiu, após a validação do ano de estágio, tornar-se professor associado ou professor da instituição como qualquer outro docente de instituição pública de ensino. Assim, o título o tornou um funcionário do Estado francês. O sistema educacional superior francês possui três modalidades para que os candidatos possam concorrer ao cargo de *agrégé*. A *agrégation d'histoire*, na qual Joseph Ki-Zerbo estava enquadrado, é um concurso francês que permite o recrutamento de professores associados para o ensino de história e geografia no ensino fundamental ou médio.

Ações políticas de Joseph Ki-Zerbo no pós-independência

Em 1957, Joseph Ki-Zerbo, que estava na condição de funcionário público do Estado francês, foi designado para dar aulas de História no liceu Van Vollenhoven, em Dacar, no Senegal. Além de ser um dos principais centros de formação das colônias francesas, o liceu foi a instituição em que se formou boa parte da intelectualidade africana da África Ocidental Francesa.

Em entrevista concedida ao historiador René Holenstein, que lhe perguntou sobre seu ativismo político no continente africano, Joseph Ki-Zerbo contou que seus compromissos políticos, sociais, intelectuais e internacionais tiveram início durante a conclusão de seus estudos na França, período em que adquiriu experiências nos movimentos estudantis.

> Quando estudava na Sorbonne [...] lancei a Associação dos Estudantes do Alto Volta e fui cofundador da associação católica dos estudantes das Antilhas, África Madagascar [...] animei um jornal católico que se chamava *Tam-Tam* [...]. No final dos estudos me lancei a fundo na luta pela Independência e pela unidade africana.[32] Em 1957, quando cheguei a Dakar, para onde tinha sido enviado com um funcionário francês. Em 1958, criei o Movimento de Libertação Nacional. O Movimento fez campanha pelo não à Comunidade Franco-africana por ocasião do referendo de 28 de setembro de 1958.[33]

Foi Charles André Joseph Marie de Gaulle quem supervisionou a redação da constituição da Quinta República francesa para a França e seu império. Essa constituição remontava à ideia de construir a União Francesa formada pela comunidade francesa e suas extensões coloniais no continente africano. O general Chales de Gaulle era um velho conhecido dentro do meio político e militar europeu, tendo participado ativamente das duas Grandes Guerras Mundiais, e estado à frente do governo provisório da República francesa em 1944. Após longos anos afastado da vida política, o militar retornou à França em 1958 e foi eleito presidente da Quinta República.

Diante de sua nova proposta constitucional, cada colônia francesa foi convocada a realizar um referendo, em 28 de setembro de 1958, sobre sua adesão ou não à nova constituição. Aos países que não aderissem à nova proposta constitucional seria "dada" a independência, muito embora o Estado francês soubesse que uma independência total seria um risco, uma vez que não havia sido "ensaiado" um processo de transição administrativa.[34]

Pela nova constituição, estabelecia-se que os Estados-membros teriam total autonomia interna. Entretanto, o presidente da França seria o chefe executivo da União Francesa. Com a promessa de manter apoio e assistência social e econômica para os Estados que assinassem o acordo, Chales de Gaulle buscou pressionar as colônias, uma vez que, no caso de não assinarem o acordo, esses futuros países teriam os funcionários públicos franceses retirados de suas possessões administrativas e também não receberiam ajuda.

Por outro lado, o referendo forneceu subsídios para que os alunos e ex-alunos das organizações estudantis católicas africanas francesas tivessem a oportunidade de fortalecer seus engajamentos políticos contra a nova Constituição e contra a ideia da criação da União Francesa.

Foi nesse contexto que Joseph Ki-Zerbo, em parceria com Albert Tévoédjrè, escritor católico beninense e ex-membro da Feanf, e Ahmadou Dicko, na época estudante de Literatura Espanhola em Toulouse, fundaram o MLN. Muito embora o movimento tenha sido construído sobre bases católicas, possivelmente alinhado ao movimento da Democracia Cristã e de tendências nacionalistas e socialistas, não contava apenas com a participação de pessoas cristãs ou intelectuais. Procurando construir e fortalecer suas posições no diálogo entre intelectuais e camponeses, o movimento escolheu o não alinhamento ideológico entre os lados da Guerra Fria.[35]

Promulgada a quinta Constituição francesa, apenas a Guiné-Conacri optou pela independência imediata e pela constituição dos Estados Unidos da África, com base em um socialismo africano.[36] Como alertado à época do referendo, algumas semanas depois de a Guiné-Conacri optar pela sua independência, a França retirou todos os seus funcionários e assistentes técnicos a serviço na ex-colônia.

O objetivo de Charles de Gaulle era deixar o país africano, recém-independente, sem nenhuma possibilidade de se manter em pé. Entretanto, seu novo presidente, Sékou Touré, convocou profissionais africanos de todas as partes do continente para ajudar a "salvar a Guiné". Foi justamente nesse momento que Joseph Ki-Zerbo, junto com sua esposa, a professora Jacqueline Coulibaly Ki-Zerbo, abandonou sua carreira como funcionário público do Estado francês para ir à Guiné-Conacri. Ele explica:

> A Guiné era o único estado africano francófono a rejeitar em massa a comunidade franco-
> -africana. Tendo feito campanha pelo não ao referendo, fui chamado depois pelo presidente
> Sekou Toure, que enviou emissários para Dakar para me pedir que fosse trabalhar na Guiné.
> Foi nesse momento que eu decidi abandonar a minha carreira de professor de liceu em Dakar.
> Antes de partir, eu fui ver o reitor da universidade de Dakar, ele me disse "Senhor professor, o
> senhor, o senhor tem diante de si uma carreira brilhante. Reflita antes de sacrificá-la".[37]

E continua:

> Respondi-lhe que não tinha vindo para discutir com ele, mas para informá-lo da minha decisão.
> E [...] no momento de me despedir, à porta de seu gabinete, ele me prometia a Lua dizendo:
> "Senhor professor, repito, reflita um pouco mais. Tem diante de si uma carreira. Vamos africa-
> nizar". Ainda me prometeu renomear-me professor da universidade, embora eu lecionasse nos
> últimos anos no liceu. E assim nos despedimos.[38]

Ki-Zerbo passou um ano na Guiné-Conacri, lecionando no liceu, até que foi nomeado diretor-geral da Educação Nacional no Alto Volta. Após uma longa conversa com o dirigente guineense, o historiador retornou ao seu país de origem para ajudar na luta pela independência. Entretanto, ao chegar lá, o intelectual não conseguiu se identificar com o governo de Maurice Yaméogo, filiado ao partido União Democrática Voltaica (UDV), primeiro presidente após a independência do país. Para Joseph Ki-Zerbo, o regime de Yaméogo era o contrário do que os ativistas em prol da independência tinham almejado para o Alto Volta.

Maurice Yaméogo fora ordenado presbítero da igreja católica, mas renunciou aos votos sagrados para se casar. Ascendeu ao poder primeiro como sucessor de Daniel Ouezzin Coulibaly, importante figura do Alto Volta colonial, tornando-se vice-presidente do Conselho do Alto Volta. Em 1960, um ano após a declaração de independência do país, tornou-se presidente. Ao assumir, instalou o unipartidarismo, despertando manifestações e revoltas entres os estudantes e trabalhadores. As atividades do MLN se tornaram, portanto, totalmente clandestinas até 1970. Diante das ações e perseguições estabelecidas pelo primeiro presidente alto-voltaico, Alfred Simon Diban Ki-Zerbo manifestou preocupações com a vida de seu filho Joseph.

Assim, a única alternativa que parecia favorável para o MLN era se juntar com partidos maiores, para que pudessem fazer frente à ditadura de Yaméogo. Ainda na clandestinidade, o MLN buscou fazer suas propagandas de forma indireta e no boca a boca, e conseguiu manter-se de pé mesmo diante das fortes pressões. Enquanto o partido buscava organizar uma luta coletiva, os escândalos em torno da figura de Maurice Yaméogo e a vida de luxo que levava longe dos holofotes políticos começaram a aparecer.

Com a colaboração do líder sindicalista Joseph Ouédraogo, que também havia estudado nas escolas católicas missionárias do Alto Volta, e com o apoio do cardeal Zoungrana e dos chefes tradicionais mossi, o MLN coordenou uma greve geral, convocada para o dia 2 de janeiro de 1966. No dia seguinte, conseguiu promover a derrubada da ditadura de Yaméogo. Com isso, Joseph Ki-Zerbo passou a ser visto com prestígio e distinção pelo povo voltaico, sendo identificado como "o professor", e suas ações políticas organizadas abriram portas para que outros sindicatos começassem a surgir no país.

Joseph Ki-Zerbo e a educação

Mesmo com uma intensa participação no cotidiano político do Alto Volta e de outros países africanos, Joseph Ki-Zerbo jamais se afastou das salas de aula. Suas atuações política e intelectual sempre estiveram juntas. Por um lado, ele buscou construir as bases para a libertação para que o povo voltaico pudesse chegar à revolução; por outro, buscou promover o processo de descolonização para que pudesse chegar à libertação intelectual.

As necessidades que levaram Joseph Ki-Zerbo a rever a história da África, sob o ponto de vista dos africanos, nasceu das experiências que ele teve durante seu processo de formação nas escolas dos missionários Pères Blancs [Padres Brancos] e, posteriormente, enquanto aluno do curso de História na Universidade de Sorbonne. Com uma educação voltada totalmente para a valorização das culturas e tradições europeias, marcada pela ausência da história da África, Ki-Zerbo buscou, assim como outros historiadores africanos da época, promover uma "reabilitação" da historiografia africana.

> Nós, os historiadores africanos, realizamos a mudança, indo ainda muito longe. Afirmamos a necessidade de refundar história a partir da matriz africana. O sistema colonial prolonga-se até a esfera da investigação. Todas as pesquisas em agronomia, geografia e economia eram feitas em grandes institutos no estrangeiro. A pesquisa era um dos instrumentos da colonização a tal ponto que a investigação histórica ainda não era conhecida, que não havia história africana e que africanos, colonizados, estavam para e simplesmente condenados a endossar a história do colonizador.[39]

Isso também fica explícito neste passo:

Foi por essa razão que nós dissemos que tínhamos de partir de nós próprios para chegar a nós próprios. Você sabe que procuramos novas fontes da história, particularmente na tradição oral. Provei que a expressão "pré-história" [é] inadequada. Não vejo por que razão os primeiros dos humanos, que inventaram a posição ereta, a palavra "arte", a religião, o fogo, os primeiros utensílios, os primeiros habitats, e as primeiras culturas, deveriam ficar fora da história. Ninguém me contradisse. Onde quer que haja humanos, há história, com ou sem escrita.[40]

Por meio do mote "onde quer que haja humanos, há história, com ou sem escrita", Joseph Ki-Zerbo ajudou a reconstruir a história sobre bases que, embora não sendo exclusivamente africanas, foram essenciais para compreender e promover a historiografia do continente. Nesse seu esforço de reescrita do passado, Ki-Zerbo ganhou grandes aliados: junto com o professor Djibril Tamsir Niane, não só conseguiu levantar as bases de comprovação da viabilidade das fontes orais para a produção de um conhecimento historiográfico sobre a África, como também incentivou a publicação de grandes obras historiográficas que buscavam priorizar o uso das fontes orais como meios de reconstruir as histórias africanas. Alguns exemplos disso são: a obra *Sundjata Keita — Ou A epopéia mandinga*,[41] escrita por Djibril Tamsir Niane, cuja primeira versão foi publicada em francês em 1960 e sua tradução para o português, em 1982, pela editora Ática; o livro *Amkoullel, o menino fula*,[42] do escritor Amadou Hampâté Bâ, cuja edição traduzida para o português foi publicada pela editora Palas Athena, em 2013; e o artigo "Tradição viva",[43] do mesmo autor, no volume 1 da coleção *História geral da África*, publicado pela Unesco. Todos esses textos foram de suma importância para a elaboração e a defesa de uma historiografia africana voltada para a valorização das fontes orais.

Ki-Zerbo aponta que, para pensar e escrever a história da África, primeiro seria necessário compreender a importância do uso da interdisciplinaridade, da diversidade dos métodos e da comparação, uma vez que a historiografia africana precisaria dialogar, para além da história oral, com a história escrita, com a arqueologia, com a sociologia e com a linguística. Com fontes diversas e de origens diferentes, a história africana não é expressa apenas sobre um suporte físico, ela está assentada no cotidiano, nas coisas comuns do dia a dia das sociedades africanas.

Destarte, Ki-Zerbo não só buscou propor uma reescrita da história africana como também criou condições para a aplicação de novos e inventivos métodos de investigação histórica. Podemos, assim, dizer que ele soube com maestria colocar o seu "ofício de historiador" e as renovações promovidas na primeira metade do século XX, como a presente na Escola do Annales, a serviço da reabilitação da história da África negra, ou, como passou a defender, história da África subsaariana. Com isso, possibilitou pensar a história da África a partir de suas fontes regionais e naturais, direcionando uma grande relevância para a oralidade, em que boa parte dos historiadores africanos se debruçam para reescrever a história do continente. Nesse contexto, a tradição oral aparece como um "repositório e vetor do capital de criações socioculturais acumuladas pelos povos ditos sem escrita: um verdadeiro museu vivo".[44]

Considerações finais

Ao buscarmos preencher as lacunas que permeiam a trajetória de Joseph Ki-Zerbo — professor, acadêmico, militante e escritor, dentre outras qualificações —, conseguimos acessar alguns passos e traços em sua trajetória intelectual e de engajamento político dentro e fora do continente africano.

Os não ditos da história podem fortalecer visões e compreensões únicas sobre figuras históricas, ou promover rótulos que ignoram as disputas históricas em que agiram os sujeitos do passado. Joseph Ki-Zerbo foi, como demonstramos, um homem ativo nas grandes lutas que permearam sua vida, construindo-se como um pan-africanista que definia sua noção de unidade africana a partir das raízes profundas das experiências que viveu, sobretudo, nas décadas de 1950 e 1960.

Muito embora sua formação intelectual tenho sido forjada em universidades europeias, Joseph Ki-Zerbo buscou, por meio de suas ações, reescrever sua própria história enquanto intelectual preocupado com as narrativas e interpretações históricas sobre o continente africano. Considerado pelo historiador Carlos Lopes um dos representantes da geração "pirâmide invertida",[45] que tinha como mote "a África tem uma história", Ki-Zerbo buscou reivindicar uma narrativa histórica sobre a África desvinculada das interpretações simplistas e reducionistas que colocavam o continente e os povos que nele habitam como bárbaros selvagens, sem história e memória.[46]

Mesmo extremamente comprometido com as produções intelectuais voltadas para a "reescrita da história da África", o historiador burquinês mostrou-se ativamente atento às questões políticas, sociais e econômicas antes, durante e após os processos de independência dos países africanos. Politicamente, Ki-Zerbo não só se opôs aos governos coloniais na África como também ergueu sua voz contra os governos africanos com tendências antidemocráticas que assumiram a administração dos recém-descolonizados Estados africanos.[47]

Destarte, para fortalecer e valorizar uma perspectiva endógena, na década de 1980, com o apoio da Unesco, fundou o Centro de Estudos para o Desenvolvimento Africano (Ceda). O centro buscou organizar seminários e simpósios com o tema "desenvolvimento endógeno" e com o objetivo de mobilizar e criar novas possibilidades para a emancipação cultural e econômica dos africanos.

Nas palavras do historiador Toyin Falola,

> Esta ONG denominada Centro de Estudos para o Desenvolvimento Africano (Ceda), tinha como objectivo fazer pesquisas cujo segredo é de facto detido pela nossa terra que permitem integrar a protecção do meio ambiente, a práxis social e a identidade cultural, sectores chave que são regularmente relegados para segundo plano em projectos de desenvolvimento. Durante o seu exílio, ele reimplantou o Ceda no Senegal, onde organizou vários encontros acadêmicos e publicou obras.[48]

Durante o exílio no Senegal, criou o Centro de Pesquisa para o Desenvolvimento Endógeno (CRDE, na sigla em francês) em Dacar, para valorizar a educação endógena como ação possível para impedir os avanços dos ensinos coloniais, que ainda eram veiculados nas escolas e universidades africanas mesmo após os processos de independência.

Joseph Ki-Zerbo diagnosticou os problemas no campo da educação para os países africanos e solicitou mais investimentos financeiros para o desenvolvimento interno do continente. Assim, seus trabalhos na Unesco não só abriram portas para a reabilitação da história da África como também trouxeram possibilidades para a internacionalização e o conhecimento sobre este campo de pesquisa.

É importante finalizar o presente capítulo pontuando que jamais conseguiremos recuperar a "totalidade" do ponto de vista do professor Joseph Ki-Zerbo, ou de qualquer outro(a) intelectual africano(a). Porém, para além do que está comumente disponibilizado e acessível, o desconhecimento de intelectuais africanos como Joseph Ki-Zerbo, bem como as rotulações e os silenciamentos sobre os sujeitos africanos, inserem-se em um contexto em que, mesmo nos espaços acadêmicos, a valorização dos passados coloniais ainda dá o tom das narrativas e interpretações, inclusive daquelas que se centram no continente africano e nos sujeitos históricos africanos.

Notas

1   O presente texto faz parte dos estudos desenvolvidos durante o meu doutorado, com orientação do professor doutor André Chevitarese e do professor doutor Babalawô Ivanir dos Santos, e apresentados em minha tese. Mariana Gino, *A trajetória intelectual do professor Joseph Ki-Zerbo: entre a fé católica e a militância anticolonialista*. Tese (Doutorado em História Comparada) — Instituto de História, Universidade Federal do Rio de Janeiro, Rio de Janeiro, 2022.

2   Joseph Ki-Zerbo, *Para quando a África? — Entrevista com René Holenstein*. Trad. Carlos Aboim de Brito. Rio de Janeiro: Pallas, 2009.

3   Segundo o relato dos filhos e filhas de Joseph Ki-Zerbo, e também de acordo com o livro *Para quando a África?*, a data correta do nascimento do professor é 21 de junho de 1922. Entretanto, ainda é possível encontrar

algumas informações que apontam a data de nascimento como 22 de junho de 1922. Destarte, ao fim de um processo de análises e comparações no que se refere à vida e atuação de Joseph Ki-Zerbo, esta pesquisa levará em consideração o relato e as narrativas dos filhos e das filhas, bem como os textos, acadêmicos e não acadêmicos, que se complementam.

4   Optei por denominar Toma como "vila", mas a definição que aparece no registro encontrado é "aldeia". Essa decisão se deve ao entendimento de que o uso da palavra "aldeia" para designar o local pode favorecer narrativas pejorativas, que fazem uma leitura "tribal" das organizações sociais dos povos africanos antes e durante o período colonial.

5   Florian Pajot, *Joseph Ki-Zerbo: Itineraire d'un intellectuel voltaïque au 20eme siecle*. Dissertação (Mestrado em História) — Universidade Toulouse II-Le Mirail, Toulouse, 2024. Disponível em: https://lefaso.net/IMG/pdf/Joseph_Ki-Zerbo.pdf. Acesso em: 12 jun. 2024.

6   *Idem*; Joseph Ki-Zerbo, *Alfred Diban — Premier chétien de Haute-Volta*. Paris: Cerf. 1983.

7   Os arquivos dos missionários que contam sobre o acolhimento de Alfred Ki-Zerbo estão no Archive de la Maison Généralice des Pères Blancs, em Roma.

8   Florian Pajot, *Joseph Ki-Zerbo...*, *op. cit.*; Joseph Ki-Zerbo, *Alfred Diban*, *op. cit.*

9   Joseph Ki-Zerbo, *Para quando a África?*, *op. cit.*; Florian Pajot, *Joseph Ki-Zerbo...*, *op. cit.*; Joseph Ki-Zerbo, *Alfred Diban*, *op. cit.*

10   Joseph Ki-Zerbo. *Para quando a África?*, *op. cit.*, p. 87.

11   *Ibidem*, p. 169.

12   Edição portuguesa: *História da África negra*. Trad. Américo de Carvalho. Sintra: Publicações Europa-América, 2009. 2 v. [N. E.]

13   Sem edição em português. [N. E.]

14   Sem edição em português. [N. E.]

15   Edição em português: *História geral da África*. Brasília: Unesco/MEC, 2010. 8 v. Disponível em: http://www.dominiopublico.gov.br/pesquisa/ResultadoPesquisaObraForm.do?skip=0&co_categoria=132&pagina=1&select_action=Submit&co_midia=2&co_idioma&colunaOrdenar=DS_TITULO&ordem=null. Acesso em: 4 out. 2024.

16   Edição brasileira: *Para quando a África? — Entrevista com René Holenstein*. Trad. Carlos Aboim de Brito. Rio de Janeiro: Pallas, 2009. [N. E.]

17   Nazareno Contram; Piero Milan, "Entrevista com o historiador africano Joseph K-Zerbo". *Revista Além-Mar*, [s.n], 1976, p. 17-19.

18   A revista *Tam-Tam* está disponível no Archives Générales – Congrégation du Saint Esprit.

19   O instrumento pode receber outro nome dependendo da região da África Ocidental, como tambor, *dundun* ou *djembe*.

20   Joseph Ki-Zerbo, *Nations nègres et culture — De l'antiquité nègre égyptienne auxproblèmes culturels de l'Afrique noire d'aujourd'hui*. Paris: Présence Africaine, 1979.

21   Florian Pajot, *Joseph Ki-Zerbo...*, *op. cit.*; Elizabeth A. Foster, "Entirely Christian and entirely African: Catholic African students in France in the era of independence". *The Journal of African History*, v. 56, n. 2, p. 239-259, 2015.

22   Em francês, o nome é Fédération des Etudiants d'Afrique Noire en France. Durante as pesquisas realizadas, encontramos a tradução para o português e a versão original em francês. Para o andamento do trabalho, utilizaremos a tradução em português, Federação dos Estudantes da África Negra na França (Feanf).

23   Associação dos Estudantes Voltaicos na França (tradução nossa).

24   A AEVF, que era bem pequena, passou, em 1958, a se chamar Jovem Volta.

25   Joseph Ki-Zerbo, *Para quando a África?*, *op. cit.*

26   Florian Pajot, *Joseph Ki-Zerbo...*, *op. cit.*

27   Salim Abdelmadjid, "Joseph Ki-Zerbo: o intelectual, a política e a África: À família Ki-Zerbo". *CODESRIA Bulletin*, n. 3 e 4, 2007, p. 29.

28   Cheikn Hamidou Kane, "Joseph Ki-Zerbo, retrato de uma geração africana sob a influência colonial". *CODESRIA Bulletin*, *op. cit.*, p. 69-70.

29   Mariana Gino, *A trajetória intelectual...*, *op. cit.*, p. 173-175.

30   Florian Pajot aponta que o exame era aplicado aos alunos, através da Faculdade de Letras, como uma forma de avaliar o aprendizado da língua francesa: "examen sanctinnant la réussite à la première année d'étude dans les facultés de lettres entre 1948 et 1966". Ver Florian Pajot, *Joseph Ki-Zerbo...*, *op. cit.*

31   Florian Pajot, *Joseph Ki-Zerbo...*, *op. cit.*; Salim Abdelmadjid. "Joseph Ki-Zerbo: o intelectual...", *op. cit.*

32   Movimento panafricano, que tinha a seção na França, no Alto Volta, no Senegal, no Daomé, em Camarões.

33 Joseph Ki-Zerbo, *Para quando a África?*, *op. cit.*, p. 113-114.

34 Florian Pajot, *Joseph Ki-Zerbo…*, *op. cit.*; Joseph Ki-Zerbo, *Para quando a África?*, *op. cit.*

35 Florian Pajot, *Joseph Ki-Zerbo…*, *op. cit.*; Joseph Ki-Zerbo, *Para quando a África?*, *op. cit.*

36 Joseph Ki-Zerbo, *Para quando a África?*, *op. cit.*

37 *Idem.*

38 *Idem.*

39 Joseph Ki-Zerbo, *À quand l'Afrique? Entretien avec René Holenstein*. Lausanne, Suisse: Editions d'en bas, 2003.

40 *Idem.*

41 Djibril Tamsir Niane, *Sundjata — Ou A epopéia mandinga*. Trad. Oswaldo Biato. São Paulo: Ática, 1982.

42 Amadou Hampâté Bâ, *Amkoullel, o menino fula*. Trad. Xina Smith de Vasconcelos. São Paulo: Palas Athena / Casas das Áfricas, 2013.

43 Amadou Hampâté Bâ, "Tradição viva". In: *História geral da África — Metodologia e pré-história da África*. Brasília: Unesco, 2010, v. I, p. 167-212.

44 Joseph Ki-Zerbo, *Para quando a África?*, *op. cit.*

45 Carlos Lopes, "A pirâmide invertida: historiografia africana feita por africanos". In: *Colóquio Construção e ensino da história da África — Actas das sessões realizadas na Fundação Calouste Gulbenkian nos dias 7, 8 e 9 de junho de 1994*. Lisboa: Linopazas, 1995, p. 21-29.

46 Joseph Ki-Zerbo, "Introdução". In: *História geral da África — Metodologia e pré-história da África*. Brasília: Unesco, 2010, v. I, p. 3.

47 Joseph Ki-Zerbo, *Para quando a África?*, *op. cit.*

48 Toyin Falola, "Joseph Ki-Zerbo e a luta pela independência". *CODESRIA Bulletin*, *op. cit.*

10 UANHENGA XITU: O PERCURSO DO ENFERMEIRO EM DIREÇÃO AO NACIONALISTA

NATHALIA ROCHA SIQUEIRA

Uanhenga Xitu, ou Agostinho André Mendes de Carvalho, foi escritor, intelectual, político e enfermeiro. O objetivo deste capítulo é trazer aos leitores um recorte biográfico dos aspectos políticos desse intelectual angolano de 1947 a 1958, período em que atuou como enfermeiro — uma das profissões de maior trânsito geográfico e político na Angola de meados do século XX. Considerado por muitos um nacionalista angolano, parte de sua vida, de fato, desdobra-se em importantes acontecimentos históricos do contexto de seu país, à época uma colônia portuguesa. Esse ator político ficou na história angolana por seus múltiplos papéis, mas especialmente o de "nacionalista" e o de escritor; contudo, é no exercício da profissão de enfermagem que vão se construindo capitais culturais e sociais que nos interessa analisar. Cabe, aqui, dedicar-nos a determinados aspectos de sua biografia que nos ajudam a refletir sobre a importância histórica do processo de luta e independência de Angola, sobretudo no que concerne ao uso de profissões, destacadamente a enfermagem, para fins políticos e anticoloniais.

Contextualizando a década

A partir dos anos 1940, com o aumento de lusos nas colônias portuguesas, especialmente Angola e Moçambique, agravaram-se as clivagens raciais na vida social, o que desembocou na redução dos espaços de convívio plurirracial e gerou uma marginalização dos grupos sociais locais em detrimento dos que chegavam de fora. Angola, nesse período, sofria forte estagnação econômica. Somando-se a isso, a dominação colonial bloqueava as ascensões sociais dos "naturais da terra", além de dificultar os critérios em torno do processo de assimilação, diminuindo direitos e tomando lugares antes ocupados por uma elite angolana já estabelecida em benefício do branco português. A luta anticolonial também foi capitaneada por uma elite fundamentalmente urbana e luandense, mas não só. Diante do quadro social que se apresentava, foram inevitáveis as contestações, as tensões sociais e as reivindicações por autonomia frente à metrópole, muito influenciadas, também, pelas lutas de independência travadas em outros contextos africanos, comuns nas décadas pós-Segunda Guerra Mundial, e pelos ideais da negritude e do pan-africanismo, que ressoavam no continente europeu e na África.[1]

Outro fator imprescindível para se pensar o contexto histórico das décadas de 1950 e 1960 é o surgimento da Polícia Internacional e de Defesa do Estado (Pide). A Pide, que ficou responsável por frear as articulações e práticas que visavam à independência, surge nas colônias já em um estado bem cruel, apertando cercos, infiltrando pessoas, efetuando prisões, cometendo torturas e diversas outras formas de opressão. Nesse contexto de medo, violência e articulações, criam-se redes em prol da luta anticolonial dentro e fora de Angola, das quais podemos destacar as que existiram em Portugal, no Congo Belga, em Luanda e no norte de Angola. Para não levantar suspeitas, os grupos se organizavam em pequenas células, criando ou recorrendo a associações recreativas, agremiações esportivas, clubes de enfermeiros e outros. Usavam essas reuniões para planejar atos políticos de resistência, distribuindo panfletos, lendo-os para a população de maioria analfabeta e buscando um "despertar" de camadas socialmente mais elevadas que até aquele momento, de modo geral, pouco sabiam ou atuavam contra o regime colonial.[2]

Os trânsitos do enfermeiro político

A enfermagem esteve no *hall* das profissões que atuaram com certo destaque na resistência anticolonial. Mas não apenas: também sinalizava um lugar social de algum modo privilegiado diante do funcionamento do sistema colonial. Passaram por ela figuras famosas e anônimas, muitas ligadas às missões protestantes, contribuindo com a formação de células contra o governo colonial. Não só em Angola, muitas figuras importantes das lutas de libertação do colonialismo português na África encontraram na enfermagem uma possibilidade de ascensão social. Um exemplo foi Samora Machel. Fazendo parte desse *hall*, Uanhenga Xitu foi nomeado por portaria de 23 de abril de 1947 para exercer suas funções de enfermeiro auxiliar de segunda classe do quadro de enfermagem dos Serviços de Saúde e Higiene de Angola. Ao iniciar sua trajetória, se apresentou na direção dos hospitais de Luanda, onde ficou a prestar serviço até outubro do mesmo ano. Ainda em Luanda, recebeu autorização no dia 13 de outubro de 1947 para seguir para Lândana, com destino à Secretária de Saúde do Cacongo, onde começou a trabalhar. De acordo com a documentação, ele foi colocado em vários locais até ir em definitivo para o Posto Sanitário do Dinge.[3]

O descrito anteriormente retrata, via documentação colonial, o início da trajetória de enfermeiro de Agostinho André Mendes de Carvalho, também conhecido e celebrado pelo seu nome quimbundo, Uanhenga Xitu. Nesse cenário histórico é que destacamos a importância da profissão de enfermeiro para que Uanhenga Xitu fizesse política e depois viesse a se tornar um político, no sentido da práxis partidária. Por meio da profissão — com uma considerada abertura nas camadas populares, especialmente as rurais —, ele iniciou uma trajetória que o levaria a integrar a elite política de seu país. Essa trajetória é uma das chaves para a compreensão de seu capital social, cultural e político, que alicerçariam, no decorrer dos anos, a formação do seu capital simbólico.[4]

O meio rural, em meados do século XX, era o espaço aonde o médico não chegava (eram poucos, até mesmo nas cidades) e onde as práticas da enfermagem poderiam ser entendidas como práticas de cura, a exemplo do que faziam os sacerdotes quimbandas. Diante disso, os enfermeiros acabaram por gozar da confiança da população e aproveitaram para tratar de convencer as pessoas a se voltarem contra a subjugação colonial. É possível relacionar a trajetória individual de Uanhenga Xitu às estruturas e aos processos sociais que lhe atribuíram determinadas funções e papéis no fluxo da história, já que, a partir de sua prática laboral, ele começou a transitar — por escolha ou não — várias regiões de Angola, formando uma rede de conhecimento, de comunicação e de relações e práticas sociais, culturais e políticas.[5]

Nesse período, não existia propriamente uma carreira de funcionário público; os funcionários eram contratados por períodos, com contratos que eram, de forma geral, temporários e por indicação. Inclusive, o Estado português não permitia associações de cunho profissional (sindicatos). No caso dos "locais", para serem contratados, o primeiro requisito era ter a categoria jurídica de "assimilado". Nesse sentido, tinham que estar em dia com o serviço militar e de acordo com as regras impostas no que concerne à tipificação de um comportamento moral e civil que tem por princípio negar qualquer manifestação de comunismo, qualquer atitude ou comportamento subversivo. É de rápida depreensão que o governo colonial tentava ao máximo se cercar de medidas que limitassem o uso dessas profissões para fins políticos contra o sistema local, e que o contato muito próximo de determinados profissionais com a população deveria ser motivo de atenção.[6]

A singularidade da trajetória de Uanhenga Xitu como enfermeiro nos ajuda a formular representações possíveis de sua época, por exemplo, a importância das igrejas evangélicas em Angola e sua ligação com os rumos políticos que a colônia tomara no decorrer do século passado, assim como a categoria jurídica dos assimilados, da qual faziam parte não só Mendes de Carvalho como também uma parcela significativa daqueles que viriam a ser líderes da luta anticolonial e, com a independência, líderes nacionais. Ao nos debruçarmos sobre a vida e a obra de algumas dessas figuras, fica clara a própria estratificação social dentro da colônia: mesmo explorados pelo governo português, esses homens, por mais que fossem comuns no início de suas trajetórias, diante da massa — que, do ponto de vista jurídico, era considerada indígena — eram privilegiados.

Uanhenga Xitu parte para suas funções em Lândana já em finais dos anos 1940. Nessa época, Angola foi palco de mudanças decorrentes do incentivo migratório do Estado Novo, que afetariam de forma decisiva o cotidiano social e político da colônia, gerando na década seguinte o "boom" das tensões entre imigrantes portugueses e naturais de Angola e suas interfaces, com o acirramento da questão racial, da relação entre o Estado e a sociedade e das relações de trabalho, por exemplo. Podemos dizer que já no fim dos anos 1940 a sociedade colonial sentia mais intensamente os reflexos — que viriam a se agravar — de uma migração em grande número de metropolitanos para as colônias, que passaram a ocupar os cargos mais elevados nas relações de trabalho, sendo qualificados ou não.[7]

Na análise dos documentos do enfermeiro, a obtenção das certidões "nada consta" nos sugere, nas narrativas sobre seu percurso, um *modus operandi* na burocracia do Estado português, que, por conta da ditadura, tinha constantes mecanismos subterrâneos de controle. De acordo com informações obtidas junto à Fundação Uanhenga Xitu (FUX), por exemplo, o enfermeiro trabalhou nas plantações de Macozo Ltda. — empresa de sisal no Dondo — em 1947-1948, onde, ao atuar na enfermagem, organizou o levante dos trabalhadores contratados vindos da Damba e de Maquela do Zombo. Acusado de agitador, foi levado pelo gerente tenente Cabrita e pelo guarda-livros sr. Freitas até o Dondo, onde ficava a administração do conselho; o administrador, à época, chamava-se Marinho Nunes. Conforme informações colhidas junto à família, a acusação não pôde ser provada, já que ele contou com ajuda do Velho Domingos Camanga e de Manuel Torres Vieira Dias para "abafar" o caso. Todavia, de acordo com relatos dos seus familiares e da Fundação Uanhenga Xitu, ainda assim foi expulso do Dondo, o que levanta a possibilidade de que os órgãos de repressão da época já estivessem observando suas ações.[8]

Nos documentos que formaram o escopo deste trabalho, não foram encontrados registros dessa expulsão, nem de sua prática "subversiva" à época; nada consta contra ele nesse período. Porém, de fato, há documentos que mostram que o enfermeiro residiu na Vila do Dondo por volta de outubro desse ano. Isso nos leva a colocar a informação dentro de uma "caixa" destinada aos espaços em branco deixados pela história no que concerne à sua trajetória, o que mostra a importância dos relatos memorialísticos para a construção da escrita da história. Apesar de não ser possível comprovar os dados biográficos cedidos pela FUX, existe um documento que levanta a possibilidade de que ele tenha se envolvido no levante dos trabalhadores no Dondo. Trata-se de mais um certificado, neste caso, do Registro Criminal e, mesmo que nele nada constasse de ilegal, é interessante que tivesse sido requerido pelas autoridades. Como a família afirma que não foi possível provar, talvez tenha sido esse o motivo da anexação no seu histórico e, ainda assim, nenhum tipo de acusação formal em sua documentação. Pois consultar o arquivo criminal de alguém, sobretudo naquele contexto, era um ato rotineiro, principalmente para assimilados.[9]

Pela análise dos documentos administrativos, o enfermeiro já pedia, à época, fevereiro de 1948, a exoneração do serviço no Dondo. É provável que seu descontentamento tenha sido fruto de repressão, violência racial e condições ruins de trabalho — razões não excludentes entre si —, e assim o tenha levado a pedir exoneração ao governador-geral de Angola por meio de ofício. Como a estrutura colonial era extremamente burocrática, uma das hipóteses que podemos aventar é que, com a demora na permanência, acabou por se envolver em conflitos de natureza política naquela região. Pode-se conjeturar que Uanhenga Xitu foi exonerado do cargo no Dondo, a princípio, por pedido do próprio. Portanto, como as autoridades locais não podiam provar seu envolvimento com atividades consideradas subversivas, só lhes restava ficar atentas a uma possível conduta que questionasse a ordem estabelecida.[10]

Por toda sua trajetória e produção literária e intelectual, é possível inferir que as relações de trabalho das quais participava e/ou que observava traduziam práticas de exploração — em maior ou menor grau a depender do seu lugar social, mas ainda assim de exploração — por parte do colono. Este agia com violência moral, física e jurídica, desapropriando, marginalizando, escravizando e matando aqueles nascidos na colônia, especialmente negros, mesmo que assimilados, e os considerados indígenas. É importante deixar claro que, por ser uma pessoa de Catete, que ganharia ainda mais destaque no cenário político angolano pela relevância das figuras que de lá vieram e ocuparam cargos de poder no país recém-criado, pertencia a uma elite letrada. Esse pertencimento foi possibilitado, principalmente, pelas relações com as missões metodistas, que financiaram não só boa parte da sua educação como a educação do próprio Agostinho Neto[11] e que integrariam, para ambos, uma das suas maiores redes de sociabilidades em Angola e fora dela.

Os documentos feitos ainda em 1948 mostram a transferência do enfermeiro Carvalho para sua nova localidade de trabalho, onde efetivamente atuaria a partir de 1949, ficando até o ano seguinte. Na região do Bié, de acordo com os dados biográficos da FUX, agitou um grupo de trabalhadores da saúde, como também os alunos da enfermagem, contra as injustiças raciais praticadas pelo dr. Paiva Martins e contra as medidas tomadas pelo governador da região à época, Hortêncio de Sousa. Não obstante, de acordo com a família, agitou ainda um grupo de trabalhadores contratados, repatriados de São Tomé para Menongue. O que a documentação nos diz é que esses constantes deslocamentos se dão pela necessidade de enfermeiros em outras localidades ou por pedidos de trocas com companheiros, requeridas pelo próprio enfermeiro, que costumavam ser negadas se causassem alguma despesa ao Estado e aceitas quando fossem uma troca simples com outro profissional também disposto a mudar de localidade. O fato de o nome dele estar constantemente envolvido em trocas levanta hipóteses de que, por sua provável indisciplina e / ou envolvimento em agitações, fosse sempre um predileto a ser transferido, em uma tentativa de controlar as relações que estabelecia de conflito com as condições que encontrava nos postos onde atuava, já que, segundo a família, suas recorrentes transferências eram, em sua maioria, consequência de seus envolvimentos em situações de agitação política.[12]

Contínuo a isso, em novembro, o enfermeiro segue para Silva Porto (atual Cuíto), onde atuaria em 1949 e 1950. Os anos 1950 iniciaram um período fundamental para os rumos políticos de Angola. Foi a década de maior imigração de naturais da metrópole para as colônias, entre elas, claro, a angolana. Como consequência, a estrutura social da região foi intensamente desarranjada, sobretudo nas cidades, dando início a uma convulsão política que, na década seguinte, culminaria na luta armada contra o governo português. De acordo com Maria da Conceição Neto, no seu texto "Breve introdução histórica", em 1950 menos de 1% da população negra de Angola estava oficialmente na categoria de "civilizada" ou "assimilada", sendo que em Luanda esse percentual aumentava 10%.[13]

Nesse contexto, o que se encontrava do ponto de vista das dinâmicas sociais entre Estado e sociedade não "assimilada" e especialmente não branca eram prisões arbitrárias, exploração, desapropriações, trabalho análogo à escravidão, sobretudo no interior, e torturas, como as rusgas que faziam parte da violência política dos portugueses e, por extensão, dos povos por eles colonizados. No começo da década de 1950, aliadas a grandes mudanças sociais, à situação econômica, a questões de política interna e ao conhecimento das agitações políticas de outras colônias em África, as contestações ao domínio português foram ganhando contornos cada vez mais anticoloniais. O enfermeiro Uanhenga Xitu vivenciou e testemunhou essas relações de trabalho pautadas por exploração, violência e racismo, algo que ele também transformaria em literatura e documento com sua obra *Mungo — Os sobreviventes da máquina colonial depõem...*

Outra informação levantada junto à FUX foi a de que, em Sá da Bandeira, onde atuou de 1950 até 1953, esteve ligado às células clandestinas que, mesmo que não muito duradouras — pois iam se desmantelando e nascendo novamente, muitas vezes com outros nomes e adição ou exclusão de integrantes —, já iam ganhando corpo naqueles contextos. Essas células, à época, não poderiam ser caracterizadas como independentistas; eram, em sua essência, críticas ao colonialismo; organizavam-se para, entre outras coisas, reivindicar melhores condições de vida e trabalho. Nessas organizações, o enfermeiro, de acordo com relatos orais e biográficos da família, obteve ligação com Viriato da Cruz, que viria a ser um dos fundadores do Movimento Popular de Libertação de Angola (MPLA), desenvolveu intensa atividade política entre os alunos do liceu e teria criado uma rede Lubango-Moçamedes-Porto Alexandre, com a finalidade de possibilitar a evasão dos presos da cadeia da Baía dos Tigres de forma que pudessem regressar às suas terras de origem.[14]

É possível e importante levantar hipóteses a partir da aparente contradição entre os documentos administrativos da época e os dados bibliográficos disponibilizados pela FUX, como podemos perceber pelas informações precedentes. Pela ausência de fontes documentais no que concerne a dados biográficos, pelo menos aos que esta pesquisa teve acesso, que foram em sua maioria narrativas orais, usos da memória e as informações que os documentos nos trazem, é factível levantar suposições de como Uanhenga Xitu, que já nessa época, supostamente, teve envolvimento direto em situações políticas de contestação, não foi pego nem sequer recebeu uma acusação oficial, visto que consta em sua certidão um atestado de bom comportamento.[15]

A hipótese mais plausível é a de que, como em Angola a Pide só esteve presente a partir de 1954, as autoridades coloniais pouco conseguiram ou quiseram fazer algo mais elaborado para coibir esses inícios de atividade "subversiva", ou pelo menos não se organizavam tanto e com tanta competência em função desses eventos. É possível salientar também a hipótese de que os pequenos levantes aqui e ali, como aqueles dos quais ele participava, foram um "empurrão" para a própria criação da Pide, um órgão mais específico destinado à repressão desse tipo de movimento. Claro que já havia repressão, mas nenhuma tão eficaz quanto aquela praticada pela polícia internacional portuguesa. Dessa forma, podemos imaginar que as atividades clandestinas não foram passíveis de maiores provas ou, se foram, não foi dada a elas a devida importância, cenário que mudaria com a entrada da Pide. Outra hipótese é que as informações dadas pela FUX, baseadas em relatos de memória, não são muito precisas, mas sim uma reconstrução memorialística elaborada *a posteriori*. Essa construção pode ter partido do próprio Uanhenga Xitu ou da família, em um esforço de promover narrativas de práticas que colaboram para a construção de um "herói nacional" e fundamentam o capital simbólico que ele adquiriu ao longo da vida. Isso não significa em absoluto uma inverdade, mas pode indicar "memórias produzidas" ou cenários criados com a função de projetar o homem político, o "nacionalista".[16]

Mesmo com a ausência de documentação que ateste suas participações em levantes trabalhistas, chama a atenção, já em 1951, uma abertura de processo contra o enfermeiro por indisciplina. Nesse processo, há um requerimento de Uanhenga Xitu, que se desculpa e se compromete a seguir as normas de comportamento, e outro de um inspetor, após o qual o caso foi anulado. Esse documento não informa que tipo de indisciplina foi cometida. Mas, a julgar pelo depoimento de familiares e amigos e de toda a sua trajetória política — inclusive suas intervenções em casos de racismo, praticados contra si e contra seus companheiros, por parte de chefes nas delegacias de saúde —, podemos crer que a indisciplina cometida estava ligada à sua crítica à máquina colonial. Na sua prática política cotidiana, vivenciava e parecia já questionar esse tipo de opressão.[17]

Chama a atenção que, no ano seguinte a uma declaração de bom comportamento, tenha surgido um documento que o acusa de atos de indisciplina. Como teria se dado essa mudança? Será que de fato foi uma mudança de comportamento ou será que só agora ele foi enquadrado? Teria sido denunciado? Teria sido uma rusga pontual? Quem teria feito a denúncia: um companheiro de trabalho ou uma autoridade? Ele já estava sendo observado individualmente? Notamos, em várias fontes, uma tentativa de controle quase absoluto por parte do Estado sobre o funcionalismo público. Esse controle fica evidente na burocracia, na troca de informações entre as autoridades e até mesmo na intermediação, por exemplo, das dívidas dos funcionários do Estado, muitas vezes acionado na relação entre o cobrador e o devedor. Os documentos administrativos limitam nosso completo entendimento do ocorrido, por serem em sua maioria factuais. Por sua vez, o cruzamento das fontes a que tivemos acesso (documentais, orais, testemunhais, entrevistas, obras literárias etc.) não esclarece nossas dúvidas; pelo contrário, levanta mais perguntas do que respostas — mas, inegavelmente, aponta um caminho.

Outra mudança fundamental no cenário político, que ocorreu já em 1951, foi a revogação do Ato Colonial. A Constituição da República portuguesa foi revista e as colônias passaram a ser denominadas províncias ultramarinas. Sob o efeito do fim da Segunda Guerra Mundial (1939-1945), a pressão da comunidade internacional capitaneada pela figura da Organização das Nações Unidas (ONU) sobre os países europeus imperialistas foi considerável. Com Portugal, não foi diferente. A ONU, junto à opinião pública internacional, passara a cobrar das nações que possuíam colônias ao redor do globo, com o objetivo de que essas tomassem uma posição de desocupação, garantindo a essas regiões e seus povos o direito à autodeterminação; impulsionadas por um grande sentimento de culpa global pelas mazelas da guerra, deram eco ao já forte descontentamento das populações com o regime colonial, incluindo África e Ásia.[18]

Nessa década decisiva para os rumos de Angola, Uanhenga Xitu, em 1953, encontrava-se trabalhando na região de Benguela, mas pediu insistentemente para ser transferido ao posto do Mungo ou ao posto do Ebo (Gabela). Sua argumentação era de que, habitando em Benguela, ele e sua família não conseguiriam se sustentar: recebia 350 angolares e defendeu que precisaria de mais 150 para, minimamente, se manter. Esses dados foram expostos como argumentos ao diretor da Associação dos Naturais de Angola e como pedido de ajuda, visto que essa associação muitas vezes intervinha a favor de seus associados junto ao governo-geral. Em 19 de junho, ainda insatisfeito, enviou outro comunicado ao governador-geral da província, pedindo que então o trocasse com seu colega Felismino Fernando da Costa. Ele iria para o posto do Mungo e o colega viria para Benguela; seria uma troca sem prejuízos para a Fazenda Nacional, e só por isso foi concedida.[19]

De acordo com os dados biográficos, em Benguela e Lobito (1953) Uanhenga Xitu voltou a formar células clandestinas de questionamento da colonização portuguesa, com a finalidade de colher dados e enviá-los ao estrangeiro por intermédio de um missionário protestante que atuava na área. As células eram compostas por Mateus Fortunato, Domingos de Lemos, Sebastião de Sousa, Correia Victor, Chico Bagorro e Baltazar Gourgel, entre outros, o que demonstra a importância dos missionários e dos enfermeiros para a circulação de ideias e estratégias, considerando os subsídios que a profissão lhes dava: facilidade de trânsito entre lugares, de conhecer pessoas, de criar redes, estabelecendo importante capital social.[20]

É importante considerar que os enfermeiros estavam conectados, mesmo atuando em cidades ou províncias diferentes. A comunicação entre eles possibilitou e facilitou a construção de células questionadoras do *status quo* colonial a partir das trocas de vivências em relação às suas condições de vida e de trabalho e às condições de vida e de saúde da população, especialmente a "indígena" e rural. A insatisfação com a situação colonial, somada aos "ventos" das lutas de libertação que se espalhavam na África e na Ásia, levou a um novo processo de contestação e à formação de organizações ligadas ao ambiente do trabalho destinadas a fazer política. As trocas, congruências e incongruências vividas e compartilhadas pavimentaram o caminho da criação de grupos anticoloniais e explicaram a formação do grupo que viria a se chamar Espalha Brasas, do qual Mendes de Carvalho foi um dos fundadores.

Cabe aqui também o questionamento de por que há esse excesso de transferência no funcionalismo público colonial, já que esta não é uma prerrogativa apenas da enfermagem, como podemos perceber nos relatos de outras personagens que aliaram o funcionalismo público com a atividade anticolonial. Podemos destacar os relatos de Raul David e Adriano Sebastião — este, inclusive, era primo de Uanhenga Xitu e da mesma região que ele —, que mostram que, nesse sentido, a história do enfermeiro não foi singular. Ao dialogarmos com Conceição Neto e Cláudia Castelo, sobre o contexto específico de Angola, e Hannah Arendt, em suas discussões sobre burocracia e autoritarismo, as constantes transferências descritas nos relatos e documentos comprovam o uso, em larga escala, das "teias" burocráticas como arma de controle e submissão de pessoas e/ou grupos dentro do contexto político e social. O uso da burocracia e da raça formou um eficiente sistema de dominação e controle político sobre os angolanos e, em menor escala, dos funcionários com o estatuto de "assimilados". Nesse contexto, um funcionário assimilado e um funcionário português, mesmo possuindo o mesmo nível de instrução, estariam colocados de forma assimétrica dentro da engrenagem colonial, sendo relegada ao primeiro sempre uma posição subalternizada, enquanto o segundo naturalmente ocupava os cargos de governança.[21]

Já na perspectiva política, observa-se também uma forma de não permitir que os colonizados construam ou fortaleçam bases, evitando que, ao permanecer muito tempo em uma região, o funcionário conseguisse organizar politicamente a comunidade para a qual trabalhava. É o que nos apontam os relatos de Raul David e Adriano Sebastião, ambos funcionários do governo, que também sofreram com constantes trocas e transferências. Quando esses profissionais acreditavam que conseguiriam algum tipo de organização do ponto de vista do trabalho e de uma resistência "anticolonial", eram transferidos ou realocados em outros espaços e/ou regiões e às vezes até em outras funções, como nos mostram os dados biográficos, documentos e relatos do próprio Uanhenga Xitu. Mais do que isso, há a possibilidade, levantada diante das fontes consultadas — especialmente as testemunhais, formuladas por indícios de episódios de insubordinações, participações em levantes e organizações clandestinas —, de que ele, em seu papel de enfermeiro, já oferecia algum tipo de resistência colonial e, como consequência, é provável que tenha se tornado um funcionário "visado".[22]

Em seu livro *Mungo — Os sobreviventes da máquina colonial depõem…*, quando já havia adotado a função de escritor, anos depois de interromper a de enfermeiro, Uanhenga Xitu tece sua narrativa política a partir da práxis de sua primeira profissão. É de se imaginar que, na região do Mungo, ele tenha entrado em contato com a máquina colonial em uma de suas faces mais opressoras; é provável que lá tenha tido experiências muito duras no contexto profissional, já que dedicou um livro a essa região. Lendo nas entrelinhas de uma de suas narrativas que carrega o mesmo nome, em que ficam nítidos o racismo e o descrédito profissional, talvez tenha sido uma das suas piores experiências no contexto de trabalho, o que certamente colaborou e muito para o seu desejo de mudança social.

No Mungo, teve como braço direito um compatriota de nome Vasco, travou uma forte discussão com o articulista de "Chegou o enfermeiro... mas ele é preto!", do jornal *Voz do Planalto*, e os comerciantes locais o apelidaram de "instigador de pretos", tamanha era a desconfiança que tinham dele.[23]

Assim, ele iniciou 1954 trabalhando no Mungo, região que posteriormente daria nome a um de seus livros, mas de forma temporária passou por Luanda, onde acabou por intensificar seu fazer político, suas relações consideradas subversivas do *status quo* colonial e sua prática anticolonial, que mais tarde viraria pró-independência.[24]

A partir de 1956, começa com mais robustez seu processo de luta anticolonial. Atuou primeiro na área de Ícolo e Bengo e depois foi transferido para Luanda. Em Ícolo e Bengo, região à qual ele pertencia e conhecia muito bem, desenvolveu diversas atividades políticas e com maior nível organizacional. Em Calumbo, por exemplo, voltou a criar células clandestinas, que ficaram sob responsabilidade dos camaradas Francisco Imperial e Vasco Fortunato. Em Kakila, desenvolveu a mesma atividade política, sendo responsável pela formação de mais células clandestinas junto com o camarada Avelino Leão. Em Ngolombe, também atuou, assim como em Bom Jesus, de acordo com sua família, auxiliado pelos companheiros Paulo Vicente, Paulo e Domingos Ventura, fato que mostra como ele transitava dentro da própria região de Ícolo e Bengo.[25]

Apesar das tentativas de censura do governo, chegavam informações de fora. As notícias oriundas das outras colônias europeias — que, a essa altura, já iam encaminhando seus processos de independência —, a implementação da Pide, os espaços cada vez mais segregados — aumentando, e muito, um cenário de violência —, tudo isso, aliado ao frequente trânsito de ideias e pessoas, alimentou um sentimento cada vez mais anticolonial. Os jovens de várias partes do território, tanto do interior quanto da cidade, começaram a se juntar aos homens mais velhos, muitas vezes tios, pais, primos ou irmãos, para construírem estratégias de resistência anticolonial, fazendo chegar à maior parte da população um ideal de autodeterminação, por meio de atividades clandestinas que se intensificariam ao final da década de 1950.[26]

Em 1957, atuou em Bom Jesus, área ainda pertencente a Catete, voltado principalmente para o combate à doença do sono, da qual eram vítimas muitos "indígenas" e moradores das sanzalas da região. Apesar de uma série de relatos de ex-companheiros e dados biográficos que testemunharam sua participação em várias rusgas contra os chefes coloniais, nada era provado, já que, pela documentação do Serviço de Higiene e Saúde de Angola, em todos os anos até aqui e até ser preso, conseguiu todas as certidões de bom comportamento, todos os direitos possíveis e todas as férias, sendo atestado sempre de modo positivo pelos médicos superiores nos locais em que atuava profissionalmente.[27]

O contexto de 1957 teve particular importância na formação dos comitês responsáveis pelas atividades clandestinas em Luanda, intensificando-se a clandestinidade e o trânsito de informações feito por diversos funcionários públicos, entre eles os enfermeiros. Suas tarefas concentraram-se, principalmente, em distribuir os panfletos que chegavam, nos locais em que atuavam, com ênfase nas zonas mais interioranas. Consoante a isso, ia às escondidas nas casas e lia para a maioria analfabeta, especialmente nas madrugadas, trabalhando em prol de chamar os jovens para os movimentos, convencê-los da importância de ajudar financeiramente a causa clandestina, justificada pela necessidade de se erguer diante do jugo colonial.

Os Espalha Brasas

O contexto da criação dos Espalha Brasas surge em 1958, quando Uanhenga Xitu foi transferido para Luanda, regressado do interior para trabalhar na Delegacia de Saúde, popularmente chamada de Delegacia dos Musseques. Essa unidade de saúde era conhecida também como a Delegacia de Saúde de São Paulo; para atender essa região, tinha acabado de ser construído o hospital de mesmo nome, proporcionando a chamada de enfermeiros para os cargos vagos no Posto Sanitário do Bengo/Cuanza. Junto aos seus colegas enfermeiros que também regressaram do interior e se tornaram vizinhos e companheiros de trabalho, encontrou uma cidade já agitada pela distribuição de folhetos oriundos das células clandestinas envolvidas em muitas atividades consideradas subversivas pelo poder colonial português. É preciso atentar que esse período data de apenas alguns anos da instalação da Pide em Angola, o que aumentou o ciclo de violência, sobretudo nas regiões periféricas de Luanda. Como Uanhenga Xitu já vinha de um histórico de contestação, de utilizar a profissão como meio de "politizar" e fazer política em seu contato com as populações rurais, o segundo passo da sua práxis, já na capital, foi adotar uma postura considerada "menos passiva" e ativar-se frente à luta anticolonial.

Assim, ele e seus companheiros de trabalho — Florêncio Gamaliel Gaspar, Garcia Lourenço Vaz Contreiras, Manuel Bernardo de Souza, João Lopes Teixeira, José Diogo Ventura, Manuel Baptista de Sousa — se encontravam para falar dos assuntos referentes à agitação anticolonial, a melhores condições de trabalhos, a assuntos cotidianos e até mesmo de lazer. Comparando o que era noticiado pela imprensa da época — majoritariamente jornal impresso, que pouco ou nada publicava sobre o assunto, numa nítida censura ao tema — com o que corria nas bocas miúdas a se propagar por diversos espaços citadinos, inclusive os musseques, eles analisavam as notícias, falavam sobre ações que ocorreram na cidade ou no interior, sobre os boatos que chegavam e, claro, jogavam futebol.[28]

Em 1958, já fundado o Espalha Brasas e trabalhando junto ao grupo Exército de Libertação de Angola (ELA), que também era a junção das primeiras iniciais dos pseudônimos de António Pedro Benge (Ernest Guendes), Fernando Pascoal da Costa (Luzerna Pinto Mendes) e Joaquim de Figueiredo (Arnaldo Goreva), seus fundadores, Uanhenga Xitu viajou ao antigo Congo belga, especificamente Léopoldville, atual Kinshasa, e lá conheceu o jovem José Manuel Lisboa. Estabeleceria contato, ainda, com Armando Ferreira da Conceição, que se encontrava no consulado de Portugal. Lá, traçou estratégias políticas, de acordo com as quais a intenção era mandar para fora do país, mais especificamente para a Conferência Pan-Africana que em breve seria realizada em Acra, Gana, documentos que denunciavam a violência colonial e declaravam o desejo "do povo angolano" pela independência.[29]

Falar da história dos Espalha Brasas é refletir sobre a importância das agremiações e/ou organizações culturais, de trabalho e esportivas no contexto angolano do século XX. Dando ênfase a Luanda e arredores e à utilização de clubes e/ou associações, inclusive de esportes (principalmente o futebol), pela sua capacidade de penetrar nas massas e aglutinar pessoas em busca de lazer, é possível pensar algumas práticas políticas da época: aliadas ao divertimento, surgiam organizações políticas legais e/ou clandestinas que despenhariam um papel importante no contexto de grande parte do século XX pré-independência. O esporte, em suas várias modalidades, foi mobilizado como instrumento de distinção pelos colonos, especialmente a elite angolana à época. Entretanto, enquanto alguns esportes eram praticados nas camadas sociais mais elevadas, como o automobilismo, por exemplo, o futebol tomou um rumo mais alargado, caindo em seguida no gosto da elite e dos populares, difundindo-se de Luanda para as demais partes de Angola.[30]

Com o fim da Segunda Guerra e a forte cobrança internacional a Portugal, o regime salazarista, ancorado no lusotropicalismo freiriano, passou a instrumentalizar o esporte mais estrategicamente, com o objetivo de "construir, ou fazer parecer, um sentimento de unidade do império ultramarino". Isso ocorreu sobretudo a partir dos anos 1950, onde, segundo Marcelo Bittencourt, houve, diante desse intuito, a permissão de times da colônia a participarem de competições internacionais representando a metrópole lusitana. De acordo ainda com Bittencourt, "neste sentido, o futebol nos permite refletir sobre uma série de dinâmicas entre colonizados e colonizadores, seja no campo cultural/esportivo, seja no campo social/político".[31]

O Estado Novo incentivou o desenvolvimento das práticas esportivas e, de forma concomitante, internamente, usou o futebol para controlar trabalhadores e movimentos políticos legais, como aponta Marcelo Bittencourt. Contudo, é importante estarmos atentos ao fato de que, em Angola, a difusão dos esportes em geral foi um instrumento para diversificar os tipos sociais da colônia, bem como uma tentativa de disciplinar os autóctones por parte das autoridades portuguesas, mas também foi usada por líderes e militares da resistência anticolonial e grupos sociais organizados como forma de aglutinar pessoas sem levantar tantas suspeitas, para expressar, por via legal ou clandestina, a discordância com o governo ultramarino. Embora a Pide não tenha tardado em acompanhar de perto esses clubes e associações, enquanto serviam de ferramenta salazarista, os esportes também possibilitaram o trânsito de indivíduos e ideias, sendo apropriado e usado como forma de reivindicação legal de direitos por parte dos naturais das colônias e disfarce para as práticas clandestinas anticoloniais.[32]

Já no século XIX, existia uma relação substancial entre política e esportes, gerando consequências que tiveram repercussão no século seguinte. Em 1922, Nortom Bastos, então governador, mandou fechar uma série de agremiações com a justificativa de que estas estariam envolvidas com movimentos que buscavam uma autonomia da colônia frente à Metrópole. Ao longo do século XX, essas atividades ganharam ainda mais substratos políticos e acabaram por se tornar, também, alternativas para que uma parte dos angolanos expressasse suas discordâncias frente ao poder colonial. Os esportes, sobretudo o futebol, por ser "mais socialmente democrático", pareciam menos suspeitos aos olhos dos órgãos de repressão.[33]

Como nesse período não havia espaços políticos formais, como partidos, as associações e/ou clubes acabavam por preencher essa lacuna de alguma forma. Muitos deles atuavam como espaços de reivindicação de mais direitos e melhorias no bem-estar social, sem necessariamente reivindicar um rompimento com o sistema colonial. Já outros tinham um caráter mais anticolonialista ou foram ganhando esses contornos com o passar das décadas. Alguns de seus frequentadores iam em busca de diversão, outros de política, outros tantos de ambas as coisas. De fato, esses clubes esportivos ou recreativos funcionavam para o que se propuseram de início, tornando-se polos de lazer e cultura e, por isso, eram "menos vigiados" do que outras formas de agremiação, por exemplo, os sindicatos, proibidos na colônia.[34]

Tendo em vista a importância das agremiações e dos clubes esportivos, culturais e de trabalhadores, como o Espalha Brasas, faz-se necessário, por sua influência no clube dos enfermeiros, destacarmos o clube Botafogo. Esse "clube dos Musseques" contava com Manuel dos Santos, António Contreiras da Costa, Aristides Van-Dúnem, Armando Correia de Azevedo, Vitor Hugo, Adriano dos Santos e Lopo de Nascimento na direção. Inspirado em um dos clubes brasileiros de maior relevância para o futebol mundial, o Botafogo de Futebol e Regatas, o clube Botafogo de Angola dedicava-se quase que exclusivamente ao futebol, mas também oferecia consultas médicas e curso de alfabetização e tinha um departamento cultural ativo. Tornando-se um local onde diferentes gerações, regiões e interesses se encontravam, sua localização pertencia ao bairro indígena de Luanda e conseguia atrair indivíduos até mais do interior, como Golungo Alto, Catete, Malanje e adjacências.[35]

O Botafogo, fechado em 1961 devido ao processo de repressão da Pide, serviu de inspiração para a criação do Espalha Brasas. Este, também um clube de futebol e recreação, era uma organização formada em sua maioria por enfermeiros, da qual fez parte Uanhenga Xitu, quem nele desenvolveu suas atividades políticas e de caráter anticolonial. As investigações eram constantes; o governo local exigia conhecer e aprovar os nomes das diretorias dos clubes e contava com o auxílio do Conselho Provincial de Educação Física e da Pide. Os Espalha Brasas se espelharam na organização, na capacidade de unir diferentes gerações e de produzir lazer, cultura e política do Botafogo. Dizia o próprio Uanhenga Xitu, e também Lopo de Nascimento, integrante e tesoureiro do Botafogo à época e posteriormente um importante membro dos quadros do governo do MPLA, que o Botafogo botava fogo e o Espalha Brasas espalhava a brasa de uma Angola autodeterminada.[36]

O controle sobre as agremiações na colônia remonta a períodos anteriores aos anos 1950 e 1960; todavia, nessas décadas as tensões raciais e coloniais se acirraram e, como o governo colonial entendeu a importância política dessas instituições, aumentou o controle sobre associações esportivas e culturais, tanto as mais destacadas, como a Anangola e a Liga Africana, quanto as de bairro e menor impacto, mas que tinham algum tipo de relevância e influência, a exemplo do Botafogo e do Espalha Brasas. A partir do fim da década de 1950, especialmente após a independência do Congo e o Processo dos 50,[37] toda e qualquer associação esportiva ou cultural na qual estivessem negros e mestiços era constantemente vigiada pelas autoridades e pela polícia do Estado, além de outros órgãos oficiais que exerciam com regularidade algum tipo de controle, cerceamento e repressão.[38]

Bittencourt e Melo, a partir de uma investigação no Arquivo Nacional da Torre do Tombo, atestam que foram alvo da polícia do Estado "todos os clubes da colônia (província), o que implica dizer que negros, brancos e mestiços passaram pelo crivo moral e político da Pide". As documentações à qual tiveram acesso mostram que a vida não era tranquila para as agremiações, associações e seus líderes, investigados em detalhe e mantidos em observação constante.

A partir do início da luta armada, em 1961, muitas delas inclusive foram fechadas. Nessa época, não só em Angola, mas em várias colônias portuguesas na África, houve um aumento exacerbado do monitoramento de qualquer instituição que pudesse atuar como ponto de conscientização da sociedade colonial, especialmente os jovens, negros e mestiços.[39]

Voltando às funções e atuações específicas do clube dos enfermeiros, o Espalha Brasas, Uanhenga Xitu, que era um de seus líderes, destinou em pessoa um documento de reivindicação política, que levou até a fronteira do Congo com o objetivo de fazê-lo chegar a Gana, onde poderia ser lido na Conferência Internacional Africana. Por um provável erro estratégico e com a forte vigilância da Pide, o documento destinado a Acra foi interceptado no dia 28 de março de 1959, no momento do embarque de regresso à fronteira do Congo pelo jovem Manuel Lisboa, que estivera em Luanda na companhia de Uanhenga Xitu e outros membros do Espalha Brasas. É importante observar que ele iria de avião, o que denota uma posição privilegiada e aventa também como possibilidade um custeio do próprio movimento clandestino. Na análise de depoimentos e documentos da Pide, à época, fica evidente que ir ao Congo — lugar de muitos trânsitos políticos e de valor inestimável para as articulações que, no processo da luta armada, se tornariam mais complexos a partir desse ano e ganhariam vários contornos nos anos seguintes — era motivo constante de observação e preocupação do órgão repressor. O passo dado em 28 de março de 1959 foi uma representação e uma tomada de posição das duas células, Espalha Brasas e ELA, para entender os possíveis cenários, estabelecer relações e articular uma reivindicação por escrito contra o jugo colonial.[40]

A partir da prisão de José Manuel Lisboa e da apreensão da documentação clandestina, começaram a ser efetuadas uma sequência de prisões e uma verdadeira "caça às bruxas" aos grupos clandestinos que, de alguma forma, se articulavam com o ELA e o Espalha Brasas. Para piorar a crise política no seio do movimento, a Pide utilizava da ilegalidade nas prisões, da tortura e da compra de informações para causar uma série de delações, que rapidamente desarticulou e ruiu a maior parte das células atuantes em Luanda, atingindo integrantes que estavam em outras regiões e acabaram por ser denunciados. Diante desse cenário, o percurso de Uanhenga Xitu na profissão de enfermagem se encerra, na prática, em 1959, quando foi preso. Após esse período, durante o qual se tornou escritor, Uanhenga Xitu perderia seu direito à profissão de enfermeiro, seria julgado, condenado e desterrado ao Tarrafal, sendo libertado mais de dez anos depois. A partir de 1970, dedicou-se a fazer a política do MPLA, ao qual foi fiel até a morte.[41]

Ser um homem de Catete, do grupo de Agostinho Neto e reconhecido como um "herói nacionalista" certamente lhe garantiu ter o nome na história do século XX angolano, guardando para seus descendentes um lugar social de destaque. Uanhenga Xitu soube transitar muito bem entre seus pares dentro e fora do MPLA. Sua luta, com todas as contradições, reflete uma história de coragem frente à opressão colonial, bem como sua inteligência política e sua maestria ao usar as palavras — não só do ponto de vista literário ou gramatical, mas principalmente nas práticas das relações sociais, culturais e políticas —, o que lhe possibilitou construir para si um fortíssimo capital simbólico como homem angolano.

Considerações finais

A escolha desse recorte biográfico de Uanhenga Xitu se deu por ser um período pouco explorado da vida do intelectual, mas significativo tanto para sua formação e atuação política quanto para sua construção como escritor. Ao fazermos uso das "memórias individuais e coletivas" do enfermeiro Uanhenga Xitu, além de uma vasta documentação da Secretaria de Serviço de Higiene e Saúde de Angola, colaboramos para o debate sobre a construção de uma resistência anticolonial e, de forma mais ampla, sobre a construção de uma narrativa para a nação angolana. E não só: por meio dos relatos biográficos de uma personagem, também nos importa aqui entender como determinadas profissões foram importantes para os rumos que Angola tomou em sua luta por autodeterminação frente ao domínio colonial português. Assim, vimos como ofícios muitas vezes considerados simples e por vezes desvalorizados em um contexto mais geral serviram de engrenagem política para que pessoas até então "comuns" criassem mecanismos e estratégias de resistência, contestação, união, organização e luta na busca por direitos, bem-estar social, cidadania e liberdade, frente à opressão pelo outro.

Nesse sentido, dentro e fora de Angola, a organização dessas células, a capacidade de transitar, de aglutinar pessoas (de grupos diferentes ou não), de produzir senso crítico e crítica, de promover ações e plantar ideias foram se tornando uma pedra no sapato do ideário e aparato colonial, pedra esta que foi se tornando cada vez mais difícil de retirar. Refletir sobre a importância da dinâmica de determinadas práticas e profissões ajuda a entender o caminho que a luta anticolonial trilhou em Angola. Ajuda ao exercício da história montar algumas narrativas, revirar alguns escombros, preencher certas lacunas e abrir outras, tanto da história recente desse país quanto do continente africano, para além dos olhares essencialistas, construindo debates sobre a relação da humanidade com as formas de opressão e de resistência, agências e lutas por direitos, identidades e liberdade.

A enfermagem, como a maior parte dos funcionarismos públicos nas quais os trabalhadores, em sua maioria "assimilados", eram deslocados com muita frequência, permitiu e facilitou trânsitos, contatos, redes e experimentações que construíram um sentimento anticolonialista, como estratégias de resistências à dureza do trabalho, especialmente os delegados aos "indígenas", como o pouco caso, a violência e os abusos dos postos administrativos.

Uanhenga Xitu, o enfermeiro Agostinho André Mendes de Carvalho, foi um agente anticolonial do seu tempo. Sua trajetória profissional, aliada às suas memórias e aos relatos de seus familiares, apesar de muitas vezes se confundirem com a memória e a narrativa do lado vencedor, o MPLA, possui um valor de "memória coletiva" de um contexto específico na história angolana do século XX. A família metodista e assimilada, pertencente a uma elite letrada de Catete, lhe concedeu acesso à escolaridade e, consequentemente, ao funcionarismo público, que por sua vez possibilitou trânsitos, experimentações, vivências, tornando-o um sujeito político e histórico de destaque na luta anticolonial angolana. Sua trajetória como enfermeiro, portanto, ajuda-nos a jogar algum tipo de luz sobre o colonialismo português na Angola do século XX, com suas dinâmicas, especificidades e opressões nas dimensões mais cotidianas, como o trabalho, os esportes, a cultura, o lazer, a saúde, o comércio e tantas outras dinâmicas sociais, por exemplo, a racial. Refletimos, assim, sobre a importância das profissões, em destaque a enfermagem, para a colaboração e por vezes até mesmo a formação de redes de resistência e agência frente ao contexto político da época, tanto de forma legal quanto clandestina. Desse modo, conseguimos vislumbrar como o percurso de Uanhenga Xitu enquanto enfermeiro o levou em direção à *persona* do "nacionalista".

Notas

1   Washington Santos Nascimento, "Memórias crioulas sobre as políticas de assimilação colonial em Angola (1926-1975)". *RBBA: Revista Binacional Brasil-Argentina*, v. 4 n. 1, p. 101-115, jul. 2015; Maria da Conceição Neto, "Breve introdução histórica". In: Maria do Carmo Medina, *Angola — Processos políticos na luta pela Independência*. Coimbra: Almedina, 2013; Fidel Reis, *Era uma vez... O campo político angolano [1950-1965]*. Lisboa: Narrativa, 2018.

2   Maria do Carmo Medina, *Angola, op. cit.* E ainda: Depoimento de Carlos Alberto Van-Dúnem, ex-militante do Movimento Popular de Libertação de Angola (MPLA). In: Arquivo Nacional de Angola, *Actas do Colóquio "Da Luta Clandestina à Proclamação da Independência Nacional" — Memórias de um passado que se faz presente*. Luanda: Arquivo Nacional de Angola/Ministério da Cultura, 2012; Victor Andrade de Melo; Marcelo Bittencourt, "Sob suspeita: o controle dos clubes esportivos no contexto colonial português". *Tempo*, v. 18, n. 33, p. 191-215, 2012; Marcelo Bittencourt, "Jogando no campo do inimigo: futebol e luta política em Angola". In: Victor Andrade de Melo; Marcelo Bittencourt; Augusto Nascimento (orgs.). *Mais do que um jogo — O esporte e o continente africano*. Rio de Janeiro: Apicuri, 2010. Entrevista realizada com Amadeu Amorim, 9 set. 2019. Acervo Pessoal.

3   Portaria de 23 de abril de 1947 e Portaria de 4 de junho de 1947. E ainda: certidão de 15 de janeiro de 1948. Fundação Uanhenga Xitu (não catalogado).

4   Certidão de 14 de fevereiro de 1947. Acervo da Fundação Uanhenga Xitu (não catalogado).

5   Guia da Direção dos Serviços de Saúde e Higiene em 13 de outubro de 1947. Acervo da Fundação Uanhenga Xitu (não catalogado). Portaria de 23 de abril de 1947 e Portaria de 4 de junho de 1947. E ainda: certidão de 15 de janeiro de 1948. Fundação Uanhenga Xitu (não catalogado).

6   *Idem*. E ainda: Certidão de Distrito de Recrutamento e Mobilização de Fevereiro de 1947. Acervo da Fundação Uanhenga Xitu (não catalogado). Ver também: Declaração de integração na ordem social de dezembro de 1947. Acervo da Fundação Uanhenga Xitu (não catalogado).

7   Cláudia Castelo, *Passagens para África — O povoamento de Angola e Moçambique com naturais da Metrópole*. Porto: Afrontamento, 2007. Guia da Direção dos Serviços de Saúde e Higiene em 13 de outubro de 1947. Acervo da Fundação Uanhenga Xitu (não catalogado).

8 Relatos biográficos cedidos pela Fundação Uanhenga Xitu, entre 2018 e 2019, através de e-mail para a autora.

9 Certificado de Registro Criminal em 3 de outubro de 1948. Acervo da Fundação Uanhenga Xitu (não catalogado).

10 Ofício enviado por Mendes de Carvalho ao governador-geral de Angola, em 3 de fevereiro de 1948. Acervo da Fundação Uanhenga Xitu (não catalogado).

11 Líder do MPLA e primeiro presidente de Angola. [N. E.]

12 Certidão emitida pelo Diretor dos Serviços Francisco Simões do Amaral ao Diretor dos Serviços de Fazenda e Contabilidade, em 15 de dezembro de 1949. Acervo da Fundação Uanhenga Xitu (não catalogado). E ainda: Relatos biográficos cedidos pela Fundação Uanhenga Xitu, entre 2018 e 2019, através de e-mail para a autora.

13 Maria da Conceição Neto, "Breve introdução histórica". In: Maria do Carmo Medina, *op. cit.*

14 A ilha dos Tigres é a maior ilha do litoral de Angola e está situada no município do Tômbua, província de Namibe. Compreende uma área de 98 km², ao leste da qual se situa o estreito dos Tigres (anteriormente conhecido como baía). Já abrigou uma comuna-vila próspera, chamada São Martinho dos Tigres, que nos dias de hoje é uma cidade-fantasma, que existe apenas para efeitos administrativos. Disponível em: https://pt.wikipedia.org/wiki/Ilha_dos_Tigres. Acesso em: 14 jul. 2023.

15 Portaria enviada pela Residência do Governo-Geral de Angola ao Tribunal Administrativo, em 11 de outubro de 1950. Acervo da Fundação Uanhenga Xitu (não catalogado).

16 Beatriz Sarlo, *Tempo passado — Cultura da memória e guinada subjetiva*. Trad. Rosa Freire d'Aguiar. São Paulo/Belo Horizonte: Companhia das Letras/Ed. UFMG, 2007.

17 Certidão da Inspecção do Círculo Sanitário do Bié, em 27 de fevereiro de 1951. Acervo da Fundação Uanhenga Xitu (não catalogado).

18 Carta Orgânica do Império Colonial Português, promulgada por decreto-lei n. 23.228, 15 nov. 1933. Lisboa: AGC, 1933; ULTRAMAR, M. Nova Legislação Ultramarina. Lisboa: AGU, 1953.

19 *Idem.*

20 Depoimento de José Diogo Ventura, ex-membro do Grupo Espalha Brasas. In: Arquivo Nacional de Angola, *Actas do Colóquio..., op. cit.*

21 Dalila Cabrita Mateus, *A luta pela independência — A formação das elites fundadoras da FRELIMO, MPLA e PAIGC*. Sintra: Inquérito, 1999; Hannah Arendt, *O sistema totalitário*. Lisboa: Dom Quixote, 1978; Hannah Arendt, *Origens do totalitarismo — Antissemitismo, imperialismo, totalitarismo*. Trad. Roberto Raposo. 4. ed. São Paulo: Companhia das Letras, 2012; Cláudia Castelo, "Novos 'Brasis' em África: desenvolvimento e colonialismo português tardio". *Varia história*, v. 30, n. 53, p. 507-532, 2014.

22 Washington Santos Nascimento, "Colonialismo português e resistências angolanas nas memórias de Adriano João Sebastião (1923-1960)". *Revista Tempo e Argumento*, v. 8, n. 19, p. 283-306, set./dez. 2016; Washington Santos Nascimento, "Políticas coloniais e sociedade angolana nas memórias e discursos do escritor Raul David". *Anos 90*, v. 23, n. 44, p. 265-289, dez. 2016.

23 Washington Santos Nascimento, "Colonialismo português e resistências angolanas...", *op. cit.* Washington Santos Nascimento, "Políticas coloniais e sociedade angolana...", *op. cit.*

24 Uanhenga Xitu, *Mungo – Os sobreviventes da máquina colonial depõem...* Luanda: Editorial Nzila, Coleção Letras Angolanas 5, 2002. Declaração feita pela Direcção dos Serviços de Saúde e Higiene de Angola, de 2 set. 1954. Acervo da Fundação Uanhenga Xitu (não catalogado).

25 Dados coletados pela autora através de relatos orais, da Fundação Uanhenga Xitu, em 2018.

26 Lucas Ngonda, "O impacto dos movimentos clandestinos na luta de libertação". In: Arquivo Nacional de Angola, *Actas do Colóquio..., op. cit.* Depoimento de José Diogo Ventura, ex-membro do Grupo Espalha Brasas. In: Arquivo Nacional de Angola, *Actas do Colóquio..., op. cit.* Entrevista realizada com Amadeu Amorim, 9 set. 2019. Acervo pessoal da autora.

27 Proposta de 4 de junho de 1957. Acervo da Fundação Uanhenga Xitu (não catalogado); Informativo/Processo de 26 de junho de 1957. Acervo da Fundação Uanhenga Xitu (não catalogado). Portaria de 5 de julho de 1957; Acervo da Fundação Uanhenga Xitu (não catalogado).

28 Dalila Cabrita Mateus, *Memórias do colonialismo e da guerra*. Porto: ASA, 2006; Depoimento de Lopo de Nascimento realizado no Colóquio de 95 anos do nacionalista Mendes de Carvalho, 2019.

29 Dalila Cabrita Mateus, *Memórias do colonialismo..., op. cit.*; João Pedro de Oliveira Martins, *A emigração portuguesa — Obras completas*. Lisboa: Guimarães & C. Editores, 1956.

30 Marcelo Bittencourt e Victor Andrade Melo, "Esporte, economia e política: o automobilismo em Angola (1957-1975)". *Topoi*, v. 17, n. 32, p. 196-222, jan./jun. 2016,.

31 *Idem.*

32 Marcelo Bittencourt, "Jogando no campo do inimigo...", *op. cit.*

33 *Idem.*

34 *Idem.*

35 Victor Andrade de Melo; Marcelo Bittencourt, "Sob suspeita...", *op. cit.*

36 *Idem.*

37 Como ficou conhecido o conjunto de três processos políticos que culminaram nas prisões de vários naciona-listas angolanos, em 1959. O primeiro desses processos teve início em 28 de março daquele ano, com a prisão de membros do grupo ELA, como veremos mais adiante.

38 *Idem.*

39 *Idem.*

40 *Idem.*

41 *Idem.*

11 PEPETELA: NAS TRINCHEIRAS DA MEMÓRIA (1962-1975)[1]

CAROLINA BEZERRA MACHADO

A primeira vez que Artur Carlos Maurício Pestana dos Santos, hoje mais conhecido por seu pseudônimo, Pepetela, teve seu pedido de captura pela Polícia Internacional e de Defesa do Estado (Pide) foi em 1963. Na época, era ainda um jovem estudante envolvido com os movimentos nacionalistas e anticoloniais pela independência de Angola. Com um passaporte falso argelino — sob o nome de Benselama Said —, regressou à África "do inverno para um dia de sol e quentinho"[2] do qual diz nunca ter esquecido. Ao rememorar esse movimento em recente entrevista, Pepetela descreve brevemente sua trajetória: a saída de Portugal para fugir do alistamento obrigatório português, o exílio na França e a longa viagem que durou mais de 20 horas de barco de Marselha para Argel. Hoje, a documentação produzida pela polícia política sobre o escritor está localizada na Torre do Tombo, em Lisboa. Lá podemos encontrar, ainda, cartas para familiares e amigos, datadas de 1962 e 1963, cujo conteúdo traz uma série de debates que existiam entre aqueles que participavam dos movimentos de libertação — como as disputas raciais no interior dos movimentos e as disputas ideológicas que faziam parte do período. Sobre essa documentação, Pepetela afirma que nunca se interessou por saber o que a polícia colonial tinha a seu respeito, assim como teve a preocupação de destruir todos os seus documentos portugueses após chegar à França em agosto de 1962.[3]

Argel, capital da Argélia, era o lugar de destino de muitos estudantes envolvidos com os movimentos nacionalistas, sobretudo em virtude da recente independência conquistada pelo país. Seu primeiro presidente, Mohamed Ahmed Ben Bella, era um grande entusiasta das lutas de libertação das colônias portuguesas. Inclusive, Pepetela relembra que, logo após sua chegada a Argel, foi direto para um comício do presidente em apoio à luta de libertação angolana, no qual estava reunida uma grande "multidão solidária".[4] Antes de ser incorporado na guerrilha em Angola, Argel foi o lugar onde o escritor permaneceu por seis anos, sendo um período de grande desenvolvimento de suas ideias nacionalistas, conforme veremos.

Para situarmos essas histórias, é válido nos voltarmos um pouco para os anos anteriores ao pedido de prisão de Pepetela. Desde 1958 o escritor residia em Portugal com o objetivo de cursar o ensino superior. Ao chegar ao país europeu, vindo de Angola, ele se deparou com o acirramento político que já fazia parte dos núcleos de estudantes africanos que viviam em Lisboa. Muitas vezes, esses grupos se utilizavam do discurso racial para marcar posições e legitimar suas ideias políticas, o que levaria Pepetela a integrar a Frente Unida Angolana (FUA). Fundada em 1961 no percalço do crescimento dos movimentos nacionalistas, a organização, embora composta por brancos, foi se destacando pela defesa de um discurso nacionalista e racialmente igualitário.[5] Desde então, o escritor se envolveu em uma grande rede de intelectuais anticoloniais que o levaram ao caminho de Argel. Seu papel de liderança, junto a outros camaradas,[6] na criação do Centro de Estudos Angolanos (CEA) lhe trouxe a responsabilidade de desenvolver o projeto de cultura nacional angolano, cujo objetivo era o fortalecimento de uma frente ideológica da guerra de libertação, que viria a integrar o Movimento Popular de Libertação de Angola (MPLA).[7]

Ao percorrermos a trajetória individual de Pepetela, somos envolvidos por uma série de eventos que fazem parte da história recente de Angola. A partir da sua origem familiar e dos seus anos de infância, somos confrontados com as clivagens sociais e raciais em Angola que contribuíram para a formação intelectual do autor. Inclusive, em entrevistas, Pepetela afirma que seu convívio em espaços com mais miscigenação, como Benguela, propiciou uma reflexão sobre as constantes fronteiras raciais que se desenhavam nos demais espaços físicos que viria a frequentar. Do mesmo modo, sua juventude em meio a disputas nacionalistas, aprofundadas com a convivência na Casa dos Estudantes do Império, em Lisboa, e com a proximidade de intelectuais responsáveis por debates político-ideológicos alinhados a movimentos de libertação, o levaram ao caminho do MPLA. Esse será um longo caminho, marcado por lutas, guerrilhas e governo, até sua saída do Estado em 1982. Daí em diante, Pepetela será mais conhecido por seus romances críticos ao governo angolano, ainda que tenha atuado junto de instituições culturais importantes e como professor da Universidade Agostinho Neto.

Nesse sentido, compreende-se que refletir sobre a participação de Pepetela ao longo da guerrilha em Angola e ao lado do MPLA lança luz sobre diversas complexidades que fazem parte da história angolana, constituindo-se, portanto, como objeto central do presente artigo. O destaque para a importância do indivíduo, aqui, sempre virá acompanhado de uma narrativa biográfica pautada em uma trajetória que será analisada em diálogo com as problemáticas que o envolvem, trazendo à tona as escolhas do sujeito, à medida que tendemos a nos afastar de uma perspectiva linear de sua história pessoal.[8]

Cabe ainda destacar o quanto a leitura de Pepetela sobre a guerrilha angolana foi narrada em *Mayombe*, um dos mais importantes livros do autor, traduzido para diversas línguas. Trata-se de uma narrativa sobre a guerra a partir do lugar que Pepetela ocupa na sociedade angolana, o que poucas vezes foi ressaltado. A autoridade que o escritor exerce sobre o modo como estrangeiros conhecem a guerrilha é notória.[9] Um exemplo recente de sua posição de conhecedor da história de Angola não só em Angola, mas também no contexto internacional, é o fato de ele ter sido convidado para prefaciar o livro de Jean-Michel Mabeko Tali, *Guerrilhas e lutas sociais — O MPLA perante si próprio (1960-1977)*, lançado em 2018, em Portugal. No prefácio, Pepetela aponta para a importância do livro de Mabeko Tali à medida que o historiador retrata as contradições e ambivalências existentes ao longo da trajetória do MPLA. Segundo o escritor angolano, a história de Angola está indelevelmente entrelaçada com a história do Movimento, pois para ele o MPLA seria um dos principais "elementos constitutivos de Angola", sobretudo ao considerarmos que "muitas características do nosso país, sem sobre elas fazer juízo de valor, hoje se devem a essa organização política".[10]

Essa afirmação dialoga com o conjunto da sua obra, visto que muitos de seus romances se debruçam sobre a história angolana a partir de um lugar próximo ao MPLA; por isso, as escolhas políticas, sociais, culturais e econômicas de seus personagens, na grande maioria das vezes, estão entrelaçadas com o Movimento. Mesmo assumindo uma posição crítica ao partido, podemos notar o quanto ele está inextrincavelmente atrelado à sua trajetória de vida.

Caminhos para a guerrilha

Em Angola, a guerra anticolonial teve início em 1961 após um ataque às prisões em Luanda, episódio ocorrido em 4 de fevereiro e reivindicado pelo MPLA. Em seguida, no dia 15 de março, sob responsabilidade da União das Populações em Angola (UPA), houve no norte de Angola, liderados por camponeses, ataques de grandes proporções, que ficaram conhecidos pela violência às famílias brancas e mestiças. Nesse momento, reconheceu-se que a transição pacífica para a independência seria impossível, assim como foi abalada a ideia de convivência harmoniosa entre portugueses e colonos.[11] No mais, como aponta Marcelo Bittencourt, as lutas pela independência foram "marcadas pela incapacidade de unificação das diversas forças políticas e militares anticoloniais numa organização capaz de congregar e direcionar o combate à presença portuguesa".[12]

Destacam-se, nesse cenário, três movimentos com características bem particulares; ao mesmo tempo que rivalizavam entre si, também lideraram o processo de independência contra Portugal: a UPA, que, em 1962, passou a ser conhecida como Frente Nacional de Libertação de Angola (FNLA), de base étnica bacongo; o MPLA, constituído por uma ampla frente derivada, sobretudo, de Luanda e suas proximidades e de estudantes da metrópole; e a União Nacional para a Independência Total de Angola (Unita), que surgiu após uma dissidência da FNLA. A busca por uma identidade própria entre esses movimentos perpassava concepções raciais, étnicas e regionais, que aparecem claramente em seus discursos em busca de apoio popular.

Em 1961, Pepetela ainda se encontrava em Portugal como estudante, mas já estava muito envolvido com os movimentos nacionalistas, o que logo o levou a seguir a novos caminhos. Em documentação organizada pela Pide, é a partir de 1962 que o olhar sobre o escritor passou a ser mais vigilante. Provavelmente, não por coincidência, no mesmo ano Pepetela escreveu uma carta a seus pais já da França. Vale assinalar que o documento, de caráter privado, do âmbito familiar, ocupa hoje um espaço em um arquivo público do Estado português por conta da ação da Pide ao reprimir os movimentos de libertação africanos:

> Não vos quero convencer porque é inútil. Não são vocês que vão auxiliar a libertação. Mas quero que sejam uma das razões que me levaram a abandonar esse país [...] liberte dessas falsidades todas [...] fazer algo por aquilo que creio. Muito sofri, mas consegui, libertei-me. Agora preciso libertar os outros, a vocês também. É pena que não me compreendam, mas que fazer? Não vos diste isso em Portugal porque podia ser a carta apanhada pelos carrascos da Pide e sofria as consequências.[13]

Como podemos ver, a carta aponta para o desejo que movia as ações do escritor ainda nos tempos de estudante. É notória a busca pela mudança política, mediante o rompimento com o colonialismo e as amarras do autoritarismo, preocupação presente entre os intelectuais e estudantes africanos que faziam parte do círculo de amizades de Pepetela. Não podemos deixar de pensar que as décadas de 1950 e 1960 trouxeram consigo uma onda revolucionária e independentista no continente, que motivou novas ações e deu credibilidade a movimentos contestes à colonização portuguesa que ainda não tinham conseguido ganhar expressão internacional.

O escritor relembra que quando foi para Portugal, em 1958, para dar continuidade aos seus estudos, procurou a Casa dos Estudantes do Império (CEI)[14] conscientemente, pois sabia que lá encontraria um lugar de ideias nacionalistas, em que os diálogos sobre a angolanidade poderiam ser enriquecidos. Para ele, foram anos de descobertas acerca dos debates raciais e anticoloniais que emergiam na metrópole portuguesa. Um lugar onde os estudantes construíam um "espaço de socialização anticolonialista", que suscitavam diversas iniciativas culturais: rodas de conversas, saraus literários e atividades editoriais, como a Coleção de Autores Ultramarinos e a *Revista Mensagem*.[15] Destaca-se ainda que esse espaço possibilitou a formação de futuros dirigentes e membros dos movimentos de libertação, pois, a partir da CEI, diversos jovens se preparavam para juntar-se a esses movimentos em outros lugares, longe dos olhos da Pide,[16] como era o caso do escritor.

Pepetela deposita uma grande importância para sua formação intelectual e política em sua passagem pela Casa. Considera que foi a partir dos debates travados nesse ambiente que ele foi descobrindo e entendendo a emoção que sentira, pela primeira vez, aos 13 anos em Benguela, quando escutou o poema de Aires de Almeida.[17] O amor pela terra natal ia ganhando forma e significado através da lembrança das cores e dos cheiros da infância. E foi por essa mistura de sentimentos que, em suas palavras, "o apelo da terra deixou de ser apenas algo de emotivo para se tornar razão de ser".[18] E é dessa época que temos os primeiros escritos de Pepetela, em formato de contos para a *Revista Mensagem*. Na verdade, ele relembra em entrevista que apenas um conto foi publicado nesse veículo: "O velho João". No mesmo período são publicados outros dois contos em diferentes meios de veiculação: "A revelação" e "As cinco vidas de Teresa". É interessante observar que todos esses escritos foram assinados como Artur Pestana, pois ele ainda não usava o pseudônimo pelo qual é conhecido, que só viria a surgir em 1969.[19]

Sem dúvida, a CEI como ambiente sociocultural contribuiu diretamente para seus questionamentos acerca da nação. O contato mais próximo com as ideias de intelectuais como Mário António de Oliveira, Viriato da Cruz, José Luandino Vieira, António Jacinto, Alexandre Dáskalos, Henrique Abranches, todos angolanos e envolvidos com movimentos de esquerda e nacionalistas, ampliaram suas concepções ideológicas.[20] O projeto de reflexão sobre a angolanidade passava a ter um forte apelo na Casa. Nota-se ainda a marcada presença de brancos e mestiços e como essas tensões raciais fizeram parte desse cenário. As publicações de Mário Pinto de Andrade, *Caderno da poesia negra de expressão portuguesa* (1953) e *Antologia de poesia negra de expressão portuguesa* (1958), são um importante exemplo dessas questões.[21]

Pepetela participou de todo esse ambiente entre 1958 e 1962, quando, fugindo do alistamento militar obrigatório em Portugal, partiu de Lisboa e rumou para Paris, local de encontro de vários membros da Casa que saíram em exílio, na tentativa de se juntar aos movimentos independentistas que vinham ganhando corpo. O MPLA era o movimento que mais se destacava. Desde 1960, aparecia publicamente e conquistava a maioria dos jovens estudantes da colônia em Portugal. Diferentemente de outros estudantes, Artur Pestana conseguiu sair de Portugal legalmente e, quando chegou à capital francesa, juntou-se à Frente Unida de Angola (FUA).[22]

Entretanto, seu desejo de aproximação com o MPLA não surtiu o efeito desejado. A presença branca nos quadros do movimento sempre trouxe incertezas e desgastes internos. Enquanto os outros grupos nacionalistas eram compostos em sua maioria por negros, muitos dos integrantes do MPLA eram mestiços e até mesmo brancos, o que levantava questionamentos quanto à africanidade e legitimidade do movimento. É importante ressaltar ainda que o MPLA foi formado basicamente por duas frentes: uma luandense e outra metropolitana. Isso ajuda a entender a atração de muitos mestiços e brancos para o movimento, o que sempre se apresentou como uma questão delicada — muitas vezes, tentou-se minimizar ou mesmo esconder tal característica. Conforme Marcelo Bittencourt, havia um grande receio de serem "acusados de representar uma Angola branca e mestiça, defensora do neocolonialismo".[23] Até mesmo a participação de esposas brancas dos principais militantes do movimento era omitida, como nos casos de Ruth Lara (esposa de Lúcio Lara) e Eugénia Neto (esposa de Agostinho Neto), entre outras.[24] Essa composição do MPLA seria ainda utilizada diversas vezes contra ele, como arma política para deslegitimar o movimento e futuro partido.[25]

De todo modo, o exílio dos estudantes na França, embora curto, possibilitou a formação de um importante ambiente intelectual, em que podemos destacar: Mário Pinto de Andrade, Câmara Pires, Adolfo Maria e Castro Soromenho. A rede intelectual que se formou na França trouxe grandes ganhos culturais para os jovens que futuramente iriam compor os quadros do MPLA. A possibilidade de estarem em um território onde não havia censura permitiu novas perspectivas acerca da realidade, conforme pontua Artur Pestana:

> Quem sai dum país fascista, colonizado, em que tudo é proibido, em que tudo é discriminação [...] fiquei fascinado com aquela liberdade que se via nas ruas de Paris. [...] Desde namorados de vários países, juntos, de várias cores, que extraordinário! Jornais nos escaparates, os jornais de direita ao lado dos jornais de esquerda, isso para nós era impensável.[26]

Pepetela permaneceu apenas seis meses em Paris. Em janeiro de 1963 rumou para Argel, capital da Argélia, junto de outros estudantes. A FUA abriu um escritório na cidade, e a escolha não seria aleatória: teria a ver com o movimento independentista da Argélia e com o próprio MPLA, que também estava abrindo uma delegação em Argel. Como afirmou Pepetela, "a FUA do exterior era claramente uma organização de apoio ao MPLA".[27] Foi a partir desse novo cenário que ele liderou, junto de outros camaradas, a criação do Centro de Estudos Angolanos (CEA),[28] tornando-se responsável por desenvolver um projeto sobre a cultura nacional angolana, cujo objetivo era o fortalecimento de uma frente ideológica da guerra de libertação.[29]

Para Pepetela, sua participação entre os movimentos anticoloniais estava não apenas condicionada à luta pela independência como também ligada à defesa de uma sociedade mais igualitária e comprometida com os avanços sociais. Se essa perspectiva hoje é vista pelo escritor como utópica, naquele momento fazia muito sentido, por mais que assinale que em *Mayombe* essa esperança já estava começando a ser moderada.[30] Voltando-nos à carta destinada aos seus pais, Pepetela continua:

> Mas a razão vencerá um dia, levada por tipos como eu, jovens que abandonam tudo por uma causa, um ideal. Os incidentes acadêmicos deste ano foram uma prova de que os estudantes, pelo menos, já que os outros não têm coragem, estão resolvidos de uma vez por todas a levar avante o projeto de libertação nacional. E venceremos...[31]

O projeto de libertação nacional defendido por Pepetela concebia a independência apenas como um primeiro estágio para a libertação plena. Havia uma grande preocupação com as amarras coloniais, compreendendo que, mesmo com o fim do colonialismo no país, mudanças profundas tinham ocorrido, o que poderia provocar imenso atraso social. Por isso, o plano pedagógico defendido pelo Centro de Estudos Angolanos (CEA), já em Argel, seria fundamental e taxativo em promover políticas educacionais voltadas para o crescimento de uma consciência política e revolucionária, assim como para a propagação da cultura:

> Todo o ensino e a formação política eram concebidas no sentido de criar ou reforçar a unidade nacional e, portanto, desmistificar as diferenças que só serviam o colonialismo. Mesmo se por vezes me parecia que havia exclusões ou beneficiados, conforme a etnia ou até a cor da pele, o meu objetivo era sempre o de promover a unidade. E havia muitos argumentos para defender essas posições e fazer diminuir os preconceitos.[32]

Ao longo de seus anos no Centro, voltou-se para a criação de um livro — *História de Angola* —, que tinha como objetivo escrever sobre Angola a partir da perspectiva do colonizado, pois, até então, as produções historiográficas estavam restritas à perspectiva do colonizador. Nesse sentido, sobressaía na obra "uma ideia de grandeza do povo e da nação angolanos"[33] à medida que havia também uma grande necessidade de produzir heróis do país. Para a produção do livro, Adolfo Maria recorda que os jornais vindos de Angola eram como matéria-prima para a produção do centro, pois havia uma limitação ao acesso dos novos materiais que eram produzidos sobre a África, com exceção de leituras francesas.

Tanto a publicação desse livro quanto a produção de outros materiais voltados para a alfabetização de adultos, em que Artur Pestana também colaborou diretamente, foram financiados pelo MPLA. Eram manuais de alfabetização baseados no método

Paulo Freire e no manual cubano de alfabetização, que seriam utilizados pelos guerrilheiros das Forças Armadas Populares de Libertação de Angola (Fapla). Desse modo, podemos notar o quanto o CEA contribuía estrategicamente, através de pesquisas e publicações, para auxiliar o projeto nacionalista do MPLA.

Havia ainda uma preocupação central da instituição em "definir que tipo de independência se pretendia construir em Angola", o que perpassa as questões raciais que os jovens militantes vinham enfrentando. Em sua maioria eram homens brancos, o que abria um debate interno sobre as condições raciais presentes em Angola. Os membros da direção do CEA — Adolfo Maria, Henrique Abranches e Artur Pestana — eram brancos e enfrentavam problemas para integrar o movimento do MPLA. Nesse momento, existia uma tensão diante da participação dos brancos no MPLA, ocupando tanto uma posição nas frentes de batalha quanto em instituições de apoio intelectual ao movimento.[34]

Essa preocupação também aparece em outra documentação sua, referente a uma carta para uma amiga, Júlia Ribeiro, datada de 1963:

> O futuro pertence-nos, contra tudo o que se levantar da terra ou do inferno, contra as sevícias e as falsidades urdidas do estrangeiro ou do interior — canalhas que vem cá para fora dizer mentiras sobre o que se passou e passa aí, deturpando tudo, aproveitando a mínima coisa para remexer essas almas caquéticas com exemplos e ações inventadas, com relatos falsificados, com números estatísticos aldrabados, enfim, tudo o que possa servir os seus sinistros propósitos. E imagina tu, não te assustes por favor, que há brancos no meio! Claro que são recebidos de braços abertos pelos outros bandidos. A corja toda reunida. E não vêm os milhares que morreram e morrem para defender a civilização cristã ocidental de que somos o baluarte. É contra este baluarte que os sevandijas se preparam. Mas somos firmes. Precisamos é de estar reunidos, onde quer que tá. A união faz a força. A vitória aproxima-se e também o dia da vingança. E como dizem os evangelhos do Velho Testamento — o mais belo livro do mundo, por muito que se diga em contrário — "olho por olho, dente por dente". Tremei traidores.[35]

Ao comentar sobre o conteúdo da carta, Pepetela afirma que a estratégia era escrever de modo desordenado e muitas vezes ao contrário do que queria falar. Podemos, inclusive, imaginar que o escritor, muito provavelmente, sabia que sua carta seria interceptada pela Pide, o que pode nos levar a pensar sobre os desafios de debater assuntos proibidos pelo colonialismo português, principalmente acerca dos movimentos clandestinos. Para Pepetela, essa carta teve como objetivo deixar clara a existência de brancos dentro do MPLA, pois era um grande receio entre os estudantes "angolanos e moçambicanos brancos em Portugal". Afirma, inclusive, quanto teve que esperar em

Argel até poder ir para o combate de fato, pois as acusações dos outros movimentos acerca da "angolanidade" do MPLA eram a todo tempo motivo de incertezas. Por essa razão, relata que foi o primeiro branco a ir para a luta armada.

Os anos de guerrilha

Em 1969 Pepetela é recrutado para participar da guerrilha, atuando a partir do Departamento de Informação no Congo Brazzaville. De lá, o escritor atuou na rádio Brazzaville[36] através do programa "Voz de Angola Combatente", que foi utilizado como um importante instrumento de divulgação das propostas do MPLA. Até então, as ações do movimento eram pouco conhecidas, não havia canais de informações precisas que levassem adiante suas ideias.[37] Desse modo, a repercussão da rádio possibilitou angariar novos simpatizantes — principalmente à medida que os angolanos eram tratados como sujeitos ativos do processo de independência. Não deveriam apenas ficar do outro lado da transmissão torcendo pelos combatentes, mas fazer parte da luta, de diferentes formas. Para isso, os programas se voltavam para mulheres, jovens, pessoas de diferentes etnias, além de brancos. O projeto de uma nação una também estava sendo tecido na rádio.

Quando Adolfo Maria assumiu a programação da rádio em 1969, as ideias de "tribalismo" e regionalismo passaram a ser mais combatidas. Ainda antes, Agostinho Neto já dava declarações que buscavam findar as oposições raciais ("a guerra de libertação colonial não é do preto contra o branco") e criticar o conflito étnico que, segundo ele, vinha sendo ressaltado por Holden Roberto.[38]

Havia ainda uma preocupação didática com a divulgação da *História de Angola*, recentemente escrita pelo Centro. Nesse sentido, destacavam-se, além da luta contra o colonialismo, as diferenças regionais, vistas como um atraso para a união nacional, pois só serviam para dividir. A linguagem simplificada, que partia do ponto de vista do colonizado, tinha como objetivo atingir todas as classes e levar informação e conhecimento ao povo angolano. A iniciativa do CEA de criar um curso de formação política para os quadros de chefia das bases guerrilheiras caminhava nessa direção. O programa foi desenvolvido por Pepetela e Maria do Céu Carmo Reis no início de 1970.

Foi também a partir do seu trabalho na "Voz de Angola Combatente" que Pepetela participou da sua primeira missão na guerrilha. O objetivo era gravar um combate, o barulho das metralhadoras, para uma reportagem da rádio. Sua primeira participação em uma operação na segunda região político-militar, em Cabinda, deu-se da seguinte forma:

Eu com o guarda-costas fui avançando até que pude ouvir as armas da infantaria e muito barulho. Comecei a relatar a operação como se fosse um jogo de futebol, e, o MPLA ao ataque e tal, com vibração. Bom, estraguei tudo, porque só se ouvia minha voz. Além disto, eu não sabia, mas aquele barulho todo era para recuar, porque na guerrilha se faz muito barulho quando se está recuando. No fim de contas eu acabei ficando sozinho na frente. O nevoeiro levantou, eu comecei a ver o quartel e eles começaram a ver-me e a gritar de preocupados, venha, venha. Então, comecei a ver um pozinho a levantar a minha volta e o pessoal do quartel a gritar para que eu corresse até que entendi que aqueles pozinhos eram tiros e comecei a correr... (risos). Enfim, esta foi minha primeira missão. A gravação saiu mal, muito mal. Aí convenci o comandante a levar-me a outra operação e ele depois fez um barulhão e disse eu até chamei de filha-da-puta a este branco, mas ele é corajoso sim e é bom, vai é ficar mais é conosco. Aí já fiquei na guerrilha, não voltei mais. Fiquei mais na informação. O combinado era que eu ficava na guerrilha e enviava os comunicados para a rádio e se pudesse gravar, gravava. Era difícil gravar e dar tiros ao mesmo tempo (risos).[39]

Meses depois, o escritor é recrutado para a luta armada e passa a atuar na segunda região político-militar, Cabinda. Afirma que sua função nesse momento era mais a de "formador político dos guerrilheiros", embora também contribuísse na área da educação por ter ajudado a desenvolver o manual de alfabetização na Argélia. É nesse momento ainda que escreve o seu clássico, *Mayombe*. E, de modo bem particular, desenvolve uma narrativa sobre as tensões e disputas políticas que já se faziam presentes no interior do movimento. De acordo com ele, seu trabalho buscava, sobretudo, defender a importância da união para a consolidação do projeto nacionalista defendido, pois, para Pepetela, as diferenças "só serviam o colonialismo".[40] Desse modo, por mais que reconhecesse que havia exclusões ou beneficiados, conforme "a etnia ou cor da pele", afirmava a necessidade de "promover a unidade" diante de um cenário de guerrilha e de oposição ao sistema colonial.[41]

A chegada de Pepetela à guerrilha não deixou de ser acompanhada pelas desconfianças de seus parceiros de luta. O fato de ser branco trazia questionamentos sobre sua real posição política, assim como sobre sua participação na guerrilha. Novamente, relembra que no início a presença dos brancos causava estranhamento e relutância, pois a cor os ligava diretamente ao colonialismo e à descendência do opressor: "Filho de cobra é cobra", assim era o ditado que se dizia diversas vezes nas bases do movimento. Por outro lado, esse tom acusatório também ia aos poucos dando margem a outra face construída pelo colonialismo — a superioridade do homem branco. Ao relatar uma ação sua na região Leste, o escritor diz:

Eu lembro-me, por exemplo, de uma reunião no sul do Moxico, fronteira com o Kuando-Kubango, era uma reunião com um grupo de populares que estavam a preparar-se para recuar para a Zâmbia. Cheguei lá com o meu grupo, que era um pequeno grupo, e quis saber o que se passava; e às tantas um mais-velho disse: 'Não, nós estamos aqui todos aterrorizados a querer ir para a Zâmbia, mas afinal, se até os brancos já nos apoiam, então nós temos ainda possibilidade de ganhar'. Tive de reagir, explicar que não era isso, que não era um problema de branco ou não branco. No fundo, acaba sendo o complexo do colonizado a transparecer: se o homem branco está do nosso lado, nós ganhamos, porque o homem branco é o dono da técnica e do saber, enfim, esse tipo de preconceito.[42]

Ressalta-se ainda que Pepetela afirma não ter presenciado hostilidade racial na guerrilha, o que também é confirmado por outros depoimentos. Todavia, em alguns momentos, necessitava afirmar que a luta de libertação não era do negro contra o branco, pois outras nuances encobriam as disputas existentes dentro do movimento. Nesse sentido, embora o MPLA buscasse fugir do debate em torno das questões raciais, nem sempre conseguia se manter distante, principalmente devido às críticas feitas pelos outros movimentos. Dessa forma, esses embates atingiam as disputas internas pelo poder.

Ao considerarmos os problemas internos vivenciados pelo MPLA, notamos o quanto o debate racial toma terreno. Contudo, devemos estar atentos às limitações existentes em reduzirmos as complexidades das lutas anticoloniais dos grupos envolvidos a esse debate. Embora a análise dos elementos raciais e étnicos seja essencial para compreendermos esse período, ao nos restringirmos a eles, perdemos uma série de *vínculos de solidariedade*[43] que faziam parte do terreno político. Diante disso, é fundamental nos voltarmos para o caráter sociocultural que envolve os indivíduos que participam dos movimentos.

Os períodos de crise política pelos quais passou o MPLA foram analisados por Marcelo Bittencourt a partir dessa chave. O historiador chama a atenção para as amarras que o colonialismo deixou entre os colonizados, pois, embora conseguissem se articular contra a presença colonial, eles nem sempre conseguiam lutar contra alguns estereótipos e hierarquizações sociais criados no mundo colonial.[44] Portanto, levar em conta a religião, os vínculos estudantis e familiares e o fator regional nos permite olhar para os problemas internos do MPLA com maior riqueza. Ao compreender dessa perspectiva a trajetória de Artur Pestana — homem, branco, nascido em Benguela, urbano e universitário, recém-chegado às zonas guerrilheiras —, passamos a encará-lo a partir de seus múltiplos vínculos que o conectavam com diferentes demandas e grupos dentro do movimento.

A chegada de Pestana na frente Leste se deu em 1972. Lá, continuou atuando como relator das operações militares, mas também fez parte dos projetos educacionais como diretor do Centro Escola Augusto Ngangula e como responsável pelo Departamento de Educação e Cultura. Chamou a atenção de Pepetela a presença marcante de nortistas nos setores de comando. Embora tenha apontado para as questões étnicas, afirmou que as divisões se davam muito mais entre norte e sul, pois essa estratificação era muito mais de cunho sociológico que geográfico. Os nortistas seriam aqueles que falavam português e nem mesmo se preocupavam em aprender outras línguas locais.

A presença de Pepetela entre os guerrilheiros também lhe possibilitou ter uma percepção do ambiente político a partir de suas contradições e ambivalências. Tanto os privilégios existentes quanto os desvios de verba, medicamentos e alimentação por atravessadores dentro do próprio movimento caracterizavam alguns dos casos de corrupção.[45] Desse modo, assim que chega ao Leste, local visto de longe como um éden guerrilheiro, o sentimento de frustração passa a ser constante. E é desses problemas — somados ao isolamento da guerrilha, a fome e os embates internos — que surgem as dissidências do movimento.

Entre essas dissidências destaca-se a Revolta do Leste, em 1972, sob a liderança de Daniel Chipenda. Dirigente negro, originário do planalto central e de língua umbundo, Chipenda endossava as críticas da população do Leste aos desmandos dos comandantes do Norte. Se a Revolta de Jiboia[46] ficou reduzida às questões étnicas, a revolta liderada por Chipenda assumiu caráter político, de grande crítica à centralização das decisões políticas e aos privilégios concedidos aos nortistas.

Como resposta a esses movimentos de contestação, a direção do MPLA lançou o "reajustamento" como uma política que tinha por objetivo tentar gerir a crise em que se encontrava, ampliando o espaço de debate.[47] Todavia, embora no discurso colocasse a necessidade de se abrir para o diálogo, retificando posições ideológicas e procurando o caminho do consenso, na prática a tentativa foi de disciplinar as contradições a partir do uso coercivo do poder, em uma clara afirmação hegemônica da liderança do movimento.[48]

Essas duas revoltas que ocorreram na frente Leste da guerrilha lançaram luz sobre as contradições existentes dentro do MPLA, a partir dos diferentes graus de autoritarismo, privilégios e desmandos existentes no interior do movimento. A distância entre o discurso englobador e a realidade em que as fissuras políticas, sociais, raciais e étnicas apareciam passava a ser uma ameaça para o sucesso da guerrilha. Novamente, são debates que podemos encontrar em *Mayombe*. O livro se desenrola em meio a essas disputas políticas, que muitas vezes geravam conflitos e que se arrastariam para o pós-independência.

A escrita desse romance também está envolta em um episódio relevante para o período, que nos dá a dimensão das tensões vivenciadas no dia a dia da guerrilha a partir dos embates raciais. Em entrevista ao jornal português *O Público*, Pepetela relata ter sido preso no Congo Brazzaville no momento da escrita do livro, o que teria ocorrido a partir de uma denúncia de que havia um branco a escrever sem parar. A política congolesa passou a achar que Artur Pestana estava a serviço da polícia portuguesa, concedendo informações sobre as bases do MPLA. Ele só foi liberado depois que alguns amigos seus do MPLA se envolveram na questão.[49]

As crises constantes nos quadros políticos do MPLA desde 1962 tiveram, assim, grande importância na trajetória do escritor angolano. A vitória de Agostinho Neto frente à dissidência de Viriato da Cruz, na primeira crise, ainda em 1962, possibilitou a aproximação dos jovens brancos e universitários que estavam em Argel e esperavam o momento certo para integrar as tropas. Outro momento delicado diz respeito à Revolta Ativa, dissidência ocorrida em 1974: composta por um número significativo de brancos e mestiços, a revolta denunciava o "reajustamento" como uma fraude e propunha profundas mudanças internas no MPLA, defendendo maior abertura democrática no movimento, assim como o fim da centralização do poder em Agostinho Neto.[50]

Foi a partir dessa revolta, reprimida pelo MPLA, que os antigos companheiros de CEA ficaram de lados opostos. Maria do Céu Carmo Reis, Adolfo Maria, Maria Helena Rodrigues Maria, Manuel Videira e João Vieira Lopes alinharam-se à Revolta Ativa, enquanto Pepetela e Henrique Abranches estiveram ao lado de Agostinho Neto. Artur Pestana, inclusive, foi citado inúmeras vezes nas entrevistas dos envolvidos nessa dissidência. Seria considerado por eles um "duro da delegação",[51] ou seja, fiel ao MPLA. Por outro lado, muitos militantes que foram contra o movimento acreditavam que esse não era o melhor momento para expor as contradições existentes dentro do MPLA, visto todo o contexto de disputas políticas. Em entrevista, Pepetela afirma que a Revolta Ativa foi, para ele, uma grande frustração, pois, embora temas importantes estivessem sendo levantados ali, o período não era propício:

> O problema é que, a partir do momento em que há o 25 de abril, eles deviam ter pensado [...] [que iriam] aparecer como uma arma contra o MPLA, de divisão, num momento extremamente delicado. [...] Não, eles aproveitaram e pouco depois lançaram a dissidência. Foi interpretado como oportunismo, pode não ser, não ter sido essa a intenção. O problema [segundo eles], é que se ia passar para uma luta já pelo poder em Angola [e] era necessário que o MPLA aparecesse purificado, sem os erros do passado, [...] porque, se o MPLA toma[sse] o poder, segundo eles, com a direção presidencialista que tinha, então ia cair na ditadura. Angola seria uma ditadura. [...] Nós não aderimos à Revolta Ativa, e éramos o quadro do Leste, os quadros mais ativos

dentro do movimento de Reajustamento, [...] porque achávamos, depois do 25 de abril, [que] isso não seria certo de maneira nenhuma: 'Vamos resolver os problemas essenciais e manter a organização como está, porque agora o problema vai ser contra a FNLA, fundamentalmente. Não quer dizer que nos quadros do Leste não houvesse críticos em relação à direção, e havia. Aliás, o Movimento de Reajustamento começou ali.[52]

A partir das questões colocadas aqui, podemos perceber que, para Artur Pestana, o MPLA era visto como a melhor opção no conturbado cenário político de então, marcado por dissidências importantes no interior do próprio movimento — de um lado, a Revolta do Leste, liderada por Daniel Chipenda; de outro, no Norte, a Revolta Ativa. Na sua origem, eram diferentes: enquanto a primeira era mais popular, a segunda era vista como uma revolta de intelectuais. Todavia, levantavam um questionamento importante: o autoritarismo e a centralização política do movimento. Sobre essas denúncias, há um silêncio em seus romances, em que predominam visões ligadas às concepções raciais e regionais. As dissidências teriam ocorrido, sobretudo, por esses motivos. Os debates do período aparecem, por exemplo, em *Geração da utopia*: "Podem dizer-me vinte vezes por dia que somos iguais, a prática mostra que há privilegiados. E quem são os privilegiados? Os do Norte".[53]

Mantendo-se ao lado da direção do MPLA, Pepetela, diferentemente dos seus ex-companheiros que ingressaram na Revolta Ativa e chegaram a Luanda através de disfarces em uma espécie de novo exílio, chegou à capital de Angola como responsável pelo Departamento de Educação e Cultura (DEC), cargo que já ocupava na frente Leste. A partir daí, foi diretor do Departamento de Orientação Política e, embora tenha se aproximado dos Centros de Ação em Luanda, logo se afastou quando percebeu que eles queriam fundar outro partido — a Organização Comunista de Angola (OCA) —, pois sua fidelidade ao MPLA permanecia e, mais uma vez, era justificada em oposição aos outros movimentos:

> Quando ficou claro que ia haver uma guerra a sério contra os outros movimentos, eu só podia estar do lado do meu movimento, o MPLA [...] e não quis fazer parte da OCA, que condenava a guerra, numa atitude que para mim na altura era suicida. Se não combatêssemos íamos dar o poder ao Mobutu, aos sul-africanos do Apartheid e seus aliados internos.[54]

Entre 1974 e 1975, continuou atuando em algumas frentes de guerrilha, envolvendo-se nos combates pela libertação de algumas regiões, como Benguela. Contudo, como deixa claro, após a independência encostou sua arma e nunca mais a pegou. De acordo com o escritor, no momento da declaração da independência, na noite de 10 para 11 de novembro de 1975, estava na cidade que atualmente é conhecida como Sumbe. Escutou a notícia pelo rádio em meio ao ataque de tropas sul-africanas. E, mesmo em meio ao caos, descreve que seu primeiro sentimento foi o de dever cumprido, mesmo que o projeto inicial não fosse só esse, pois o sonho de criar uma sociedade mais justa ainda não tinha sido alcançado.[55]

Considerações finais

Ao nos aproximarmos da trajetória de Pepetela durante a guerrilha anticolonial e em meio à agitação nacionalista que antecede as lutas de libertação, somos envolvidos por uma série de questões fundamentais para refletirmos sobre Angola ao longo desses anos. Por mais que seja importante, à luz de outros fatores de sociabilidade de que o escritor fez parte, compreender as aproximações entre determinados grupos, assim como o desenvolvimento dos movimentos nacionalistas em Angola, é patente a importância da questão racial nos debates político-ideológicos do período. As entrevistas de Pepetela, as correspondências do período e os anseios presentes na documentação consultada apontam para os desafios de se construir uma frente homogênea contra o colonizador. A prática colonial racista, que vai ao encontro das teorias lusotropicalistas difundidas pelo Império português, deixou marcas indeléveis que se fazem presentes entre os movimentos anticoloniais. Ainda que o MPLA buscasse ressaltar a importância de se construir uma sociedade unida, para além dos embates raciais e étnicos, não conseguiu escapar de algumas das amarras coloniais que provocaram intensas desigualdades na sociedade angolana e mesmo no interior do movimento. Nesse sentido, a posição de Pepetela frente a um cenário fragmentado não deve ser desvinculada do seu lugar social.

Como homem branco, em alguns momentos, sua nacionalidade não esteve garantida, à medida que outros movimentos, mas também setores do MPLA, não reconheciam a possibilidade de dialogar com um homem cuja cor da pele foi referente para as desigualdades coloniais; como abordamos, ele também teve dificuldade em participar ativamente da guerrilha, pois existia o receio de o MPLA ser descredibilizado frente à sociedade por ter em seu núcleo guerrilheiro homens brancos e mestiços.

Por fim, devemos nos atentar para as posições de comando do escritor tanto durante as lutas de libertação quanto após a independência, o que de fato perpassa seu lugar social naquele espaço. Em função do seu papel enquanto guerrilheiro, é válido ainda refletir sobre as marcas que o escritor carrega por ter participado desse momento. Seu pseudônimo, adquirido durante os anos de guerrilha, o mantém vinculado aos movimentos de libertação e lhe dá autoridade para retratar determinadas temáticas em seus romances, principalmente acerca de um projeto nacional angolano. Seu pseudônimo, adquirido durante os anos de guerrilha, o mantém vinculado aos movimentos de libertação, assim como lhe dão autoridade para retratar determinadas temáticas em seus romances, principalmente acerca de um projeto nacional angolano.

Notas

1 Este capítulo é um recorte de minha tese de doutorado, *Relações de poder em Angola: uma leitura dos romances de Pepetela (1975-2005)*, apresentada ao Programa de Pós-Graduação da Universidade Federal Fluminense (UFF), Niterói, 2019.

2 Pepetela, entrevista concedida à autora por meio eletrônico, 21 jul. 2020.

3 *Ibidem.*

4 *Ibidem.*

5 Fábio Baqueiro Figueiredo, *Entre raças, tribos e nações: os intelectuais do Centro de Estudos Angolanos.* Tese (Doutorado em Estudos Étnicos e Africanos) — Universidade Federal da Bahia, Faculdade de Filosofia e Ciências Humanas, Programa Multidisciplinar de Pós-Graduação em Estudos Étnicos e Africanos, 2012.

6 Faziam parte do Centro de Estudos Angolanos: Maria do Céu Carmo Reis, Adolfo Maria e Henrique Abranches.

7 Fábio Baqueiro Figueiredo, *op. cit.*, p. 37.

8 Pierre Bourdieu, "A ilusão biográfica". In: Janaína Amado e Marieta de M. Ferreira (orgs.) *Usos e abusos da história oral.* Rio de Janeiro: FGV, 2006, p. 183-191.

9 *Mayombe* foi escrito em 1971, mas publicado apenas em 1980. Considerando que foi um dos seus livros mais traduzidos (alemão, inglês, búlgaro, servo-croata, italiano, espanhol e japonês), podemos refletir sobre a abrangência da obra.

10 Pepetela, "Prefácio". In: Jean-Michel Mabeko Tali, *Guerrilhas e lutas sociais — O MPLA perante si próprio (1960--1977).* Lisboa: Difel, 2018, p. 26.

11 Maria da Conceição Neto, "UPA e a Revolta do Norte de Angola (1961)". In: Miguel Cardina e Bruno Sena Martins (orgs.), *As voltas do passado — A guerra colonial e as lutas de libertação.* Lisboa: Tinta da China, 2018, p. 62.

12 Marcelo Bittencourt, "Nacionalismo, Estado e guerra em Angola". In: Norberto O. Ferreras (org.), *A questão nacional e as tradições nacional-estatistas no Brasil, América Latina e África.* Rio de Janeiro: FGV, 2015, p. 231.

13 Arquivo Nacional Torre do Tombo, Serviço de Centralização e Coordenação das Informações de Angola. Processos de Informação Pide/ DGS 5; Nt.6963; Proc.97ci (2).

14 Criada em 1944 pelo Ministério das Colônias e pelo Comissariado Nacional da Mocidade Portuguesa. O objetivo era reunir os estudantes vindos das colônias portuguesas.

15 Cláudia Castelo, "Casa dos Estudantes do Império (1944-65): uma síntese histórica". *Revista Mensagem*, n. especial 1944-1994; União das Cidades Capitais de Língua Portuguesa (UCCLA), Lisboa, 2005, p. 25-31.

16 Arquivos encontrados na Torre do Tombo — Pide/DGS apontam para as atividades políticas dos sócios da casa desde 1946. Alertam que a CEI funcionava como uma instituição de "recrutamento" de jovens para os movimentos de libertação.

17 Pepetela afirma não se lembrar de qual poema se tratava. Diz ter procurado Aires de Almeida para conseguir lembrar, mas não obteve sucesso. "Era um poema que tratava de Benguela, de Angola, com as nossas frutas, as nossas árvores, a nossa realidade..." In: Pepetela *apud* Michel Laban, *Angola — Encontro com escritores. II Vol.* Porto: Fundação Engenho Antônio de Almeida, s/d.

18 Pepetela, "A Casa dos Estudantes do Império fez de mim um escritor". *Revista Mensagem, op. cit.*

19 Entrevista concedida a Frank Nilton Marcon, *Leituras transatlânticas — Diálogos sobre identidade e o romance de Pepetela.* Tese apresentada ao Programa de Pós-Graduação da Universidade Federal de Santa Catarina. Florianópolis, 2005.

20 É importante apontar que passaram pela Casa também Agostinho Neto, Lúcio Lara, Sócrates Dáskalos e Carlos Everdosa, nomes conhecidos pelo envolvimento político com o MPLA.

21 As tensões dentro da CEI, muitas vezes relacionadas às maneiras como eram compreendidas as clivagens raciais nos territórios africanos, podem ser percebidas, por exemplo, no fato de deixarem de fora poetas cabo-verdianos, alegando que suas poesias eram "crioulas", mas, por outro lado, permitirem a presença de brancos e mestiços entre os poetas que compunham as edições. Fábio Baqueiro Figueiredo, *op. cit.*, p. 182.

22 Existe o relato da fuga de cem estudantes de Lisboa para Paris em 1961 com a ajuda do Conselho Mundial das Igrejas. Em 1962, através de uma organização de Carlos Everdosa e Daniel Chipenda, novas fugas ocorreram, envolvendo falsificação de documentos e percursos pelas montanhas. Ressalta-se ainda que mais da metade desses estudantes era da CEI e a outra parte era dos lares protestantes de Lisboa. In: Fábio Baqueiro Figueiredo. *op. cit.*, p. 199.

23 Marcelo Bittencourt, *As linhas que formam o 'EME'*. Dissertação (Mestrado em Antropologia) — Universidade de São Paulo, 1996, p. 32-33.

24 Fábio Baqueiro Figueiredo, *op. cit.*, p. 205.

25 Marcelo Bittencourt, *Estamos juntos: o MPLA e a luta anticolonial 1961-1964*. Tese (Doutorado em História) — Universidade Federal Fluminense, Niterói, 2002.

26 Pepetela, entrevista concedida a Fábio Baqueiro em Lisboa, 19 jun. 2011.

27 *Ibidem*. Destaca-se ainda nessa entrevista a existência, para o escritor, de uma FUA do interior e outra do exterior. Ao voltarmos para a sua criação em Benguela em 1961, devemos lembrar que suas preocupações primeiras eram em relação ao tratamento dos brancos em Angola, relativo à discriminação sofrida tanto pelos colonos quanto pela metrópole.

28 Faziam parte do Centro de Estudos Angolanos: Maria do Céu Carmo Reis, Adolfo Maria e Henrique Abranches.

29 Fábio Baqueiro Figueiredo, *op. cit.*, p. 37.

30 Pepetela, entrevista concedida à autora por meio eletrônico, 25 jul. 2017.

31 Arquivo Nacional Torre do Tombo, Serviço de Centralização e Coordenação das Informações de Angola. Processos de Informação Pide/DGS. Del Angola. Código do documento 14933/Sr Nt1163.

32 Pepetela, entrevista concedida à autora por meio eletrônico, 1 jun. 2021.

33 Como recorda Fábio Baqueiro Figueiredo, no período também estava sendo publicada a obra clássica de Georges Balandier, também centrada no ponto de vista do colonizado. São trabalhos contemporâneos, mas a que o CEA não teve acesso de imediato. In: Fábio Baqueiro Figueiredo, *op. cit.*, p. 279.

34 Adolfo Maria apresenta alguns relatos que dão conta desse ambiente de tensão vivenciado no período. In: Fernando Pimenta, *No percurso de um nacionalista — Conversas com Adolfo Maria*. Porto: Afrontamento, 2006.

35 Arquivo Nacional Torre do Tombo, Serviço de Centralização e Coordenação das Informações de Angola. Processos de Informação — Pide/DGS Del Angola Código do documento 14933/sr nt1163.

36 Embora inaugurada em dezembro de 1940, somente em 1943 passou a contar com emissores mais potentes, ao fazer parte de uma estratégia política do general Charles De Gaulle. Passa a fazer sucesso em Angola principalmente a partir das campanhas eleitorais de 1958, em Portugal. E, somente na década de 1960, o MPLA passa a ocupar o espaço através da transmissão de seu programa para boa parte do território angolano. In: Marcelo Bittencourt, *Estamos juntos…*, *op. cit.*, p. 308.

37 Marcelo Bittencourt, *Estamos juntos…*, *op. cit.*, p. 309-312.

38 Fábio Baqueiro Figueiredo, *op. cit.*, p. 327.

39 Pepetela, "Entrevista concedida a Frank Marcon em Luanda no dia 13 de novembro de 2003". In: Frank Nilton Marcon, *Leituras transatlânticas: diálogos sobre identidade e o romance de Pepetela*. Tese (Doutorado em Antropologia Social) — Universidade Federal de Santa Catarina, Centro de Filosofia e Ciências Humanas, Florianópolis, 2005, p. 255.

40 Pepetela, entrevista concedida à autora por meio eletrônico, 1 jun. 2021.

41 *Ibidem*.

42 Pepetela, "Entrevista para o Jornal *O Público*. 7 de agosto de 1992". In: Marcelo Bittencourt, *Estamos juntos…*, *op. cit.*, p. 579.

43 *Idem*, p. 170.

44 *Idem*, p. 179.

45 Adolfo Maria, entrevista a Marcelo Bittencourt, 27-28 maio 1999, Lisboa.

46 Vista como a primeira grande manifestação de descontentamento no interior do MPLA na frente Leste. Ocorreu em 1969 e manifestava-se contra os privilégios dos "do Norte". Ficou conhecida por Jiboia, que era o nome do seu líder. A contestação chegou ao seu fim após a desmobilização do movimento e a captura de Jiboia, que foi castigado e mantido na fronteira. Essa mobilização foi rapidamente interpretada pelo MPLA como um conflito étnico e "tribalista". Ver Jean-Michel Mabeko Tali, *Dissidências…*, *op. cit.*, p. 135-136.

47 É interessante acrescentar que, a partir de documentos oficiais produzidos pelo MPLA, ficamos cientes do desinteresse dos militantes na frente Norte. O número de participantes nas assembleias foi diminuindo gradativamente, e o nível dos debates foi se reduzindo, à diferença do que ocorreu na frente Leste. Essa posição pode ter relação com o clima de medo que se instalou com o "reajustamento". Para Mabeko Tali, "aqueles

órgãos pareciam mais outros tantos braços da direção política que órgãos da sua ligação democrática à base militante". Havia um grande "clima de intimidação militar". In: Jean-Michel Mabeko Tali, *Dissidências..., op. cit.*, p. 181-183.

48 Catarina Antunes, *De como o poder se reproduz: Angola e as suas transições*. Tese (Doutorado em Sociologia) — Faculdade de Economia, Coimbra, 2009, p. 100.

49 Pepetela, "Entrevista ao jornal *O Público*, 1992". In: Marcelo Bittencourt, *Estamos juntos..., op. cit.*

50 Jean-Michel Mabeko Tali, *Dissidências..., op. cit.*

51 Fábio Baqueiro Figueiredo, *op. cit.*, p. 340 e 351.

52 Pepetela, entrevista a Marcelo Bittencourt, 6 fev. 1995, Luanda.

53 Pepetela, *Geração da utopia*. São Paulo: Leya, 2013, p. 173.

54 Pepetela, entrevista concedida a Fábio Baqueiro Figueiredo, 27 out. 2012.

55 Pepetela, entrevista concedida à autora por meio eletrônico, 25 jul. 2017.

12 PAULO FREIRE EM ANGOLA: ESPERANÇA E MELANCOLIA NA RECONSTRUÇÃO NACIONAL ANGOLANA (1961-1991)

PRISCILA HENRIQUES LIMA

Com força, nossa força
nós construímos o país.
Estudando e aprendendo
com a riqueza da vontade
soletrando socialismo
ligamos campo a cidade.
Ler, escrever e contar
pôr o pensamento na mão
na nossa escola do povo
soletramos revolução!
Vamos aprender, pela revolução
com mais saber, mais produção
velhos e novos, vamos aprender
seremos mais povo sabendo ler
Povo mais livre de uma só nação!
Só é livre quem estuda e ensina para aprender,
a revolução é um livro onde todos vamos ler
as glórias do passado soletrando no presente
vitórias da condução,
e lendo corretamente o futuro da nação!
Quem souber vai ensinar, ensinar para aprender
as ferramentas e as armas,
nas lavras e oficinas
vamos todos soletrar —
reconstrução nacional.
Ler, escrever e contar

em formato combater
o racismo e o tribalismo pelo poder popular
Vamos aprender, pela revolução
com mais saber, mais produção
velhos e novos vamos aprender
seremos mais povo sabendo ler
povo mais livre numa só nação![1]

O Hino da Alfabetização, reproduzido acima, é uma composição do poeta angolano Manuel Rui Monteiro, do ano de 1975. A escolha de iniciar este artigo por ele se relaciona com minha trajetória enquanto professora e pesquisadora. Na prática docente, assim como mencionado no hino, acredito na valorização da educação como mecanismo de fortalecimento da nação, emancipação individual e desenvolvimento de uma consciência social. Enquanto pesquisadora, o Hino da Alfabetização representa uma temática que me acompanha desde a graduação: a construção da nação angolana.

Foi num dos encontros da Festa Literária Internacional de Paraty (Flip), em 2010, que tive o primeiro contato com o escritor angolano Pepetela. Naquele momento, um novo cenário se apresentava para mim como possibilidade de pesquisa, ter a literatura como fonte de análise, o que aproximava duas áreas que me eram muito caras: história e literatura.

Nessa primeira etapa da vida acadêmica, desenvolvi a monografia "Angola, nacionalismo e literatura: os desafios do MPLA no processo de descolonização angolano (1960-1970)", na qual analisei a obra *Mayombe*, escrita por Pepetela no meio da floresta durante o período em que o autor foi combatente do Movimento Popular de Libertação de Angola (MPLA), na região da frente Leste. Em *Mayombe*, pude perceber, pela perspectiva de seu autor, os desafios da luta de libertação, os problemas das disputas étnicas na região, mas principalmente a *esperança* daqueles jovens camaradas que se uniam a partir da ideia da independência e da reconstrução de sua nação.

Dessa monografia surgiu a proposta de projeto para mestrado, "Práticas e discursos em uma literatura de guerrilha: *Mayombe* e *As aventuras de Ngunga*, de Pepetela (1960-1970)", em que, sob a orientação do prof. dr. Silvio de Almeida Carvalho Filho, tive a oportunidade de aprofundar algumas questões que haviam sido levantadas durante a graduação, principalmente ao inserir no *corpus* documental a obra *As aventuras de Ngunga*, também de Pepetela, escrita em 1972 com o objetivo de ser utilizada como material pedagógico nas regiões que estavam sendo libertadas pelo MPLA.

Aqui retomo brevemente o Hino da Alfabetização, pois traz em comum com *As aventuras de Ngunga*[2] o ideal que deveria ser praticado a partir da independência, isto é, a *esperança* de uma sociedade letrada e livre — que, unida, construiria uma só nação. E foi assim que Paulo Freire cruzou meu caminho enquanto pesquisadora.

Durante as pesquisas do mestrado, tive contato com algumas entrevistas nas quais Pepetela mencionava que, durante sua passagem pelo Centro de Estudos Angolanos (CEA), em Argel, no final da década de 1960, utilizou da metodologia de Paulo Freire para desenvolver os manuais de alfabetização que seriam utilizados nos Centros de Instrução Revolucionários. Até aquele momento, as informações me levavam a pensar numa influência apenas no campo das ideias, a partir da circulação dos escritos da obra freiriana *Pedagogia do oprimido*. Entretanto, foi através do livro *A África ensinando a gente — Angola, Guiné-Bissau e São Tomé e Príncipe*, escrito a partir do diálogo entre Paulo Freire e Sérgio Guimarães, que pude confirmar a passagem de Freire por Angola a partir de 1976, a convite de Lúcio Lara, que, naquele momento, ocupava posição de liderança no MPLA, e de Pepetela, que após a independência assumiu a função de vice-ministro da Educação.

Estudar Angola me levou até Paulo Freire, e posso afirmar que, ao abraçar essa pesquisa, entrei num processo de transformação enquanto docente, pesquisadora e cidadã. Estudar Paulo Freire e África com um governo de extrema direita em exercício é também resistir.

Esperança é uma categoria relevante na práxis educacional de Paulo Freire, compreendendo a ação do *esperançar*: "esperançar é levar adiante, esperançar é juntar-se com outros para fazer de outro modo".[3] Assim, temos a esperança como um elo, unindo o pensamento e a atuação de Paulo Freire aos dos jovens nacionalistas angolanos que mais tarde fundariam o MPLA.

Esperança e melancolia são dois eixos importantes desta pesquisa. Digo isso pois, influenciada por Paulo Freire, vejo na educação todo o potencial revolucionário que sua prática pode alcançar na construção de uma sociedade mais igualitária; e vejo também que, quando malconduzida, a educação reproduz a lógica da opressão. Seria essa a proposta da *Pedagogia do oprimido*: "aquela que tem de ser forjada *com* ele e não *para* ele, enquanto povos, na luta incessante de recuperação de sua humanidade".[4] Essa visão fundamenta a maneira como esta pesquisa vem sendo pensada.

Se, por um momento, tivemos a confluência de ações — tanto de Freire quanto dos jovens angolanos do MPLA — em busca da libertação na luta anticolonial, após a independência o que se observou foi o abandono por parte do MPLA-PT, agora partido, dos ideais que os uniam. As escolhas do governo diante dos desafios que se apresentaram para a consolidação de seu poder exarcebaram suas ações, afastando-o dos ideais para a reconstrução da nação. Hoje, ao conversar com aqueles que estiveram envolvidos nesse processo, atuando nos Centros de Instrução Revolucionários, nas associações estudantis, nos comitês de ação, nas Comissões Populares de Bairros, o que se percebe é o sentimento de *melancolia* pelos caminhos adotados.

Sabe-se que nesse período Freire esteve por seis vezes visitando Angola a convite do MPLA. Sua primeira visita oficial ao país ocorreu em 1976, num encontro com Lúcio Lara, que naquela altura estava à frente do Bureau Político do partido, o poeta António Jacinto, então ministro da Educação de Angola, e Pepetela, que ocupava o cargo de vice-ministro da Educação.

Figura 1 — Elza Freire ao lado do militante angolano Pepetela, acompanhados por Paulo Freire e outros camaradas (Lobito, Angola, 1976)

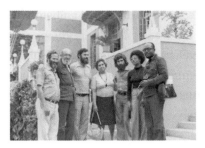

Fonte: Acervo pessoal de Vera Barreto, doado à pesquisadora Nima Imaculada Spigolon.

A escolha do português como língua oficial também acabou por agravar a desigualdade entre os territórios urbanos e o campesinato, colocando a imensa massa rural no patamar do analfabetismo, relegado a baixas condições de oportunidade de trabalho. Essa situação se agravou ainda mais com o abandono das línguas nacionais.

Freire faz uma colocação contundente sobre as dificuldades de se utilizar a língua do colonizador em detrimento das línguas nacionais na obra *A África ensinando a gente — Angola, Guiné-Bissau e São Tomé e Príncipe*. Para Freire, alfabetizar um povo utilizando a língua do colonizador era algo delicado; não que se devesse negar a língua portuguesa, mas, ao ignorar as línguas nacionais, os dirigentes estariam também aprofundando as diferenças entre as classes sociais em lugar de resolvê-las.

Esse é o percurso a que esta pesquisa se propõe — a partir das ações de Freire em Angola, perceber as convergências e divergências dos ideais que os uniam, a *esperança* de um projeto de nação e construção do "Novo Homem" angolano e a *melancolia* do abandono desse ideal político pelo MPLA-PT, que, ao vivenciar uma série de dissidências dentro do próprio partido, como também a oposição feita pelos outros movimentos, aumenta seu controle, adotando uma postura autoritária em que a proposta de educação popular e democrática defendida por Freire não corresponderia às necessidades de legitimação de seu governo.

As ligações de Paulo Freire com o continente africano

Em 1974, Paulo Freire foi convidado pelo Partido Africano para a Independência da Guiné e Cabo Verde (PAIGC) para conhecer e colaborar com o projeto de alfabetização na Guiné-Bissau, que naquele momento estava recém-libertada do colonialismo português. Antes dessa experiência, o pedagogo já havia sido marcado profundamente pela África, numa visita feita à Tanzânia, que ele recorda com muito afeto na obra *Cartas à Guiné-Bissau*:

> Meu primeiro encontro com a África não se deu, porém, com a Guiné-Bissau, mas com a Tanzânia, com a qual me sinto, por vários motivos, estreitamente ligado. Faço esta referência para sublinhar quão importante foi, para mim, pisar pela primeira vez o chão africano e sentir-me nele como quem voltava e não como quem chegava. Na verdade, na medida em que, deixando o aeroporto de Dar es Salaam, há cinco anos passados, em direção ao campus da universidade, atravessava a cidade, ela ia se desdobrando ante mim como algo que eu revia e em que me reencontrava.[5]

Paulo Freire ainda ressalta a importância dos encontros que teve em Genebra com intelectuais, professores, estudantes e religiosos da África do Sul: "durante a década de 1970, raro era o mês em que alguém, filho ou não da África do Sul, mas vivendo na África do Sul, passando por Genebra, não viesse falar comigo da experiência trágica e absurda, impensável, do racismo".[6]

Africanos o procuravam para conversar sobre as relações entre opressores e oprimidos, colonizadores e colonizados, branquitude e negritude, tendo como embasamento teórico Frantz Fanon, Albert Memmi e a pedagogia do oprimido. As propostas discutidas problematizavam a necessidade social de grupos populares de pensar novas lógicas, novas inteligências, que considerassem suas realidades anteriores à colonização, de forma a transformar seu presente.

A passagem de Freire por países africanos foi profundamente marcada pela leitura das obras do militante guineense Amílcar Cabral, considerado o grande idealizador da independência de Guiné-Bissau e Cabo Verde e um dos maiores intelectuais do movimento de libertação africano, sendo amigo próximo dos fundadores do MPLA — Mário Pinto de Andrade, Agostinho Neto, Lúcio Lara e Viriato da Cruz. Cabral foi responsável por participar da fundação do PAIGC em 1956 e, em 1972, fundou a Assembleia Nacional do Povo da Guiné, um grande marco para o reconhecimento da independência do país. Em 1975, os dois países africanos conseguiram alcançar sua liberdade, mas Cabral não pôde vivenciar essa vitória, pois foi assassinado dois anos antes em Conacri, capital da Guiné, por membros do seu próprio partido.

Os ideais de independência dos países africanos nascem dos diálogos estabelecidos por jovens nacionalistas durante o exílio. Em Angola, particularmente, a década de 1950 foi marcada pelo surgimento de vários grupos independentistas de tendências diversas, dentre eles o MPLA, que surge como movimento de libertação no ano de 1956 e se transforma em partido-Estado no pós-independência, quando, em 11 de novembro de 1975, de forma unilateral, proclama a emancipação política do país.

A formação dos dirigentes do MPLA impacta a própria identidade do movimento; fundado no seio de uma elite urbana, "crioula" e "assimilada",[7] caracterizou-se pelo discurso multirracial, antitribalista e nacionalista sob forte influência do contexto internacional, em particular os enfrentamentos que aconteciam na África e na Ásia com os ecos da Guerra Fria que ameaçavam os impérios coloniais. Tal discurso será analisado posteriormente, sob a perspectiva dos desafios enfrentados no campo educacional pensado pelo movimento, com reflexos no projeto de alfabetização e sua escolha linguística. Entretanto, fato é que a ida desses jovens para Portugal como estudantes acabou por reunir grupos ao redor de um pensamento político libertador.

No campo das influências associativas, destacamos a Casa dos Estudantes do Império (CEI), o Centro de Estudos Africanos, o Clube Marítimo Africano e a Casa de África; quanto às influências de organizações políticas, o Partido Comunista Português (PCP), o Movimento de Unidade Democrática Juvenil (MUD Juvenil) e o Movimento Anticolonialista (MAC) merecem destaque. Dos ideais políticos e culturais que compartilhavam, consta a influência do marxismo, do neorrealismo, da negritude, somada às independências que seguiam sendo conquistadas.[8]

Cabe aqui analisar a importância de duas dessas associações: a Casa dos Estudantes do Império (CEI), em Lisboa, e o Centro de Estudos Angolanos (CEA), em Argel, que, mesmo de forma indireta, foram espaços que aproximaram esses jovens nacionalistas do pensamento de Paulo Freire, num movimento de translocalidade.

O referencial teórico que unia as agendas nacionalistas desses militantes tem em comum leituras como Antonio Gramsci e Frantz Fanon; do outro lado do Atlântico, Freire mergulhava nos mesmos autores. No centro de convergência desses sujeitos se encontra a figura de Amílcar Cabral — fundamental como articulador do MAC e teórico basilar do pensamento de Freire.

Todas essas experiências teóricas levaram Paulo Freire e Amílcar Cabral a seguirem caminhos ideológicos que os aproximavam. Ambos foram homens que se comprometeram com a difusão do pensamento crítico; consideravam que "o conhecimento só pode ser legitimado, epistemologicamente, se tiver origem na prática e, politicamente, se se tornar instrumento de intervenções mais conscientes na mesma prática".[9] Também concordavam que a revolução é permanente, pois a libertação definitiva só seria alcançada de maneira plena quando o povo dessa nação se libertasse das racionalidades que os colonizadores deixaram profundamente enraizadas na consciência dos ex-colonizados, num movimento chamado por Amílcar Cabral de "africanização do espírito".

Esse processo revolucionário que tanto Freire quanto Cabral concordavam ser de primeira necessidade não estava diretamente ligado ao uso de armas, mas a uma revolução cognitiva: a sociedade colonizada deveria superar a racionalidade da colonialidade a partir da descolonização das mentes. Mais do que uma transformação, essa revolução modificaria por completo as estruturas econômicas, políticas e sociais; seria a Revolução da Razão, e aqui o termo "razão" é utilizado como visão de mundo que pertence a uma classe social específica.

> A revolução tem de estar presente na própria elaboração da ontologia (teoria do ser), da gnosiologia (produção do conhecimento) e da epistemologia (teoria do conhecimento), ou seja, na ciência do ser humano, nas elaborações e representações humanas a respeito dos seres, dos fenômenos e dos processos e na que analisa as formas de produção do próprio conhecimento humano.[10]

A Revolução da Razão reconhece a importância da democracia cognitiva e se vê presente em dois aspectos: primeiro, na práxis da socialização dos conhecimentos elaborados e acumulados pela humanidade, independentemente da classe social; segundo, na exigência do reconhecimento de todos os conhecimentos desenvolvidos por todas as formações e por todos os grupos sociais, principalmente pelos grupos oprimidos.

Versando sobre a importância da identidade cultural para a libertação de um povo, Freire sempre fazia menção à figura de Amílcar Cabral, citando uma frase do intelectual da Guiné-Bissau: "a luta de libertação é um fato cultural e um fator de cultura". Amílcar apresenta essa questão no texto escrito para uma reunião da Unesco em julho de 1972: "O papel da cultura na luta pela independência". Nele, ressalta que

> [a] dinâmica da luta exige a prática da democracia, da crítica e da autocrítica, a crescente participação das populações na gestão de sua própria vida, a alfabetização, a criação de escolas e serviços sanitários, a formação de quadros extraídos dos meios camponeses e operários, e outras tantas realizações que implicam em grande aceleração do processo cultural da sociedade. Tudo isso torna claro que a luta pela libertação não é apenas um fato cultural mas também um fator de cultura.[11]

Esse trecho do discurso de Amílcar Cabral marcou profundamente o pensamento de Paulo Freire, que citava com frequência que a verdadeira libertação passava pela cultura, pois nenhum colonizado, seja enquanto indivíduo ou nação, conquista a identidade cultural sem assumir sua linguagem, seu discurso, e por eles ser assumido.

Em Genebra, Freire foi convidado a participar dessa transformação, não somente pelo governo da Guiné-Bissau e Cabo Verde, como também em Angola, São Tomé e Príncipe e Tanzânia. Ele e sua equipe se tornaram professores daqueles que tinham como responsabilidade alfabetizar e emancipar o povo, mas não numa relação hierárquica, como podemos ver em sua análise sobre sua atuação nos países africanos:

> Na verdade, nos achávamos envolvidos com as equipes nacionais, num ato de conhecimento, no qual tanto quanto elas, devíamos assumir o papel de sujeitos cognoscentes. O diálogo entre nós e as equipes nacionais, mediado pela realidade que buscávamos conhecer, era o selo daquele ato de conhecimento. Seria conhecendo e reconhecendo juntos que poderíamos começar a aprender e ensinar juntos também.[12]

A premissa básica para o aprendizado passava por reconhecer os habitantes das ex--colônias como sujeitos que decidem, e não apenas como destinatários passivos deconteúdos e saberes. A potencialidade está no reconhecimento do outro como agente de sua transformação. Usando da dialética, essa perspectiva permitiria que os envolvidos produzissem "mundo-consciência", um ato de conhecimento, uma aproximação crítica da realidade.[13]

Assim, seja para qual nação africana irmã estivesse falando, a proposta freiriana defendia o direito a autonomia e independência das ex-colônias europeias, tanto na dimensão macro quanto na dos sujeitos sociais. A tarefa era árdua, como é possível perceber pelas memórias e reflexões de Paulo Freire. Era preciso "se reconstruir", e ele utiliza esse termo pois acreditava que as nações recém-libertadas não partiam do nada; existiam raízes para além do colonialismo que precisavam ser resgatadas como terreno a ser ressignificado, valorizado, não só como tradição mas também como epistemologias válidas para a construção de nação. A juventude nacionalista do MPLA já percebia o grande desafio que havia pela frente, como é possível analisar a partir da carta de Castro Soromenho para Lúcio Lara em junho de 1959:

> A luta dos africanos não pode ser feita sobre o terreno português. Com uma oposição salazarista que é, no fundo, face ao problema colonial, tão "nacionalista" como os salazarentos, nada há a fazer. Um pequeno setor da Oposição, onde me coloco, vem tentando, como sabe, fazer um esclarecimento da situação colonial com vista a uma tomada de consciência. Mas todos nós

sentimos que, no fundo da consciência dos mais esclarecidos, a mentalidade colonial desperta quando menos se espera [...] Esta é a condição de cinco séculos de colonialismo. [...][14]

A partir desse pensamento, podemos perceber que o projeto de nação proposto pelos movimentos de libertação busca o desenvolvimento de um "Homem Novo", capaz de gerar uma nova sociedade. Destaca-se aqui a figura do "Homem Novo" por compreendê-lo como ponto-chave do projeto de unidade nacional e sua relação com a educação proposto pelo MPLA. Como veremos adiante, a defesa de "um só povo, uma só nação" era o discurso do Estado para a construção do sujeito angolano no pós-independência, pois "depois da luta, não há somente o desaparecimento do colonialismo, mas também o desaparecimento do colonizado".[15]

Aproximações práticas entre Paulo Freire e o Movimento Popular de Libertação de Angola (MPLA): o Centro de Estudos Angolanos

O Centro de Estudos Angolanos (CEA) marcou a entrada efetiva da influência de Paulo Freire no projeto de unidade nacional do MPLA, e aqui precisaremos nos ater à formação de seus líderes, que perpassa a discussão entre etnia *versus* unidade nacional. Entender o pensamento e a formação dos jovens que lideravam o CEA nos permite compreender também as escolhas políticas que eles fizeram para o projeto educacional que elaboraram por solicitação do MPLA. Assim, o grupo nasceu das inquietudes e da esperança de quatro jovens; de seus desejos de participar da construção de uma Angola independente.

Artur Maurício Pestana dos Santos "Pepetela", na época estudante universitário de Engenharia com aspirações ao curso de Letras; Adolfo Maria, topógrafo recém-formado; Henrique Abranches, artista plástico; e Maria do Céu Carmo Reis, uma jovem universitária. Três homens brancos e uma jovem mestiça — e aqui destacamos essa informação, pois suas escolhas, ao ingressarem no MPLA, passam pelo posicionamento do movimento com relação à igualdade racial.

Seus caminhos se cruzam no exílio e, durante o ano de 1964, em Argel, organizam um grupo de pesquisa e documentação, dando bases ao MPLA na luta de libertação. Assim, o CEA desenvolvia material pedagógico para ser utilizado nos Centros de Instrução Revolucionários (CIRs), além de atuar em uma rede de propaganda internacional com o intuito de denunciar o regime colonial português. Para isso, suas ações se concentravam também na produção de romances, peças teatrais, histórias em quadrinhos, etnografias, balanços historiográficos, colunas em jornais, ensaios acadêmicos, pinturas, esculturas, exposições museológicas e crítica política, sempre sob a perspectiva da unidade nacional.[16]

Em sua formação, os três rapazes foram influenciados pela "Nova FUA", um grupo oriundo da Frente Unida Angolana, fundada em 1961 e organizada por brancos nascidos em Angola, sobretudo da região do Planalto Central e de Benguela. Preocupavam-se, principalmente, em garantir uma nação independente e multirracial.[17]

Diante das discussões internas sobre igualdade racial, a "Nova FUA" se posiciona de maneira mais radical e concreta na defesa da unidade nacional, e tais ideais repercutem no posicionamento político dos jovens durante suas trajetórias políticas. Os objetivos da FUA ficam claros na redação do programa maior, documento que reunia seus princípios e campos de ação. Observe-se, por exemplo, o capítulo IV, "Instrução, cultura e educação", que aponta a educação como instrumento de difusão dos ideais nacionalistas:

> 38 – Reforma imediata do ensino pela adoção dos métodos pedagógicos modernos e científicos e de material didático adequado às características nacionais.
>
> 39 – Campanha, à escala nacional, com a criação de brigadas de voluntários, para a liquidação mais rápida possível do analfabetismo;
>
> [...]
>
> 43 – Criação de institutos científicos e associações culturais, para a coordenação e impulso da atividade de pesquisas científicas, e desenvolvimento das artes e das letras nacionais;
>
> [...]
>
> 45 – Apoio e estímulo a todos os órgãos de divulgação cultural e científica bem como a todos os organismos do mesmo caráter.[18]

Nesse mesmo documento, ressaltam, no texto introdutório:

> A África de hoje, não pode regressar ao século XV para, daí, reiniciar o curso brutalmente interrompido pelo colonialismo. Cinco séculos de domínio colonialista alteraram profundamente o panorama angolano, de forma irreversível. As fronteiras, a mestiçagem de raças e de culturas, a presença do branco africano no conjunto populacional, são fatores que terão de estar na base da edificação da Nação Angolana.
>
> [...]
>
> Só com a participação ativa e consciente de todas as etnias e camadas sociais existentes no país numa ação conjunta, verdadeiramente nacional, é possível a conquista da verdadeira independência e a sua consolidação. Só mediante essa mesma unidade nacional é possível garantir a construção do futuro, em bases sólidas, capaz de transformar Angola, do país subdesenvolvido em que o mantém o colonialismo salazarista português, num país forte e progressivo, proporcionando a felicidade ao seu povo.[19]

Como percebemos nos fragmentos, a questão racial esteve na pauta do Centro desde a formação de seus membros, como também margeando as relações de apoio com o MPLA. No nascimento da própria organização, em sua carta programática, o CEA destaca que lutar contra o colonialismo português era também enfrentar o desafio de combater membros que se infiltravam no seio dos movimentos nacionalistas, que, por perceberem o caminho da vitória das lutas de libertação, já buscavam conduzir os rumos pós-independência na via do neocolonialismo. Para isso, alertava o Centro, subornavam chefes nacionalistas ambiciosos na esperança de manterem seus interesses econômicos e seus privilégios enquanto grupo hegemônico através da manutenção das disputas étnicas, alimentando o "tribalismo" herdado do colonizador.

Retomando o pensamento que une Paulo Freire, Frantz Fanon e Amílcar Cabral, a prática proposta pelo CEA passa pelo combate à alienação cultural, defendendo que a luta de libertação só seria possível a partir do momento que as estruturas coloniais que se arqueavam na "pseudoburguesia" nacional fossem desmanteladas, pois ela seria a "verdadeira inimiga da nação".[20]

Para eles, era "urgente desenvolver a consciência revolucionária das massas angolanas".[21] As formas de conscientizar a sociedade seriam o grande compromisso do CEA e, para alcançar esse fim, era preciso conhecer a realidade do país a partir de estudos que aprofundassem seu conhecimento sobre as estruturas sociais e os valores culturais do território. Além disso, era importante conhecer as características e os interesses de cada classe social que formava o mosaico angolano. Ao passo que toda essa pesquisa fosse levantada, caberia aos grupos de trabalho da organização desenvolver material que denunciasse as contradições econômicas, sociais e políticas. Dessa maneira, o CEA afirmava que "a realização de tais objetivos requer um trabalho sistematizado, e um Centro de Estudos disposto a realizar atividade paralela aos movimentos políticos é o organismo indicado para o fazer".[22]

Contudo, o apoio ofertado pelo Centro de Estudos ao MPLA não era visto com "bons olhos" por todos os membros do movimento. Em ata de uma reunião entre Agostinho Neto e o comitê diretivo do CEA, registrou-se preocupação com o fato de o grupo ser constituído majoritariamente por brancos.[23]

O fato de contar em sua constituição com a predominância de brancos gerava críticas e desconfianças entre alguns membros do MPLA. Alegavam que o CEA deveria ser mais integrado e controlado pelo movimento, acusavam seus diretores de ambições políticas opostas aos interesses do MPLA, não se limitando apenas a um Centro de Estudos. Neto ratifica a posição do corpo diretivo do MPLA, afirmando que o CEA é um braço importante para a luta angolana: "[A] evocação do problema racial é estúpida porque o programa (do MPLA) diz que se devem mobilizar todas as forças anticolonialistas; certas críticas e observações revelam que os princípios do movimento não foram suficientemente assimilados. A posição do movimento é de apoio ao CEA".[24]

Concentrando sua atenção no campo da educação, faziam parte dos objetivos do CEA:

> 1) Contribuir para a elevação do nível político e cultural das massas e dos militantes angolanos, de maneira a ajudar o desenvolvimento da luta de libertação e anti-imperialista em Angola, que permitirá o seu acesso a uma independência livre do neocolonialismo:
> a) participando no esclarecimento das massas e militantes angolanos na sua luta contra a opressão imperialista e as correntes nacionalistas oportunistas;
> b) participando na sua alfabetização e formação cultural tendo presente que a cultura angolana terá de ser revolucionária e científica;
> [...]
> 3) Colaborar estreitamente com os movimentos políticos progressistas e organizações estudantis de Angola ou com organizações similares ao CEA para a realização de fins comuns e formação de quadros.[25]

A estrutura do CEA buscava dar conta das áreas científicas consideradas estratégicas para os planos de luta de libertação, pois, apesar de ser uma organização autônoma, sua ação era colaborativa com o MPLA, atendendo às demandas do movimento. Assim, dividiu-se inicialmente em cinco grupos de trabalho: História e Etnologia; Sociologia e Economia; Política e Informação; Arte e Literatura; e Instrução e Educação Militante.

Para cada grupo de trabalho foi designado um responsável, incumbido de aprofundar pesquisas de acordo com as necessidades do movimento, desenvolvendo relatórios trimestrais ou mensais (a depender da urgência das informações e das análises), como também material pedagógico que pudesse ser distribuído entre os militantes. Aqui vamos nos ater especificamente à ação de dois grupos de trabalho: "Sociologia e Economia" e "Instrução e Educação Militante"; foram nessas demandas que os caminhos do CEA cruzaram com as ideias de Paulo Freire.

De acordo com a Carta Orgânica do Centro de Estudos Angolanos, seria de responsabilidade dessas duas áreas:

> SOCIOLOGIA E ECONOMIA: capaz especialmente de fazer análises sobre o comportamento dos núcleos sociais resultantes do encontro do fator colonial com o fator regional, de estudar problemas relativos ao trabalho, alimentação, etc., de denunciar e criticar códigos coloniais; de coligir e sistematizar elementos sobre o nível de instrução das diferentes camadas sociais angolanas, quadros existentes e em preparação, equipamento dos diversos setores econômicos, do

ensino e da saúde, com o fim de possibilitar ou realizar um inventário geral capaz de fornecer elementos para a elaboração de reformas agrárias e sanitárias, campanhas de alfabetização, desenvolvimento do ensino, seleção de quadros, planos de industrialização e de desenvolvimento de todos os setores da economia social angolana.

INSTRUÇÃO E EDUCAÇÃO MILITANTE: cujas principais tarefas serão: a elaboração de manuais de alfabetização, de ensino de história, geografia, línguas, que vão de encontro às verdadeiras necessidades e aspirações do povo angolano; manuais de formação política; expansão de propaganda revolucionária pela imagem, através de desenhos, linóleos; divulgação junto das massas angolanas da literatura revolucionária mundial.[26]

Dando início às atividades, elaboraram uma lista de "Trabalhos a realizar — 1ª urgência",[27] com destaque para o desenvolvimento de um "Manual de Alfabetização" sob a coordenação de Artur Pestana (Pepetela). O Manual seria desenvolvido em equipe formada por Adolfo Maria, Henrique Abranches, Artur Pestana e Gina Vieira Lopes; a concepção da parte ilustrativa seria de Henrique Abranches.

Em entrevista concedida à pesquisadora, Adolfo Maria relembra seu primeiro contato com o pensamento de Paulo Freire:

O meu contato com o pensamento de Paulo Freire resultou da minha atividade militante na luta pela independência de Angola. Nessa época (anos 60 do século passado) estava em Argel e, com outros companheiros, tínhamos formado o Centro de Estudos Angolanos onde produzíamos obras destinadas aos guerrilheiros do MPLA: escritos sobre revolução, traduções de obras de revolucionários internacionais, alguns manuais escolares etc., etc. Em 1967 decidimos fazer um manual de alfabetização. Em Argel estava um grupo de brasileiros fugidos da repressão que se seguiu ao golpe de Estado que depôs João Goulart. Esse grupo acompanhava Miguel Arraes, governador de Pernambuco, que fora acolhido na Argélia pelo presidente argelino Ben Bella. Nós, no CEA, já tínhamos ecos da experiência de alfabetização de Paulo Freire, mas, junto desses brasileiros, recebemos muita informação e ficamos fascinados. Portanto, inspiramo-nos no seu método para elaborarmos o plano de aprendizagem da leitura e da escrita e o modo de agir dos alfabetizadores.[28]

Por mais que a situação financeira desses jovens exilados em Argel fosse preocupante, com os poucos subsídios enviados pelo MPLA desenvolveram o Manual de Alfabetização e o Guia do Alfabetizador, que seriam utilizados nos CIRs. A princípio, foram feitas 50 cópias do Manual e 20 do Guia. O material produzido deveria ser analisado por Lúcio Lara, que, naquele momento, era o responsável pelo projeto educacional político do movimento. A grande preocupação de Pestana com relação ao Manual era a falta de conhecimento prévio do local onde ele seria utilizado. Assim sendo, o conteúdo poderia não alcançar o interesse dos angolanos. Além disso, ele ressaltava que os autores não eram pedagogos, porém militantes com boa vontade e crença na ação dos "camaradas alfabetizadores".[29]

Dentre as preocupações com o conteúdo do Manual, estava a questão de a linguagem ser acessível a todas as pessoas, independentemente de terem formação política. Portanto, apesar de ser certo que o alfabetizador seria um militante do movimento familiarizado com noções políticas, a proposta de alfabetizar deveria estar comprometida com um projeto que ultrapassasse a formação de quadros do movimento para alcançar a sociedade de maneira geral. O comprometimento do alfabetizador deveria estar, também, em despertar no alfabetizando a consciência da militância, pois "se a alfabetização pode fazer de camaradas analfabetos verdadeiros militantes, ela também pode fazer militantes de indivíduos que nunca encontraram condições de mobilização revolucionária".[30]

Figura 2 — Manual de Alfabetização *A vitória é certa*. Frases geradoras. Centro de Estudos Angolanos (1965)

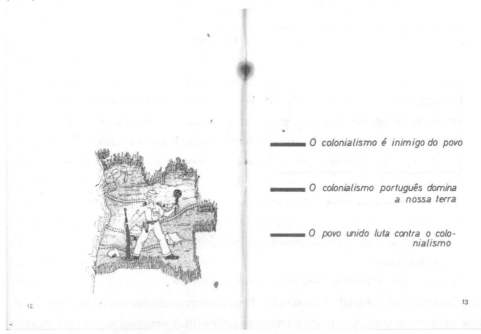

Fonte: Arquivo pessoal da pesquisadora.

No campo da formação política, a ideia para a formulação do Manual estava sobretudo em criar no alfabetizando uma visão histórica do processo revolucionário seguindo os ideais anticolonialistas, enfatizando que a luta acontecia em todas as colônias exploradas por Portugal.

Figura 3 — Manual de Alfabetização *A vitória é certa*. Primeira lição. Centro de Estudos Angolanos (1965)

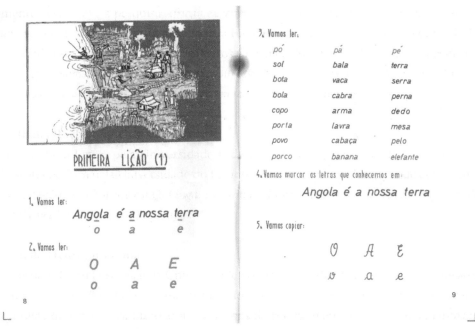

Fonte: Arquivo pessoal da pesquisadora.

Inicialmente, o Manual foi pensado a partir da metodologia cubana de alfabetização, estruturada por núcleos silábicos. Porém, na altura da composição, o grupo envolvido na elaboração teve acesso ao método freiriano, baseado em palavras-chave, escolhidas com forte teor emocional que fizesse sentido na realidade do alfabetizando — palavras de linguagem comum, que fazem parte do universo do grupo social a ser alfabetizado, mas que podem ser utilizadas para a conscientização política quando aliadas a desenhos. Por exemplo, para alfabetizar operários da construção, eram usadas as palavras "tijolo", "fábrica", "operário", "patrão", "salário", "greve", "sindicato" etc. Cada palavra apresentada era seguida de um quadro com uma imagem e se iniciavam debates, conduzindo o alfabetizando à reflexão. Na sequência, cada palavra era decomposta em sílabas, que, reunidas em outras sequências, dão origem a novas palavras.

Em correspondência entre o CEA e Lúcio Lara, Pestana ressalta o sucesso do método de Freire em Angicos, tanto no que se refere à aprendizagem quanto à formação política. Contudo, pondera que, ao conceber o Manual, fizeram uma adaptação do modelo freiriano, já que um ponto importante seria conhecer previamente a comu-

Figura 4 — Manual de Alfabetização *A vitória é certa*. Terceira Lição. Centro de Estudos Angolanos (1965)

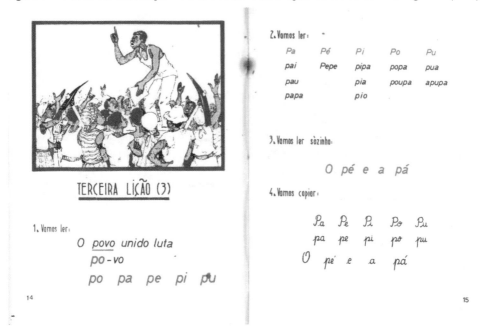

Fonte: Arquivo pessoal da pesquisadora.

nidade onde a ação de alfabetizar seria realizada, algo que naquele momento eles não conseguiam resolver.

Com o objetivo de manter "as massas indígenas na ignorância", o colonizador alienou culturalmente a camada popular, silenciando a história das populações locais, desconsiderando as línguas nacionais. Além disso, "a imprensa, o rádio, o cinema, a arte, a literatura, servem apenas e são obrigados a servir os interesses do colonialismo. O colonialismo português domina inteiramente — e de maneira cínica, desumana, cruel e brutal — a nossa vida econômica, social, política, cultural e privada".[31]

Nesse contexto, é importante ressaltar que Lúcio Lara ocupou papel de protagonismo dentro dos ideais do movimento e, posteriormente, partido, sendo considerado um dos "ideólogos do MPLA" junto com Agostinho Neto.[32]

Na obra *A África ensinando a gente — Angola, Guiné-Bissau, São Tomé e Príncipe*, Sérgio Guimarães entrevista Lúcio Lara sobre os diálogos que teve com Freire e sua participação no projeto educacional nacional para o MPLA. Sobre Freire, Lúcio diz que

> [...] ele era uma espécie de guia para nós, porque as teorias dele davam certo. Estavam de acordo, inteiramente de acordo, com o nosso pensamento da prática. Por isso é que depois ele fala dessa conversa quando nos encontramos. Era uma espécie de encontro de um teórico que

Figura 5 — Manual de Alfabetização *A vitória é certa*. Décima lição. Centro de Estudos Angolanos (1965)

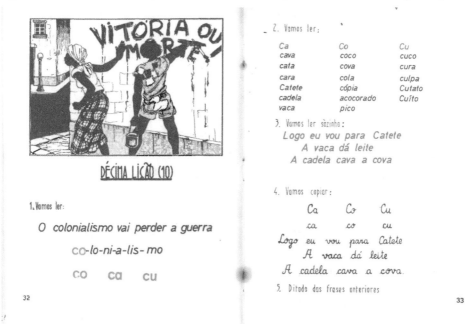

Fonte: Arquivo pessoal da pesquisadora.

a gente conhecia de nome, e que apreciávamos e inspirava-nos. Ele não conhecia a nossa realidade, mas teoricamente comentava os pontos e ideias que nós tínhamos. Essa foi a impressão daqueles tempos. [...] o que eu conhecia dele eram coisas que estavam sempre de acordo com aquilo que eu pensava. E se eu pensava isso era porque era a minha experiência, e eu queria encontrar soluções para mim mesmo e muitas vezes me inspirava nas teorias do Paulo Freire. Por isso foi uma alegria muito grande para nós podermos ter tido contato. Foi uma alegria mesmo.[33]

Das ideias de Paulo Freire, enfatiza a importância da alfabetização para a criação de uma sociedade formada politicamente na militância, pois só o engajamento do povo na luta de libertação seria capaz de livrar o país da exploração colonial. Ainda em sua lembrança, Lara ressalta que a luta pela independência também era a luta pelo progresso, pelo desenvolvimento e por um "Novo Homem". Entretanto, ao realizar um balanço geral sobre as mudanças na educação, analisa que os interesses individualistas levaram à perda do ideal que movia o movimento e, mais tarde, o partido MPLA-PT.[34]

Até o momento, acompanhamos as convergências entre Freire e os jovens nacionalistas angolanos, em sua formação teórica e na paridade dos ideais que defendiam — compartilhavam dos meus sonhos e da ação de esperançar atuando no processo de transformação social.

Sobre adaptações, Freire sempre afirmou que a metodologia desenvolvida por ele não pode se sujeitar à exclusividade, pois se concretiza no apoio mútuo, se desenvolve no esforço comum de conhecer a realidade que busca transformar: "somente numa prática em que os que ajudam e os que são ajudados se ajudam simultaneamente é que o ato de ajudar não se distorce em dominação do que ajuda sobre quem é ajudado",[35] logo, seu método não deve ser reproduzido, mas sempre reinventado.

As veredas freirianas alcançam o MPLA por caminhos distintos: o exílio de brasileiros em Argel durante a ditadura leva as ações de Paulo Freire em Angicos ao conhecimento do CEA, e aqui estamos a falar de Miguel Arraes. Em outro momento, Freire se encontra pessoalmente com um grupo de militantes do MPLA, liderados por Lúcio Lara.

Na obra *Pedagogia da esperança*, Freire relata como esse encontro aconteceu. Numa viagem à Tanzânia em 1965, onde ministraria um seminário sobre a *Pedagogia do oprimido* na Universidade de Dar es Salaam, desembarca em Lusaca, na Zâmbia, para tomar outro voo, quando é abordado por um jovem casal norte-americano, que lhe apresenta o desejo de uma equipe do MPLA de conversar com o educador brasileiro sobre os problemas de educação, luta e projetos de alfabetização nas áreas libertadas.

> [...] disseram-me eles, providenciariam a transferência do voo e avisariam ao centro em Kitwe. Às 13 horas, na casa do jovem casal, almoçava com a liderança do MPLA, chefiada por Lúcio Lara, que seria, poucos anos depois, o segundo homem de Angola, chefe do Bureau Político do partido. Tivemos uma tarde e uma noite de trabalho com alguns filmes documentários que davam carne às conversas. Inicialmente, Lara fez um relatório realista da situação em que se achava a luta de libertação para, em seguida, debatermos a prática educativa no seio da luta mesma.[36]

Dessa experiência, ele relembra, ficou marcado pela conversa com "militantes experimentados na luta",[37] que, pelas urgências em seu país, não poderiam ter o tempo gasto em devaneios intelectuais. Por isso, juntos, se dedicaram a promover uma reflexão crítica e teórica sobre a prática educacional. Ainda sobre o contato com os militantes do MPLA, ele relembra:

> Sua confiança em mim, como um intelectual progressista, me era realmente importante. Eles não me criticavam porque, citando Marx, citava também um camponês. Nem tampouco me consideravam um educador burguês porque eu defendia a importância do papel da consciência na história. Esta foi uma satisfação — a de, sendo um pensador da prática educativa, ter sido compreendido e convidado por militantes em luta, ao diálogo em torno de sua própria luta, armada ou não, que me acompanhou por toda a década de 1970.[38]

Freire relatou posteriormente ter escrito um relatório duro sobre os encontros com a África, ressaltando as marcas cruéis do colonialismo e do racismo. Por isso, em suas reflexões sobre a África, mas não só, suas reflexões sobre colonialismo passavam pelo reconhecimento de que os colonos nunca estão totalmente livres, estão sempre em processo de libertação. E ponderava: "neste sentido, eu não tenho dúvida nenhuma de que esses povos estão exatamente no processo de sua libertação. Por exemplo, a luta da reconstrução nacional é a continuidade da luta inicial de libertação, em que se inclui o problema da identidade cultural".[39]

Trechos do Manifesto do MPLA, de 1956, já demonstravam os objetivos do movimento para a criação de uma Angola livre: "nunca se deve impor a ninguém os princípios, os objetivos e as razões da nossa sagrada luta. As pessoas devem ser pacientemente convencidas. Deve-se partir sempre dos problemas que preocupam a vida particular de cada indivíduo".[40] E, para esse convencimento, seria imprescindível educar; educar para libertar.

Notas

1   Hino Oficial da Alfabetização. Composição de 1975 de Manuel Rui Monteiro.

2   Em certa passagem do livro temos o pensamento do jovem Ngunga sobre a importância de saber escrever: "Já tinham passado dez dias sobre o combate. União era interrogado todos os dias. De fora do escritório, Ngunga ouvia as pancadas e os berros do Chefe da Pide, mas nunca conseguira ver o professor. Se soubesse escrever... Sim, se soubesse escrever, podia meter um bilhetinho na cela de União e combinarem juntos a fuga. Mas pouco se interessara por aprender, só gostava mesmo era de passear. Pela primeira vez, Ngunga deu razão ao professor, que lhe dizia que um homem só pode ser livre se deixar de ser ignorante. Agora era tarde. Tinha de preparar tudo sozinho". Pepetela, *As aventuras de Ngunga*. São Paulo: Ática, 1981, p. 37.

3   Paulo Freire, *Pedagogia da esperança — Um reencontro com a pedagogia do oprimido*. Rio de Janeiro: Paz e Terra, 2011, p. 16.

4   Paulo Freire, *Pedagogia do oprimido*. Rio de Janeiro: Paz e Terra, 2016, p. 43.

5   Paulo Freire, *Cartas à Guiné-Bissau — Registro de uma experiência em processo*. Rio de Janeiro: Paz e Terra, 2019, p. 12.

6   Paulo Freire, *Pedagogia da esperança*, op. cit., p. 198.

7   Jean-Michel Mabeko Tali, *Guerrilhas e lutas sociais — O MPLA perante si próprio (1960-1977)*. Lisboa: Mercado de Letras Editores, 2018, p. 31.

8   Dalila Cabrita Mateus, *A luta pela independência — A formação das elites fundadoras da Frelimo, MPLA e PAIGC*. Mem Martins: Editorial Inquérito, 1999, p. 65.

9   Moacir Gadotti e José Eustáquio Romão, *Paulo Freire e Amílcar Cabral — A descolonização das mentes*. São Paulo: Editora e Livraria Instituto Paulo Freire, 2012, p. 9.

10   *Idem*, p. 15-16.

11   Amílcar Cabral, *Guiné-Bissau — Nação africana forjada na luta*. Lisboa: Publicações Nova Aurora, 1974, p. 136-137.

12   Paulo Freire, *Cartas à Guiné-Bissau*, op. cit., p. 43.

13   Paulo Freire, *Pedagogia da esperança*, op. cit., p. 244.

14   Carta de Castro Soromenho a Lúcio Lara durante seu exílio em Paris, 7 jun. 1959. In: Lúcio Lara, *Um amplo movimento... Itinerário do MPLA através de documentos e anotações de Lúcio Lara — Vol. I (até fev. 1961)*. Luanda: Associação Tchiweka de Documentação (ATD), 2017, p. 66.

15   Frantz Fanon, *Os condenados da terra*. Juiz de Fora: Ed. UFJF, 2010, p. 281.

16   Em sua tese de doutorado, o historiador Fábio Baqueiro propõe analisar a trajetória dos jovens que se reúnem a partir do Centro de Estudos Angolanos (CEA), e se debruça principalmente sobre os impactos que as categorias "etnia" e "raça" exercem na literatura nacionalista, como construção de símbolos nacionais. Nessa

perspectiva, Baqueiro vai além do aspecto pedagógico dessa produção cultural, apontando quatro parâmetros a serem analisados: "a luta por legitimidade e adesão entre o MPLA e as organização rivais; a circunstância da disputa entre vários projetos, agendas e versões no próprio seio do MPLA (uma disputa que levou a cisões traumáticas); a circunstância de proliferação de referências de projetos, agendas e versões que conformaram o terceiro mundismo revolucionário no seio do qual o MPLA se movia; e havia a circunstância do quadro internacional da Guerra Fria e das intervenções estrangeiras em Angola, que condicionaram fortemente a história recente do país". Fábio Baqueiro Figueiredo, *Entre raças, tribos e nações — Os intelectuais do Centro de Estudos Angolanos, 1960-1980*. Tese (Doutorado em Estudos Étnicos e Africanos) — Universidade Federal da Bahia (UFBA), Faculdade de Filosofia e Ciências Humanas, Programa Multidisciplinar de Pós-Graduação em Estudos Étnicos e Africanos, 2012, p. 25.

17 *Ibidem*, p. 195.

18 *Idem.*

19 *Ibidem*, p. 196.

20 Carta Programática + Carta orgânica provisória do CEA. Datilografado. CEA — Centro de Estudos Angolanos. Argel/Argélia. Maio 1964. Cota 0062.000.039. Associação Tchiweka de Documentação (ATD). Disponível em: https://www.tchiweka.org/documento-textual/0062000039. Acesso em: 14 jul. 2023.

21 *Ibidem.*

22 *Ibidem.*

23 Ata da reunião de Agostinho Neto com o CEA. Datilografado. CEA — Centro de Estudos Angolanos. Argel/Argélia. Dez 1966. Cota 0149.000.060. Associação Tchiweka de Documentação (ATD). Disponível em: https://www.tchiweka.org/documento-textual/0149000060. Acesso em: 14 jul. 2023.

24 *Ibidem.*

25 Carta Programática..., *op. cit.*

26 *Idem.*

27 Lista de trabalhos a realizar pelo CEA. Datilografado. CEA — Centro de Estudos Angolanos. Argel/Argélia. 1966. Cota 0149.000.005. Associação Tchiweka de Documentação (ATD). Disponível em: https://www.tchiweka.org/documento-textual/0149000005. Acesso em: 14 jul. 2023.

28 Acervo pessoal da autora. Entrevista concedida à pesquisadora por e-mail, 10 jun. 2021.

29 Carta do CEA ao CD do MPLA com anexo sobre manual de alfabetização. Datilografado. CEA — Centro de Estudos Angolanos. Argel/Argélia. 15 set. 1965. Cota 0148.002.106. Associação Tchiweka de Documentação (ATD). Disponível em: https://www.tchiweka.org/documento-textual/0148002106. Acesso em: 14 jul. 2023.

30 *Ibidem.*

31 *Ibidem.*

32 De acordo com Jean-Michel Mabeko Tali: "Lúcio Lara acabou por simbolizar, em comum com Neto, e sozinho depois da morte deste, tanto aos olhos dos detratores como aos dos simpatizantes, todos os erros e todos os dissabores políticos acumulados ao longo dos anos desde a época da luta de libertação nacional — mas também todo o capital simbólico e todo o prestígio de que o MPLA gozou junto das populações africanas, pelo menos até a morte de Neto, de quem parecia ser o braço direito. Apresentado durante muito tempo como o ideólogo do MPLA, ocupou, desde 1960, na direção política do movimento de libertação e, depois, do Partido-Estado (Comitê Diretor – 1960 a 1974 / Comitê Central – desde 1974) ao longo de sua carreira política, sucessivos postos essenciais como o secretariado da organização e da formação de quadros". In: Jean-Michel Mabeko Tali, *Dissidências e poder de Estado — O MPLA perante si próprio (1962-1977)*. Luanda: Nzila, 2001, vol. 1, p. 93.

33 Paulo Freire; Sérgio Guimarães, *A África ensinando a gente — Angola, Guiné-Bissau, São Tomé e Príncipe*. São Paulo: Paz e Terra, 2011, p. 127-128.

34 *Ibidem*, p. 128.

35 Paulo Freire, *Cartas à Guiné-Bissau, op. cit.*, p. 17.

36 Paulo Freire, *Pedagogia da esperança, op. cit.*, p. 202.

37 *Ibidem*, p. 205.

38 *Idem.*

39 Paulo Freire; Sérgio Guimarães, *A África ensinando a gente, op. cit.*, p. 39.

40 Documento sem título conhecido como "Manifesto do MPLA". Manuscrito. CEA — Nacionalistas Angolanos (MPLA). 1956 (estimada). Cota 0003.000.013. Associação Tchiweka de Documentação (ATD). Disponível em: https://www.tchiweka.org/documento-textual/0003000013. Acesso em: 14 jul. 2023.

13 O BISPO JAIME GONÇALVES: PERSPECTIVAS QUE DESAFIAM AS NARRATIVAS OFICIAIS EM MOÇAMBIQUE

SILAS FIOROTTI

A história recente de Moçambique está envolvida em várias disputas e controvérsias em torno de acontecimentos que têm interpretações diversas. Dentre elas, podem--se mencionar as diferentes abordagens do legado do regime colonial português, do papel desempenhado pelas missões cristãs no período colonial, do uso político da luta de libertação e da criação de heróis nacionais, do uso político das distinções étnicas e das crenças locais, dos motivos que levaram à guerra civil e à continuidade dos conflitos entre a Resistência Nacional de Moçambique (Renamo) e a Frente de Libertação de Moçambique (Frelimo),[1] dos entraves na construção da cidadania e da participação política dos moçambicanos etc.[2] A opção, aqui, é abordar a trajetória do bispo moçambicano Jaime Pedro Gonçalves 1936-2016 e, a partir dela, refletir sobre essas disputas e controvérsias.

Constantes esforços dos governos e dos membros da Frelimo foram e continuam sendo feitos na tentativa de controlar o passado, controlar as memórias e produzir narrativas oficiais. Por um lado, busca-se ocultar ou minimizar o significado de uma série de acontecimentos e mudanças. Por outro lado, busca-se atribuir grandiosidade a diversos feitos da Frelimo que são aparentemente banais. Para questionar as narrativas oficiais, pode-se apontar o próprio processo conflituoso de formação da Frelimo: suas atrocidades e violações de direitos humanos, seus erros políticos, suas contradições em compatibilizar inclinações socialistas com medidas neoliberais e os diversos casos de corrupção no partido e no âmbito estatal, além do protagonismo de atores que não têm ligação com a Frelimo ou são seus dissidentes.[3]

No que concerne ao legado do período colonial, a elaboração de categorias classificatórias pelos missionários e por outros agentes da colonização é apontada, em diversas pesquisas, como fator de homogeneização das populações africanas em termos raciais, sociais e jurídicos, e de negação de suas formas de agenciabilidade e adaptabilidade; e assim elas foram entendidas como inferiores aos brancos e europeus. As relações do poder colonial português, dos diversos missionários, dos colonos e das empresas concessionárias com as populações locais, incluindo as alianças e as concessões de privilégios a algumas lideranças ou chefaturas "tradicionais", teriam acirrado e gerado diversas disputas entre essas populações do território de Moçambique. As narrativas oficiais, por sua vez, geralmente apresentam os movimentos dos dissidentes e dos opositores da Frelimo como fruto desse legado do período colonial e como tentativas de recuperar supostos privilégios perdidos.

Não deixa de ser controversa a construção da imagem de Gungunhana (c.1850-1906) como um herói nacional por parte da Frelimo. Gungunhana foi o último soberano angune do Reino de Gaza (também denominado Império Vátua), que acabou capturado pelo capitão da cavalaria Mouzinho de Albuquerque, em 1895, e exilado em Portugal. Nas narrativas oficiais da Frelimo, Gungunhana é exaltado como um dos líderes que ofereceram resistência à dominação colonial. No entanto, se Gungunhana, por um lado, foi um aliado das populações tsongas do sul de Moçambique, por outro, ele e os chefes angunes exploraram e subjugaram outras populações do sul e do centro do território moçambicano, incluindo contingentes das populações xopis, xonas, xéuas e senas. Além disso, Gungunhana e os chefes angunes foram e são considerados, por essas populações, vassalos e colaboradores dos portugueses, bem como causadores de diversos infortúnios.[4] Nas palavras de Raúl Bernardo Honwana, "quando Gungunhana foi finalmente levado pelas tropas de Mouzinho de Albuquerque, a multidão gritava [...] 'Fora daqui, abutre, assassino das nossas galinhas'".[5]

Existem distintas interpretações sobre a atuação das lideranças "tradicionais" e a utilização das crenças locais. Por muito tempo, as narrativas oficiais da Frelimo simplesmente associaram essas lideranças e as crenças locais à dominação colonial e ao obscurantismo, promovendo uma interpretação que desprezava e negava a própria existência histórica e social das populações camponesas. No entanto, há pesquisas apontando que as lideranças "tradicionais" que se aliaram à Renamo não queriam recuperar nenhum privilégio colonial; muitas delas haviam sido marginalizadas no período colonial e continuavam sendo ignoradas sob os governos da Frelimo,[6] e as medidas tomadas por esta, mesmo quando bem acolhidas pelas populações, não foram capazes de eliminar as crenças locais.[7]

Nas narrativas oficiais da Frelimo predominou a imagem das missões cristãs como meras colaboradoras do governo colonial. No primeiro período pós-independência, foi instituída a liberdade religiosa de maneira formal pela Frelimo. O artigo 33º da Constituição de 1975 diz: "Na República Popular de Moçambique o Estado garante aos cidadãos a liberdade de praticar ou de não praticar uma religião". Contudo, as práticas cristãs também foram consideradas parte do obscurantismo que foi combatido pela Frelimo, e a Igreja Católica perdeu sua hegemonia e sua presença pública adquiridas no período colonial. Principalmente entre 1978 e 1982, após o 3º Congresso da Frelimo, momento em que se declarou oficialmente como um partido marxista-leninista, houve maior perseguição a todos os grupos religiosos, com a proibição de roupas religiosas em locais públicos, o fechamento de diversos templos religiosos, campanhas em prol do ateísmo e religiosos impedidos de permanecer no partido. Além disso, algumas medidas já haviam sido implementadas anteriormente, entre as quais: confisco de propriedades, perda do papel dos religiosos na educação e na saúde, perda do controle sobre os casamentos e limitações das atividades do clero.[8]

Quanto aos motivos que levaram à guerra civil e à continuidade dos conflitos entre a Renamo e a Frelimo, há pelo menos três abordagens: (i) alguns autores enfatizam a chamada internalização da Guerra Fria, com destaque para a desestabilização rodesiana e sul-africana em Moçambique; (ii) outros enfatizam a centralidade do fracasso das políticas dos governos da Frelimo, especialmente em relação às populações camponesas; e (iii) outros ainda propõem uma abordagem que tenta contemplar os dois fatores, as causas endógenas e as causas exógenas dos conflitos. As narrativas oficiais da Frelimo, por sua vez, aproximam-se dos primeiros autores e tendem a apresentar o regime sul-africano do *apartheid*, juntamente com o regime rodesiano, como o principal promotor dos conflitos armados, e a ignorar o papel dos próprios dissidentes da Frelimo e o apoio das populações camponesas à Renamo.[9]

A ênfase nas negociações de paz intermediadas por líderes religiosos e no Acordo Geral de Paz (AGP) é algo que desafia as narrativas oficiais da Frelimo.[10] Por exemplo, essa ênfase vai no sentido de reconhecer o protagonismo de religiosos na busca pela paz em detrimento das atuações dos líderes da Frelimo, evidenciar os erros políticos da Frelimo, reconhecer o desenvolvimento da Renamo enquanto partido que tem base de apoio das populações camponesas e merece ser levado em consideração, e reduzir a centralidade da luta de libertação nacional, da independência e das reformas implementadas pela Frelimo para a análise da legitimidade política.

O bispo Jaime Gonçalves desempenhou um papel central nas negociações de paz entre a Renamo e a Frelimo. Ele foi aceito pela Renamo como um negociador confiável porque não era originário da região sul do país e não tinha ligações com membros da Frelimo, mas não deixou de criticar ambos os lados.[11] A abordagem de sua trajetória é muito importante para a compreensão de diversos aspectos da história recente de Moçambique e da complexidade do cenário político moçambicano. Semelhantemente à trajetória de pessoas consideradas traidoras do projeto da Frelimo e da unidade nacional, a vida do bispo Gonçalves desafia a lógica binária das narrativas oficiais que apresentam a história política moçambicana dividida entre revolucionários e reacionários, modernistas e tradicionalistas, amigos e inimigos, vítimas e algozes.[12]

Busca-se, com o presente texto, a partir da trajetória do bispo Gonçalves, compreender alguns aspectos dos percursos educacionais dos moçambicanos durante o período colonial; das atuações das missões cristãs em Moçambique; do caráter regionalizado dos conflitos entre Renamo e Frelimo; das negociações de paz entre Renamo e Frelimo; do caminho tortuoso da democracia e da cidadania em Moçambique; e das trajetórias de atores moçambicanos ambíguos — e, nesse sentido, relativizar as narrativas oficiais. Para isso, dá-se ênfase aos relatos orais e escritos do bispo Gonçalves encontrados em reportagens, entrevistas, pesquisas e artigos acadêmicos, além da utilização e comparação com outras fontes.

Trajetória educacional do bispo no período colonial

A trajetória educacional do bispo Gonçalves se assemelha à dos poucos moçambicanos que tiveram acesso à educação formal durante o período colonial. Nas décadas de 1940 e 1950, as oportunidades educacionais para crianças e adolescentes moçambicanos provenientes das famílias camponesas eram diminutas. As crianças negras deveriam frequentar, durante três anos, as escolas rudimentares ou escolas de adaptação (ensino pré-primário) localizadas nas vilas e, após um exame, ingressar nas escolas elementares de ensino primário. De modo geral, as escolas elementares oficiais eram destinadas principalmente às crianças brancas; já as escolas elementares católicas e protestantes recebiam o maior número de estudantes negros:

> No ensino elementar oficial que, a partir de 1930, era destinado principalmente para brancos, os negros constituíram apenas 77 matrículas de um total de 4.019, em 1944, enquanto no ensino elementar católico, destinado principalmente para negros e onde o nível de ensino era baixo, 2.646 das matrículas foram de crianças negras (de um total de 4.107).[13]

Ou seja, o regime colonial português criou barreiras raciais que impediam que as populações africanas tivessem acesso à educação formal e à alfabetização em língua portuguesa e, consequentemente, impediam que a maior parte dos moçambicanos pudesse, conforme a legislação colonial portuguesa, passar da categoria de *indígena* para a categoria de *assimilado*.

A família do bispo Gonçalves é proveniente da região central de Moçambique, pertencente às populações xonas e falante da língua xindau. Ele nasceu e cresceu em Nova Sofala, distrito de Búzi, na província de Sofala. Lá, frequentou uma escola rudimentar, entre 1943 e 1945, mas teve que se deslocar para a cidade da Beira, capital da província, para iniciar os estudos de nível primário.

O bispo Gonçalves se beneficiou da ampliação das escolas católicas na diocese da Beira, que abrangia grande parte dos territórios das províncias de Manica, Sofala, Tete e Zambézia. Criada na década de 1940, a diocese da Beira teve como primeiro bispo, nomeado em 1943, o português Sebastião Soares de Resende (1906-1967),[14] um defensor da universalização da educação a todos os africanos. Em texto de 1951, ele escreveu: "A fiéis e a infiéis, a ortodoxos e a heterodoxos, à juventude, aos adultos e a todos os homens de qualquer origem, nacionalidade, raça ou estado de civilização a Igreja tem o direito pleno de ensinar e de educar".[15] Além disso, a concepção de educação defendida pelo bispo Resende era no sentido de oferecer uma formação integral aos africanos, e não uma mera instrução ou educação técnica. Essa posição se opunha à do regime colonial português, que, por sua vez, sustentava que as populações africanas não necessitavam ter acesso à educação formal e deveriam ser utilizadas como mão de obra barata por conta do seu "grau de civilização", considerado inferior.

Constata-se que o bispo Gonçalves teve uma trajetória educacional fragmentada. Saíra de Nova Sofala para iniciar os estudos de nível primário na cidade da Beira, na Escola da Catedral, uma escola elementar católica, mas não teve um bom desempenho e deixou essa escola. Sua família optou por transferi-lo para a Escola da Missão de Amatongas, também uma escola elementar católica, dirigida por missionários franciscanos, na província de Manica. A atuação dos franciscanos na educação, criando pelo menos seis internatos na diocese da Beira, beneficiou muitos moçambicanos da região central.

> [...] O meu pai mandou-me aqui para a cidade da Beira para ver se poderia estudar. Mesmo aqui na cidade continuamos a brincar, tínhamos também outras dificuldades na escola. Os mais atrasados sentavam no chão e eram ensinados por outros. Eu estava na Beira e mesmo assim não estava a render até que o meu pai decidiu me tirar da cidade da Beira. [...] Não éramos aplicados nos estudos. O meu pai tira-me e manda-me a uma escola onde seriamente se estuda. Mandou-me a Amatongas.[16]

Esse relato mostra a dificuldade que crianças e adolescentes negros tinham para concluir o ensino primário. O bispo Gonçalves só concluiu o ensino primário (quarta classe), cursado em Amatongas, no ano de 1953, aos 17 anos. É algo que concorda com análises que apontaram que as melhores oportunidades educacionais disponíveis para os negros se encontravam nas escolas das missões protestantes, no sul de Moçambique.[17]

Para estudantes negros, ainda mais difícil do que concluir o ensino primário era ingressar no ensino secundário: "Como era necessário pagar propinas para o ensino secundário, a frequência de africanos era muito diminuta".[18] Diversos estudantes negros eram obrigados a cursar o ensino secundário em países vizinhos (África do Sul, Zimbábue, Zâmbia e Maláui), porque não havia muitas oportunidades em Moçambique. Mesmo as escolas católicas exigiam que seus estudantes fossem batizados na Igreja Católica, o que restringia principalmente o ingresso dos protestantes e dos muçulmanos. Nesse sentido, a região central de Moçambique era caracterizada por intensos fluxos migratórios de populações, e quase todas as famílias tinham algum membro vivendo no exterior, que migrava em busca de melhores salários, mais oportunidades educacionais, acesso a produtos por preços mais baixos e menos impostos.

Entre 1954 e 1960, o bispo Gonçalves cursou o ensino secundário (ensino liceal), juntamente com a preparação de seminarista católico, no Seminário Menor São João de Brito de Zóbuè, na província de Tete.[19] Esse seminário também fazia parte da diocese da Beira. Foi criado pelo bispo Sebastião Soares de Resende, em 1949, e se beneficiou da atuação dos missionários católicos da Sociedade dos Padres Brancos, ou Sociedade dos Missionários da África, que atuavam nessa diocese desde 1946.[20] O objetivo do bispo Resende era formar um clero moçambicano (antes da criação desse seminário, não havia nenhum padre moçambicano atuando na diocese da Beira). O seminário era dirigido pelo padre Theodor Prein, e toda a equipe era composta por missionários da Sociedade dos Padres Brancos. Destaca-se o sistema disciplinar adotado no Seminário de Zóbuè, que dava grande autonomia aos estudantes:

> [...] O nível de estudos foi semelhante ao dos liceus portugueses. A disciplina no seminário [de Zóbuè] era deixada em grande parte para os próprios meninos que, desesperados por educação, queriam manter a boa ordem o tempo todo. Era necessária pouca supervisão por parte da equipe, apenas supervisão do reitor [Theodor Prein]. Os alunos tinham um conselho chefiado por um chefe e um subchefe. A disciplina era tratada em um tribunal semanal no qual até o menor dos meninos tinha o direito de falar. Nenhum membro da equipe participava; o reitor recebia apenas um resumo dos assuntos sem a menção de nomes. O sistema teve um significado especial na medida em que não havia presença portuguesa e os alunos se viam como pioneiros, preparando-se para a futura liderança de Moçambique.[21]

Ainda sobre o período no Seminário de Zóbuè, agora nas palavras do bispo Gonçalves:

> [...] No Seminário do Zóbuè líamos sobre as independências de alguns países africanos, através de revistas que os padres traziam. Terminei o curso, em 1960, e já nesta altura se falava da inde-

pendência do Congo [RDC], ouvíamos falar do [Patrice] Lumumba. Explicavam-nos o que era essa coisa de independência.[22]

Em 1961 e 1962, o bispo Gonçalves cursou Filosofia no Seminário Maior de Cristo Rei[23], na vila de Namaacha, localizada na província de Maputo, no sul de Moçambique. Entre 1963 e 1967, cursou Teologia no Seminário São Pio X, na cidade de Maputo. Em 1965, já estava apto para ser ordenado sacerdote, mas sua ordenação só ocorreu em 1967.

[...] na Namaacha, houve muito fervor dos jovens [seminaristas] pela libertação. Na década de 1960, começa-se a falar da criação da Frelimo. [...] Nós tínhamos rádio e à noite ficávamos com o ouvido colado a ele, a ouvir as emissões da Rádio da China. Esta rádio dava-nos o curso das atividades da Frelimo. Não era permitido ouvir esta rádio, mas nós ouvíamos.[24]

Gonçalves atuou como padre, por alguns meses, na Paróquia de Matacuane, na cidade da Beira. Depois, em 1968, foi enviado a Antigonish, no Canadá, para frequentar um curso de liderança social. Após o curso, estava previsto o retorno para Moçambique com uma escala em Roma. No entanto, por conta da situação política, foi recomendado que ele permanecesse em Roma. Assim, entre 1970 e 1974, cursou a Licenciatura em Ciências Sociais na Universidade de Roma. Somente em julho de 1975, com a independência, ele retorna a Moçambique:

[...] sou ordenado em 1967, aqui na diocese da Beira, e em setembro de 1968 fui para o Canadá para continuar os estudos. Fiquei lá um ano letivo. No regresso para Moçambique, vim pela Europa. Passei por Roma. E quando lá estava recebi ordens do meu bispo para que não regressasse a Moçambique e ficasse em Roma para continuar a estudar. Fiquei lá até 1975.[25]

Os adiamentos para sua ordenação, assim como a recomendação para não retornar a Moçambique, são fruto da desconfiança, por parte dos portugueses, dos sentimentos nacionalistas do então jovem Gonçalves. Seus superiores católicos sabiam que ele era favorável à política da autodeterminação dos povos, algo que era interpretado como sinal de heterodoxia.

Em artigo de 1998, em coautoria com o bispo anglicano Dinis Salomão Sengulane,[26] o bispo Gonçalves reconheceu que a Igreja Católica, principalmente nas regiões central e norte de Moçambique, desempenhou um papel importante no sentido de fomentar desejos independentistas e criar as bases para a construção do nacionalismo moçambicano:

[...] pessoas da igreja moçambicana responderam à luta pela independência de muitas maneiras diferentes. Embora as missões católicas tenham recebido amplo apoio do regime colonial, muitas gozavam de certa liberdade na maneira como conduziam suas atividades de base. No centro e no norte de Moçambique, em particular, a Igreja Católica tornou-se uma grande força modernizadora e liberalizante durante a era colonial. À medida que um processo de 'africanização' se enraizava nas igrejas católicas locais e nas comunidades envolvidas, elas logo se tornaram uma plataforma importante para o nacionalismo moçambicano.[27]

No artigo, admite-se que a Igreja Católica não se posicionou oficialmente contra o regime colonial português, mas é enfatizado o papel desempenhado por algumas congregações católicas e por diversos missionários católicos, incluindo alguns padres portugueses, no sentido contrário à portugalização e à propaganda do regime, e a favor da luta de libertação em Moçambique.[28] Observam-se, por exemplo, (i) a contribuição no processo de africanização da Igreja Católica e na formação de lideranças católicas moçambicanas; (ii) a abertura aos valores locais; (iii) a valorização das orientações da encíclica *Fidei Donum* e do Concílio Vaticano II em detrimento dos compromissos com as políticas do Estado Novo; (iv) o estudo e a utilização das línguas locais para além do âmbito litúrgico; (v) os incentivos e as contribuições diretas para moçambicanos continuarem seus estudos em Moçambique e no exterior; (vi) as denúncias e os posicionamentos contra diversas medidas do regime colonial português; (vii) as denúncias relativas aos massacres de populações civis durante a guerra de libertação; (viii) o fomento às ambições independentistas e as contribuições diretas aos movimentos de libertação moçambicanos; (ix) os posicionamentos oficiais dos Padres de Burgos e dos Padres Brancos contra o regime colonial português; e (x) a audiência do Papa Paulo VI com as lideranças de alguns movimentos de libertação das então colônias portuguesas ou "províncias ultramarinas".[29] As reações do regime colonial, por sua vez, demonstram que havia um grande incômodo em relação às atuações desses católicos em Moçambique. Por parte do regime colonial português, houve (i) restrições impostas e vigilância às atuações de padres católicos estrangeiros; (ii) expulsões de alguns padres estrangeiros e intenção de expulsão de centenas de outros missionários católicos; (iii) restrições políticas e financeiras às atuações dos missionários católicos dos Padres Brancos, dos Padres de Burgos, dos combonianos, dos capuchinhos e dos sacramentinos, entre outros; (iv) retirada de padres estrangeiros da direção de seminários; (v) grande desconfiança em relação aos padres moçambicanos e restrições às ordenações de padres moçambicanos.[30]

Perspectivas do bispo a respeito da guerra civil, das negociações de paz e do pós-guerra

No início do período pós-independência, sob o governo da Frelimo, a Igreja Católica substituiu rapidamente a maior parte dos clérigos portugueses em Moçambique. Na falta de bispos moçambicanos, diversos jovens padres moçambicanos foram nomeados vigários-gerais para dirigir as dioceses ou mesmo consagrados como bispos. O então padre Jaime Pedro Gonçalves retorna de Roma e torna-se bispo coadjutor da diocese da Beira e, logo em 1976, é consagrado bispo titular. Assim, nesse mesmo ano, sete dos nove bispos católicos eram moçambicanos; contudo, não foi estabelecida uma boa relação da Igreja Católica com o governo da Frelimo. O bispo Gonçalves afirmou que foi um período difícil, tempo de desconfiança e de perseguição, porque o governo considerava que principalmente a Igreja Católica era uma serva e um resíduo do regime colonial:

> [...] A Igreja Católica, em particular, era considerada uma serva do antigo regime e muitos de seus líderes eram vistos como uma ameaça ao poder do Estado. Como consequência, o novo governo [da Frelimo] fechou igrejas, expulsou missionários do país e revogou muitas liberdades religiosas. Os consideráveis ativos da Igreja também foram nacionalizados, incluindo escolas, hospitais e seminários, todos considerados essenciais para os ambiciosos programas de desenvolvimento do governo.[31]

> [...] A revolução marxista da Frelimo encontrou princípios seus para nacionalizar bens da Igreja. A Frelimo fechou igrejas, capelas, transformou as missões em centros de educação que ficaram centros de ateus. [...] A Frelimo transformou as nossas igrejas em armazéns. A Frelimo fechou a Igreja de Macuti, fechou a Igreja de São Benedito, uma das maiores, fechou a Igreja do Dondo. Isto foi uma grande dificuldade para a Igreja [Católica] que acabava de receber bispos, em 1977. Esta situação provocada pela revolução marxista da Frelimo desmoralizou muitos padres, missionários e irmãs que trabalhavam nestas missões. Muitos partiram. [...] Veja-se que a Frelimo foi ao extremo de congelar as contas bancárias da Igreja! Não podíamos movimentar as nossas contas sem prestar esclarecimentos à Frelimo. E, nalguns casos, a Frelimo ficou com o dinheiro da Igreja. Chegaram a criar a Comissão de Liquidação que controlava as nossas contas. [...] Por acaso nem era muito dinheiro, mas havia a ilusão dos revolucionários de que a Igreja era muito rica. Mesmo nós, como bispos, tivemos a falta de liberdade de movimentação. A revolução obrigou-nos a usar guias de marcha. Não podíamos trabalhar junto dos fiéis sem guias de marcha. Há pessoas que foram parar nas celas, porque não as tinham. [...] Foi uma grande asfixia na formação de servidores da Igreja. À juventude não era reconhecido o direito de praticar a

religião. Tínhamos dificuldades de educar as crianças e, em contrapartida, doutrinavam o ateísmo junto às crianças nas escolas.[32]

Gonçalves considerava que a Igreja Católica, assim como outras igrejas, foi excluída por aproximadamente oito anos da vida política em Moçambique, e os relatórios produzidos por ela sobre a situação difícil da população moçambicana foram todos ignorados pelo governo da Frelimo. Somente em meados de 1982 houve a permissão oficial do presidente Samora Moisés Machel (1933-1986) para as igrejas ajudarem as vítimas da guerra e das calamidades naturais. Essa experiência negativa motivou o bispo Gonçalves a atuar em prol da liberdade religiosa e da paz:

> [...] a motivação para trabalhar pela paz foi a experiência muito negativa na pastoral da Igreja [Católica] naquele tempo, que começou nos anos 1975, com a nossa independência nacional. Tínhamos experimentado de lá até os anos 1984 [...] grandes obstáculos da revolução à pastoral da Igreja em Moçambique. Com as nacionalizações tinham sido ocupadas muitas missões, e isto dificultou-nos muito. Muitos cristãos foram para as cadeias, muitos bispos também experimentaram cadeias, havia a teoria de que tínhamos que ter licença de celebrar o culto, e por aí afora. Então é uma experiência que pessoalmente foi muito desagradável para um bispo novo, em 1976, encontrar-se com isto. A seguir, para agravar a situação, pessoalmente vi que com a guerra também não se podia fazer melhor. A guerra com o princípio de que se morre ou mata, então nós não podíamos deslocar-nos por diversos lugares. E como bispo então eu vi que a minha missão não estava sendo cumprida enquanto houver tanto aquela revolução como também a guerra civil. Por isto, [...] achei melhor trabalhar para acabar com a guerra para eu também poder fazer visitas pastorais como os outros bispos no mundo fazem. É isto pessoalmente que me motivou, como bispo, é claro que perante morte e desgraça há outros sentimentos humanos também que estão ali, porque não tinha muita graça ouvir tantos massacres feitos por uns e feitos por outros, viver-nos numa sociedade que cada um só procurava matar o outro. Também isto não era humano, não era humano. No nível da Igreja de Moçambique, de fato comumente, na Conferência Episcopal [CEM], nós discordamos tanto com certos comportamentos da revolução como também com a guerra, a violência. Por isso, na Conferência Episcopal tomamos a decisão de trabalhar para acabar com a guerra, nesta altura, e naturalmente com a revolução também. Porque há guerra lá a revolução tá dentro, isso é triste.[33]

Tanto a revolução promovida pela Frelimo como os conflitos armados foram considerados fatores que impediam a livre atuação da Igreja Católica em Moçambique. Destaca-se que o bispo Gonçalves mencionou as prisões de diversos católicos, incluindo padres e bispos, e os massacres de civis cometidos tanto pela Renamo como também pela Frelimo.

[...] O mais grave era a autodestruição das pessoas. Criava-se muito ódio no coração das pessoas. Os da Frelimo falavam dos bandidos armados como inimigos, seres da selva, dignos de morte. Os da Renamo consideravam os da Frelimo como comunistas, dignos de desprezo e de morte.[34]

A partir da década de 1980, os religiosos passaram a desempenhar um papel ativo na promoção da paz. O bispo Gonçalves, na qualidade de presidente da Conferência Episcopal de Moçambique (CEM), tinha conhecimento e acompanhou os diversos pedidos feitos pelos líderes protestantes do Conselho Cristão de Moçambique (CCM) ao presidente Machel para que fosse estabelecido o diálogo entre o governo da Frelimo e a Renamo. Diversos pedidos dos líderes religiosos foram negados por Machel. A estratégia do bispo Gonçalves, diante dessa posição intransigente do governo, foi estabelecer diálogos com aliados políticos da Frelimo. Por exemplo, Gonçalves já havia se deslocado à Tanzânia para um encontro com o presidente Julius K. Nyerere (1922--1999), no final da década de 1970, a fim de que esse aliado da Frelimo intercedesse em prol dos cristãos moçambicanos, pois na Tanzânia havia convivência entre orientação socialista e liberdade religiosa. Depois, no início da década de 1980, a partir da sugestão de membros da Comunidade de Santo Egídio,[35] o bispo Gonçalves se encontrou duas vezes com Enrico Berlinguer (1922-1984), então membro do parlamento e secretário--geral do Partido Comunista Italiano (PCI), partido que defendia uma posição laica e democrática. A influência dos comunistas italianos foi importante no sentido da aproximação dos católicos com o governo da Frelimo, além do fato de que a Comunidade de Santo Egídio, a partir de 1984, passou a enviar regularmente grandes lotes com ajudas humanitárias para Moçambique.

Na perspectiva do bispo Gonçalves e de outros religiosos, a intransigência do governo da Frelimo foi o principal fator que impedia as negociações com a Renamo. A própria interpretação de Gonçalves a respeito das causas do conflito armado coloca sobre a Frelimo a principal responsabilidade da emergência da Renamo como um movimento de reação:

[...] Foi a Frelimo quem agrediu o povo e depois foi agredida. O povo moçambicano foi agredido. Ela chegou e instituiu guias de marcha, lojas do povo, aldeias comunais, a operação produção que destruiu famílias, nacionalizaram igrejas e tornaram-nas armazéns, fuzilou pessoas com ideias contrárias, instituiu os centros de reeducação onde as pessoas entravam e nunca mais saíam. Foi a Frelimo, marxista, quem, primeiro, agrediu o povo. Havia uma reação interna, agora, personificou-se esse grupo de descontentes [da Renamo] que tiveram apoio da Rodésia e de outros.[36]

Esta leitura que considera a Renamo possuidora de uma grande base de apoio entre as populações camponesas de Moçambique, em detrimento de uma leitura que entende a Renamo como fantoche totalmente dependente e guiado pelos interesses da África do Sul e da Rodésia e pelas forças racistas e colonialistas, torna-se ainda mais plausível diante dos fracassos do Acordo de Incomáti e dos Colóquios de Pretória, que contaram com a intermediação dos sul-africanos, para estabelecer o fim dos conflitos armados.[37]

Mesmo diante de grave crise humanitária e dos apelos dos religiosos e dos governos aliados, em meados dos anos 1980, a Frelimo permaneceu intransigente no sentido de privar a Renamo de qualquer legitimidade política. No entanto, o governo da Frelimo passou a dialogar efetivamente com líderes católicos na Comunidade de Santo Egídio.[38] Inclusive, essa comunidade foi responsável pelo encontro do presidente Samora Machel com o Papa João Paulo II, em setembro de 1985, no Vaticano; mas Machel solicitou que esse encontro com o papa ficasse fora das agendas oficiais. Após a morte de Machel, ocorrida em outubro de 1986, e com Joaquim Alberto Chissano como presidente, permanecem a intransigência da Frelimo e o impedimento de qualquer negociação com a Renamo, mas há uma continuidade dos diálogos com os líderes católicos. Pode-se mencionar o encontro de Chissano com João Paulo II, em maio de 1987, no Vaticano, e a visita de três dias deste papa a Moçambique, em setembro de 1988. Se não houve efetivamente uma mudança em relação às negociações com a Renamo, os diálogos com os líderes católicos provocaram um abrandamento do anticatolicismo e da linguagem da Frelimo, e prepararam o caminho para uma compreensão mais ampla da Renamo. Ou seja, a Frelimo abandonou os termos "terroristas" ou "bandidos armados" para se referir à Renamo diante dos líderes católicos, optou por algo como "moçambicanos instrumentalizados por fatores de desestabilização",[39] e admitiu que era necessário ter uma compreensão mais ampla da Renamo e ir além da força das armas.

No início de 1988, o presidente Chissano se encontrou com os bispos católicos e não se opôs aos trabalhos em prol da paz e aos contatos desses religiosos com a Renamo, sem que isso fosse caracterizado como algum tipo de mediação ou negociação. Os contatos dos religiosos com membros da Renamo seriam apenas sondagens no intuito de ampliar a compreensão a respeito desse movimento, sem o envolvimento direto e o comprometimento da autoridade da Frelimo, que, por sua vez, não reconhecia formalmente a existência da Renamo enquanto movimento legítimo. Nesse sentido, o bispo Jaime Gonçalves, proveniente da mesma região de muitos membros da Renamo, foi um dos religiosos que estabeleceram contato com os líderes desse movimento. Ele descreveu como foi o primeiro encontro com Afonso Dhlakama (1953-2018),[40] em maio de 1988:

[...] Confessei-me duas vezes antes de [supostamente] partir para o Lesoto. Mandaram-me subir para um avião pequeno, depois mudamos numa pista na floresta. Diziam que íamos para o Zaire [atual República Democrática do Congo] mas parece-me que não nos afastamos da África Austral. Recebeu-me na floresta ao lado de uma fogueira. Eu estava vestido de bispo. Dhlakama falou-me da paz e sabe que a Frelimo vence diplomaticamente. Quereria a paz, a democracia e as eleições. Indicou [Artur] da Fonseca como seu representante com quem falar. Falei claramente. Exortei-os a procurar a mediação do Quênia, que nos parece estar interessado.[41]

Dhlakama conhecia um ministro queniano, e o embaixador Bethuel Abdu Kiplagat (1936-2017), então secretário-geral dos Negócios Estrangeiros do Quênia, havia se deslocado algumas vezes ao território moçambicano para encontros com a Renamo. Assim, a partir de outubro de 1988, o bispo Gonçalves viajou algumas vezes a Nairóbi, sozinho ou acompanhado de outros líderes religiosos, mesmo sem a possibilidade de qualquer negociação oficial. Para evitar mal-entendidos, Gonçalves adotou a estratégia de apenas entregar pessoalmente as cartas da Renamo para os líderes da Frelimo. Como fruto desses encontros de Nairóbi, em agosto de 1989, a Frelimo enviou um documento articulado em 12 pontos como precondições para iniciar uma negociação, e a Renamo, por sua vez, respondeu com um documento articulado em 16 pontos em que rejeitou a proposta de sua própria dissolução e propôs uma reconciliação junto com uma reforma constitucional. Mas as iniciativas de Nairóbi, com comunicações indiretas, não avançaram além desses dois documentos. O bispo Gonçalves entendeu que, nesse momento, o principal obstáculo foi a recusa da Frelimo em reconhecer a Renamo como força política legítima em Moçambique.[42]

A Comunidade de Santo Egídio, diante do fracasso das iniciativas de Nairóbi, intensificou seus esforços em prol da paz. Essa comunidade promoveu um encontro secreto de Dhlakama com representantes do governo italiano, em fevereiro de 1990, em Roma. Nas palavras do padre Matteo Zuppi, membro da comunidade: "[...] quando vimos que as coisas não avançavam em Nairóbi decidimos convidar Dhlakama para Roma".[43] Os religiosos entendem que, no início de 1990, o governo da Frelimo não enxergava nenhuma solução militar para a guerra e acabou persuadido pelas diplomacias italiana e estadunidense a negociar diretamente com a Renamo sem precondições. Dessa forma, foi possível iniciar as primeiras reuniões das negociações diretas entre a Renamo e a Frelimo, em julho de 1990, em Roma.

As negociações em Roma têm início com a presença de quatro observadores: dois membros da Comunidade de Santo Egídio (Andrea Ricciardi e o padre Matteo Zuppi), um representante do governo italiano (Mario Raffaelli, parlamentar e membro do Partido Socialista Italiano, PSI), e o bispo Gonçalves. Este último foi escolhido por conta dos seus contatos com a Renamo e com os italianos. A estratégia desses observadores foi deixar que as delegações da Renamo e da Frelimo orientassem por si mesmas as longas negociações sem fazer muitas interferências, apenas fomentando discretamente o diálogo entre as partes. Desde o início, havia falta de confiança e discordância sobre a definição dos mediadores. Diversos países cogitados como mediadores, assim como seus respectivos líderes políticos, não eram considerados suficientemente neutros ou seguros: "[...] a Renamo propôs Nairóbi, porque já estava lá. O presidente Chissano recusou [...]. Disse que Nairóbi estava cheia de reacionários. [...]. Então propôs Maláui e os outros disseram que não queriam, porque não havia segurança".[44] Por fim, em outubro de 1990, a Renamo propôs que os quatro observadores passassem a ser os mediadores oficiais.

A definição de uma agenda também se constituiu um entrave por conta das prioridades distintas das partes. "O governo [da Frelimo] estava mais interessado em alcançar um cessar-fogo imediato, enquanto os rebeldes [da Renamo] queriam primeiro discutir questões políticas sensíveis, incluindo as garantias da sua segurança e a composição da nova constituição".[45] Por isso, a promulgação de uma nova Constituição pela Frelimo, em novembro de 1990, foi considerada pela Renamo um ato unilateral, uma tentativa de esvaziar as reivindicações da Renamo, e uma desconsideração pelas negociações. Ao longo de alguns meses, as negociações ficaram presas em uma espécie de círculo vicioso: a Renamo não reconhecia a legitimidade do governo da Frelimo, e esta, por sua vez, não reconhecia a Renamo como um movimento político legítimo.

Na perspectiva do bispo Gonçalves, os mediadores religiosos e suas instituições aparentemente impotentes desempenharam um papel de extrema relevância durante os 27 meses de negociações de paz, entre 1990 e 1992. Em primeiro lugar, tanto os líderes católicos como os líderes protestantes moçambicanos foram atores capazes de se apresentar como neutros para as duas partes. Como tentativas de acelerar as negociações de Roma e sensibilizar a opinião pública internacional, os religiosos promoveram campanhas de petições com assinaturas recolhidas e orações públicas pela paz, e estabeleceram diálogos com os líderes políticos moçambicanos. O bispo Gonçalves destaca a visita de Dhlakama a Roma, em março de 1991; os encontros dos mediadores com Dhlakama no Maláui, em maio e em setembro de 1991; a visita do bispo sul-africano Desmond Mpilo Tutu ao presidente Chissano, em setembro de 1991, bispo que já havia recebido um Prêmio Nobel da Paz por sua oposição ao *apartheid*; os encontros de Mario Raffaelli e Matteo Zuppi com Dhlakama e Chissano, em dezembro de 1991; e os encontros dos líderes protestantes do CCM com Dhlakama no Maláui, em março de 1992. Foi algo importante para mostrar que os religiosos estavam fundamentalmente comprometidos com a paz e o bem-estar da população moçambicana. O próprio bispo

Gonçalves teve uma postura enérgica durante as negociações no sentido de lembrar às partes que havia uma grave crise humanitária: "Alguma das partes sentiu alguma urgência ou responsabilidade devido à ameaça de fome em massa?"[46]

Nesse percurso de negociações intermediadas pelos religiosos, o entendimento do bispo Gonçalves era de que a Renamo foi amadurecendo uma linguagem e uma mentalidade política. Aos poucos, as delegações da Renamo e da Frelimo foram transformando-se de inimigas em adversárias políticas, e o conflito foi sendo transferido para o campo político. Diante dos mediadores e dos observadores internacionais e com esse amadurecimento da Renamo, a Frelimo viu-se obrigada a reconhecer a Renamo como um movimento político moçambicano e a adotar o sistema político e jurídico previsto no Acordo Geral de Paz (AGP).

O AGP, assinado em outubro de 1992 por Dhlakama e Chissano em Roma, tem sete protocolos, além de comunicados e declarações. No primeiro protocolo, de outubro de 1991, constam alguns princípios norteadores das negociações. No segundo, de novembro de 1991, constam alguns critérios para a formação e o reconhecimento de partidos políticos. No terceiro, de março de 1992, constam alguns princípios para o processo eleitoral. Nos outros quatro protocolos, assinados em outubro de 1992, constam os critérios para a formação unificada das novas Forças Armadas e para a despartidarização e a reestruturação da polícia, os critérios para o auxílio financeiro aos combatentes desmobilizados, as garantias para o processo eleitoral e para a aprovação de uma nova Constituição, as garantias para a segurança dos membros da Renamo, as fases do processo de cessar-fogo ou Termo do Conflito Armado com a participação das forças de paz da Organização das Nações Unidas (ONU), e as fontes de financiamento do processo eleitoral.

Na perspectiva do bispo Gonçalves, foram primordialmente as iniciativas dos religiosos, as negociações de paz e, por conseguinte, o AGP que deram origem ao sistema político democrático, ao passo que as iniciativas da Frelimo não representaram uma contribuição relevante:

> [...] Com o Acordo Geral de Paz [AGP] tivemos a boa sorte de resolver num só, vamos dizer assim, dois grandes graves problemas do povo moçambicano. Como já disse o primeiro problema tínhamos a revolução, com todo sistema próprio repressivo e antidemocrático, unipartidário, com todas essas fórmulas que a história nos apresenta de regimes marxistas [...]. Por outro lado tínhamos [...] já a violência estava no país e tinha quase coberto todo o país. Com o Acordo Geral de Paz, o primeiro efeito positivo foi acabar com a revolução e acabar com a violência. Este foi o primeiro grande respiro do povo moçambicano perante a assinatura do Acordo Geral de Paz. Para a Igreja, naturalmente foi uma grande alegria ver estes problemas resolvidos e

também foi uma grande alegria saber que a Igreja Católica muito criticada pela revolução tinha contribuído para a solução destes grandes problemas. Então a Igreja ficou contente, satisfeita, tanto assim que continuou no processo de preparação para as primeiras eleições gerais, que ocorreram em 1994.[47]

Até aqui foi possível mencionar alguns aspectos do percurso do bispo Gonçalves nas negociações de paz e das suas perspectivas a respeito da guerra civil e do papel desempenhado pelos religiosos. Cabe mencionar também algumas críticas do bispo Gonçalves relativas aos supostos descumprimentos do AGP e desrespeitos à democracia moçambicana por parte dos governos da Frelimo. Ou seja, ele tomou como referência os protocolos do AGP para medir a legitimidade política dos governos da Frelimo e dos processos eleitorais.

Os depoimentos com essas críticas mais incisivas à Frelimo foram proferidos pelo bispo Gonçalves entre 2005 e 2016, ou seja, principalmente durante os dois mandatos presidenciais de Armando Emílio Guebuza (2005-2015). É possível que o bispo Gonçalves tenha sido estimulado a adotar esse tom por conta das ações truculentas do governo de Guebuza contra os críticos e os opositores. Guebuza foi acusado de promover novos conflitos armados com a Renamo e de utilizar alguns dispositivos legais, criados antes do AGP e da Constituição de 1990, para perseguir os críticos e os opositores da Frelimo.[48] Além disso, o governo de Guebuza esteve envolvido em escândalos de corrupção com grande repercussão. Nos últimos anos, até mesmo alguns membros históricos da cúpula da Frelimo criticaram diversas ações de Guebuza.[49]

O bispo Gonçalves acreditou que a integração dos combatentes da Renamo nas novas Forças Armadas, como previsto no AGP, foi levada adiante apenas durante os mandatos presidenciais de Joaquim Alberto Chissano, entre 1995 e 2004. No entanto, com Armando Guebuza na presidência, o entendimento é de que houve uma espécie de governação excludente com a rejeição dos protocolos do AGP:

> [...] Quando chamamos para o processo as Nações Unidas, disseram que devia haver um só exército no país, senão começavam [a guerra] outra vez. Então, metade soldados da Renamo, metade soldados do governo [da Frelimo]. Ficou também decidido que a Renamo podia manter a segurança para defender os seus líderes e foi assim que se concordou: a Renamo tem a sua segurança, a Frelimo tem a sua segurança. Até quando? Até às primeiras eleições democráticas [em 1994]. Mas o problema permanece até hoje. Fizemos as eleições democráticas à maneira da Frelimo, unificaram o exército, a Frelimo cumpriu, integraram-se os efetivos da Renamo e os da Frelimo, mas [Joaquim] Chissano saiu da presidência e entrou [Armando] Guebuza. E ele [Guebuza, presidente entre 2005 e 2015] não tinha mudado as suas ideias, nunca aceitou

o diálogo com a Renamo. Esteve em Roma, mas era brincadeira. Os da Renamo que tinham sido integrados pela ONU para unificar o exército foram todos postos de fora. Havia também homens da Renamo que deviam ir para Maputo fazer segurança e a Frelimo disse não: 'Chega, não queremos mais'. Então, a Renamo ficou em casa com os seus homens, ficou um movimento descamisado.[50]

O caminho da democracia em Moçambique, segundo o bispo Gonçalves, começou a ser efetivamente traçado a partir do AGP:

[...] ao lado da página da concórdia que nós tivemos, também existem os problemas políticos. O Acordo Geral de Paz [AGP] fala de democracia, e até ele deu critérios de como pode ser formado um partido num país que era só de um partido. Formação de partidos, modificações no exército, as forças armadas, tudo isso. Desde 1992 para cá o país tem tentado implementar a democracia e com a democracia uma linha política. [...] Mas ainda há muito que avançar. Nem sempre a democracia é respeitada, nem sempre temos sido livres para escolher e decidir os rumos deste país.[51]

Tratar-se-ia de um caminho tortuoso em que nem sempre a democracia é respeitada e, nesse sentido, existiria muita desconfiança da população nos processos eleitorais:

[...] O Acordo [AGP] prevê democracia, um sistema pluripartidário [...]. Estabeleceu-se um pluralismo partidário no país, estabeleceram-se eleições, como dizem, livres e justas e transparentes. Mas na realidade, quando vamos às eleições, acabamos alguns a perguntar: 'Essas eleições foram livres? Essas eleições foram justas? Essas eleições foram transparentes?' A resposta é diversificada. Então, aí podemos dizer que ainda não se desfez aquele nó que nos levaria a dizer: 'Acabamos de fazer eleições justas, livres e transparentes'. Isso ainda nos falta. Mas já é uma vantagem que existam muitas eleições, isso é democracia. [...] É preciso chegar a um ponto em que as pessoas, pelo menos 80%, 70% possam dizer: 'As eleições foram livres, as eleições foram justas, as eleições foram transparentes, portanto o seu resultado é aceitável'.[52]

E, por fim, o bispo Gonçalves apontou para os limites da democracia em Moçambique, que, entre outras coisas, dependeria do desenvolvimento econômico e de uma educação para a cidadania:

[...] A democracia sem nenhuma economia não é praticável, portanto o desenvolvimento econômico do país, aí ainda há muito que fazer e muito que organizar.[53]

[...] vemos que um dos caminhos é a educação cívica e democrática. De fato o povo é bom, nós os eleitores somos bons, nós ao menos vamos lá votar, os que vamos votar, somos bons, mas não sabemos exigir nossos direitos.[54]

Palavras finais: narrativas oficiais desafiadas pelo bispo

Abordaram-se alguns aspectos da trajetória do bispo Jaime Gonçalves, principalmente aqueles relativos à sua trajetória educacional e à sua participação nas negociações de paz durante a guerra civil em Moçambique. Foi possível destacar algumas perspectivas do bispo Gonçalves que desafiam as narrativas oficiais da Frelimo. Não se trata de defender as perspectivas do bispo em detrimento das narrativas oficiais, mas sim de ampliar o número de narrativas e possibilidades de compreensão de fatos da história recente de Moçambique.

A relevância das perspectivas do bispo Gonçalves é evidenciada também na identificação de semelhanças entre elas e o que apontam algumas análises a respeito da história recente de Moçambique — por exemplo, a existência de reações diversificadas diante da guerra civil;[55] o papel do AGP no sentido de desafiar e transformar as narrativas oficiais da Frelimo;[56] o papel da Frelimo no sentido de impossibilitar o desenvolvimento de qualquer oposição política;[57] e a fragilidade do sistema de governação e os limites da democracia representativa,[58] entre outros aspectos. Além disso, o bispo Gonçalves distinguiu-se de outros religiosos, sobretudo daqueles provenientes do sul de Moçambique, que se privaram de direcionar críticas mais incisivas aos governos da Frelimo.[59]

As narrativas da Frelimo não devem ser tomadas como desconectadas dos fatos, equivocadas ou estanques e imutáveis. Mesmo assim, com todos os riscos das simplificações e imprecisões, foi possível indicar algumas ideias presentes nessas narrativas oficiais. Os posicionamentos do bispo Gonçalves, como a bibliografia especializada tem apresentado, atestam a existência de perspectivas distintas. Nas narrativas oficiais, estão presentes: (i) a ideia de que a Igreja Católica foi mera aliada e serva do regime colonial português e todas as missões católicas foram colaboradoras do poder colonial; (ii) a ideia de que a legitimidade política advém primordialmente da história da libertação; (iii) a ideia de que a Frelimo respeitou a liberdade religiosa no pós-independência; (iv) a ideia de que o regime do *apartheid* foi o principal promotor dos conflitos, e a Renamo foi uma criação externa formada por "bandidos armados"; (v) a ideia de que a Renamo não sabe fazer política nem ser democrática; (vi) a ideia de que a implantação da democracia foi fruto das iniciativas da Frelimo; (vii) a ideia de que a Frelimo teve uma atuação relevante nas negociações de paz e cumpriu todos os protocolos do AGP; e (viii) a ideia de que a democracia é totalmente respeitada pela Frelimo e que a aceitação dos processos eleitorais pode resolver todos os problemas políticos.

As perspectivas do bispo Gonçalves não solicitam necessariamente a abolição ou a substituição de todas as ideias e explicações fornecidas pelas narrativas oficiais da Frelimo. Mas são perspectivas que desafiam e apontam para os limites dessas ideias e explicações. Nesse sentido, apontam para: (i) a ideia de que o regime colonial português demonstrou incômodo em relação a diversos católicos e as missões católicas também alimentaram sentimentos independentistas entre os moçambicanos; (ii) a ideia de que a legitimidade política advém do cumprimento dos protocolos do AGP; (iii) a ideia de que no pós-independência houve liberdade religiosa meramente formal, com perseguição aos grupos religiosos promovida pela Frelimo; (iv) a ideia de que a Frelimo errou primeiro e traiu muitos de seus membros, os conflitos armados foram uma reação, e a Renamo deve ser entendida como um movimento legitimamente moçambicano com grande base de apoio interna; (v) a ideia de que a Frelimo adotou uma forma de governação excludente, encorajando divisões no seio da Renamo e impossibilitando o desenvolvimento de qualquer oposição política; (vi) a ideia de que a abertura da Frelimo à democracia e ao multipartidarismo foi fruto de pressões internacionais e o AGP inaugurou oficialmente a democracia em Moçambique; (vii) a ideia de que os líderes religiosos tiveram protagonismo nas negociações de paz, houve muitos erros por parte da Frelimo nesse processo e a Frelimo descumpriu os protocolos do AGP; e (viii) a ideia de que há limites da democracia representativa e nem sempre a democracia é respeitada em Moçambique.

"Ainda há muito que avançar" na problematização da história recente de Moçambique, mas as perspectivas do bispo Jaime Gonçalves continuam nos provocando e nos desafiando a seguir adiante.

Notas

1   O historiador Allen F. Isaacman propôs a utilização de "FRELIMO" para se referir ao movimento de libertação e "Frelimo" para se referir ao partido político do período pós-independência. Ver A. F. Isaacman e B. S. Isaacman, *Mozambique — From colonialism to revolution, 1900-1982*. Boulder: Westview, 1983; A. F. Isaacman e B. S. Isaacman, *Mozambique's Samora Machel — A life cut short*. Atenas: OUP, 2020.

2   Sobre a história recente de Moçambique, ver C. Alden, *Mozambique and the construction of the New African State — From negotiations to nation building*. Londres: Palgrave, 2001; B. E. Bertelsen, *Violent becomings — State formation, sociality, and power in Mozambique*. Nova York: Berghahn, 2016; J. M. Cabrita, *Mozambique — The tortuous road to democracy*. Londres: Palgrave, 2000; J. Capela, *Moçambique pela sua história*. Porto: CEA-UP, 2010; A. Dinerman, *Revolution, counter-revolution and revisionism in postcolonial Africa — The case of Mozambique, 1975-1994*. Londres: Routledge, 2006; A. Dinerman, "Moçambique depois do socialismo: a independência revisitada". *Relações Internacionais*, v. 15, n. 1, p. 101-124, 2007; D. Hedges (org.), *História de Moçambique — v. 2: Moçambique no auge do colonialismo, 1930-1961*. 2. ed. Maputo: LU, 1999; M. Newitt, *História de Moçambique*. Mem Martins: Europa-América, 1997; M. A. Pitcher, *Transforming Mozambique — The politics of privatization, 1975-2000*. Cambridge: CUP, 2002; J. S. Saul (org.), *A difficult road — The transition to socialism in Mozambique*.

Nova York: Monthly Review, 1985; B. Weimer, *Representar palavras com acções? — Uma perspectiva crítica sobre paz sustentável e reconciliação em Moçambique*. Dacar: FES, 2020; H. G. West, *Kupilikula — O poder e o invisível em Mueda, Moçambique*. Lisboa: ICS-UL, 2009.

3   Ver J. P. Borges Coelho, "Política e história contemporânea em Moçambique". *Revista de História*, v. 178, n. 1, 2019; V. Igreja, "Memories as weapons: the politics of peace and silence in post-civil war Mozambique". *Journal of Southern African Studies*, v. 34, n. 3, p. 539-556, 2008.

4   A vassalagem poderia ter significados distintos para os diferentes atores, entre eles: os soberanos e os chefes angunes, os chefes aliados aos angunes, os chefes subjugados pelos angunes, as diferentes populações do centro e do sul de Moçambique, os britânicos, os governadores coloniais e as demais autoridades portuguesas. Por isso, os tratados de vassalagem não garantiam relações livres de tensões e ataques entre as partes envolvidas. Ver G. A. Santos, *Reino de Gaza — O desafio português na ocupação do sul de Moçambique (1821-1897)*. São Paulo: Alameda, 2010.

5   *Apud* M. Newitt, *História de Moçambique, op. cit.*, p. 337.

6   Ver C. Geffray, *A causa das armas — Antropologia da guerra contemporânea em Moçambique*. Porto: Afrontamento, 1991; J. Schafer, *Soldiers at peace — Veterans and society after the civil war in Mozambique*. Nova York: Palgrave, 2007.

7   A guerra civil em Moçambique, com conflitos entre as forças da Renamo e da Frelimo, ocorreu entre 1977 e 1992, e causou a morte de aproximadamente 1 milhão de moçambicanos. A assinatura do Acordo Geral de Paz (AGP) pelas lideranças dos dois grupos, em outubro de 1992, marcou o fim dos conflitos, mas ainda há muitas questões mal resolvidas. Ver F. Caldeira da Silva, "The role of the Christian Council of Mozambique in the colonial war (1964-1974) and in civil wars (1977-2014)". *Studia Historiae Ecclesiasticae*, v. 41, n. 1, p. 105-121, 2015; S. Chan e M. Venâncio, *War and peace in Mozambique*. Londres: Macmillan, 1998; A. B. Costa, "A pobreza, a guerra e a paz em Moçambique: teorias, relações e percepções". Comunicação apresentada na II Conferência IESE, Maputo, 22-23 abr. 2009; C. Darch, "A guerra e as mudanças sociais recentes em Moçambique (1986-1992): cenários para o futuro". *Estudos Afro-Asiáticos*, v. 23, n. 1, p. 213-227, 1992; C. Darch, *A success story gone wrong? — The Mozambican conflict and the peace process in historical perspective*. Maputo: FES, 2018; R. M. Della Rocca, "Moçambique, uma paz para África". In: B. Mazula (org.), *Moçambique, dez anos de paz*. Maputo: Cede, 2002, p. 299-310; R. M. Della Rocca, *A paz — Como Moçambique saiu da guerra*. Maputo: Ciedima, 2012; A. Lalá, "Dez anos de paz em Moçambique: da visão normativa à perspectiva realista". *Estudos Moçambicanos*, v. 20, n. 1, p. 19-40, 2002; S. C. Lubkemann, *Culture in chaos — An anthropology of the social condition in war*. Chicago: UCP, 2008; C. Manning, "Constructing opposition in Mozambique: Renamo as political party". *Journal of Southern African Studies*, v. 24, n. 1, p. 161-189, 1998; A. Vines, "Renamo's rise and decline: the politics of reintegration in Mozambique". *International Peacekeeping*, v. 20, n. 3, p. 375-393, 2013.

8   Sobre as atuações das missões cristãs em Moçambique, ver P. R. T. Abreu, *A experiência evangelizadora da igreja entre os sena de Moçambique (1992-2002): uma opção pelos pobres e pela paz*. Dissertação (Mestrado em Teologia) — Pontifícia Universidade Católica de São Paulo, São Paulo, 2006; M. Cahen, "L'État Nouveau et la diversification religieuse au Mozambique, 1930-1974: I. Le résistible essor de la portugalisation catholique (1930-1961)". *Cahiers d'Études Africaines*, v. 158, n. 1, p. 309-350, 2000[a]; M. Cahen, "L'État Nouveau et la diversification religieuse au Mozambique, 1930-1974: II. La portugalisation désespérée (1959-1974)". *Cahiers d'Études Africaines*, v. 159, n. 1, p. 551-592, 2000[b]; T. Cruz e Silva, *Igrejas protestantes e consciência política no sul de Moçambique — O caso da Missão Suíça (1930-1974)*. Maputo: Promedia, 2001; T. P. Morais, "Os clérigos católicos e a luta de libertação nacional em Moçambique: o caso dos padres de Macúti, Beira". *Cadernos de África Contemporânea*, v. 3, n. 6, p. 89-106, 2020; E. Morier-Genoud, "Of God and Caesar: the relation between Christian churches and the State in post-colonial Mozambique, 1974-81". *Social Sciences & Missions*, v. 3, n. 1, 1996; E. Morier-Genoud, "Y a-t-il une spécificité protestante au Mozambique?: discours du pouvoir postcolonial et histoire des Églises chrétiennes". *Lusotopie*, v. 5, n. 1, p. 407-420, 1998; F. Nolan, *The departure of the missionaries of Africa (The White Fathers) from Mozambique in 1971*. Roma: Pio XI, 2017; Z. Pereira, "Os jesuítas em Moçambique: aspectos da acção missionária portuguesa em contexto colonial (1941-1974)". *Lusotopie*, v. 7, n. 1, p. 81-105, 2000; S. S. Resende, *Profeta em Moçambique*. Lisboa: Difel, 1994; L. B. Serapião, "The influence of the Catholic church on Portuguese colonial policy". *A Current Bibliography on African Affairs*, v. 7, n. 2, p. 138-155, 1974; C. N. Silva, *"Viver a fé em Moçambique": as relações entre a Frelimo e as confissões religiosas (1962-1982)*. Tese (Doutorado em História Social) — Universidade Federal Fluminense, Niterói, 2017. Sobre as comunidades muçulmanas em Moçambique, ver L. Bonate, "Muslim religious leadership in post-colonial Mozambique". *South African Historical Journal*, v. 60, n. 4, p. 637-654, 2008; L. Bonate, "Muslim memories of the Liberation War in Cabo Delgado". *Kronos*, v. 39, n. 1, p. 230-256, 2013.

9   Ver D. C. Recama, *História de Moçambique, de África e Universal —10ª à 12ª classes*. Maputo: Plural, 2006.

10   O Acordo Geral de Paz (AGP) foi assinado em Roma, em outubro de 1992, após longas negociações entre as lideranças da Renamo e da Frelimo com a intermediação oficial de um parlamentar italiano (Mario Raffaelli), de membros da Comunidade de Santo Egídio (Andrea Ricciardi e Matteo Zuppi) e do bispo Gonçalves.

11   Em Moçambique os conflitos entre a Renamo e a Frelimo ganharam contornos regionais, com a Renamo tendo sua influência mais concentrada sobre as populações do centro e do norte do país, e a Frelimo tendo maior influência sobre as populações do sul, onde está localizada a capital, Maputo. No entanto, nos últimos anos, por conta do grande descontentamento com os governos da Frelimo, a Renamo ganhou muitos apoiadores até mesmo entre as populações do sul de Moçambique. Ver S. Fiorotti, "Trufafá anuncia a derrota da Frelimo em Moçambique". *Observatório da Imprensa*, São Paulo, 22 nov. 2023.

12   Ver B. L. Ncomo, *Uria Simango — Um homem, uma causa*. Maputo: Novafrica, 2003; C. Peixoto e M. P. Meneses, "Domingos Arouca: um percurso de militância nacionalista em Moçambique". *Topoi*, v. 14, n. 26, p. 86-104, 2013.

13   D. Hedges (org.), *História de Moçambique — v. 2: Moçambique no auge do colonialismo, 1930-1961*. 2. ed. Maputo: LU, 1999, p. 121. O Estatuto Missionário de 1941, que regulamentou a Concordata e o Acordo Missionário de 1940, submeteu os missionários católicos às autoridades portuguesas e formalizou a Igreja Católica como instrumento ideológico da dominação colonial portuguesa. Com isso, as escolas rudimentares oficiais foram transferidas à Igreja Católica. No entanto, a efetivação do Estatuto não ocorreu de forma similar e uniforme em todo o território moçambicano. Ver J. M. Guimarães, *A política "educativa" do colonialismo português em África — Da I República ao Estado Novo (1910-1974)*. Porto: Profedições, 2006.

14   O bispo Sebastião Soares de Resende (1906-1967) foi um grande crítico do regime colonial português e defensor dos direitos das populações camponesas de Moçambique, tanto em ações e textos pastorais como através do jornal *Diário de Moçambique*, criado pela diocese da Beira, em 1950, e dirigido pelo monsenhor António Duarte de Almeida (1929-1999).

15   S. S. Resende, *Profeta em Moçambique*. Lisboa: Difel, 1994; L.B. Serapião, "The influence of the Catholic...", *op. cit.*, p. 434.

16   J. P. Gonçalves, 28 out. 2005, In: J. P. Gonçalves e R. Bié, "Foi a Frelimo quem agrediu o povo e depois foi agredida: entrevista com d. Jaime Gonçalves". *Savana*, Beira, 28 out. 2005.

17   Ver T. Cruz e Silva, *Igrejas protestantes e consciência política no sul de Moçambique — O caso da Missão Suíça (1930-1974)*. Maputo: Promedia, 2001; M. A. Pitcher, *Transforming Mozambique — The politics of privatization, 1975-2000*. Cambridge: CUP, 2002.

18   M. Newitt, *História de Moçambique, op. cit.*, p. 415.

19   Outros bispos moçambicanos também estudaram no Seminário de Zóbuè, entre eles: Bernardo Filipe Governo (1939-2013), Paulo Mandlate [ou Mandelate] (1934-2019), Francisco João Sílota, Manuel Chuanguira Machado (1950-), e Francisco Chimoio (1947-). O bispo Gonçalves menciona que na sua turma havia 18 estudantes, entre os quais: Paulo Mandlate, João Nhai e Gilberto Waia.

20   Os primeiros missionários católicos da Sociedade dos Padres Brancos — Albert Garin, Charles Pollet, Cesare Bertulli e Paolo Marostica — fundaram, em 1946, a Paróquia Nossa Senhora de Fátima, em Murraça, entre as populações senas, província de Sofala. Os missionários dos Padres Brancos, que atuaram em Moçambique, entre as décadas de 1940 e 1970, eram em sua maioria de origem alemã, belga, espanhola e italiana.

21   F. Nolan, *The departure of the missionaries of Africa (The White Fathers) from Mozambique in 1971*. Roma: Pio XI, 2017, p. 49-50, tradução nossa.

22   J. P. Gonçalves, 28 out. 2005, In: J. P. Gonçalves e R. Bié, *op. cit.*

23   Seminário fundado pela diocese de Lourenço Marques, em 1949, e dirigido por missionários holandeses da Congregação dos Padres Sacramentinos, ou Congregação do Santíssimo Sacramento.

24   J. P. Gonçalves, 28 out. 2005, In: J. P. Gonçalves e R. Bié, *op. cit.*

25   J. P. Gonçalves, 5 jan. 2014, *apud* M. C. Ramos (org.), *Monsenhor Joaquim Mabuiangue — Uma vida a várias vozes*. Fátima: Consolata, 2014, p. 96-97.

26   O bispo anglicano Dinis Salomão Sengulane (1946-), moçambicano, presidiu o Conselho Cristão de Moçambique (CCM), composto em sua maioria por igrejas protestantes históricas, durante as negociações de paz em Moçambique. O CCM, com o apoio de outras organizações, levou adiante o projeto *Transformação de Armas em Enxadas* (TAE). Ver S. Faltas e W.-C. Paes, *Transformação de armas em enxadas — A abordagem TAE para um desarmamento práctico*. Bonn: BICC, 2004.

27   J. P. Gonçalves e D. S. Sengulane, "A calling for peace: Christian leaders and the quest for reconciliation in Mozambique". *Accord*, v. 3, n. 1, 1998, p. 27, tradução nossa.

28   Semelhantemente ao bispo Sebastião Soares de Resende (1906-1967), houve padres e bispos católicos portugueses que criticaram o regime colonial português e defenderam os direitos das populações camponesas de

Moçambique, por exemplo: o bispo Eurico Dias Nogueira (1923-2014), o bispo Manuel Vieira Pinto (1923--2020), o monsenhor António Duarte de Almeida (1929-1999), o padre Joaquim Teles Sampaio e o padre Fernando Marques Mendes, entre outros.

29 Em julho de 1970, ocorreu no Vaticano a audiência do Papa Paulo VI com as lideranças de alguns movimentos de libertação das então colônias portuguesas na África ou "províncias ultramarinas": Amílcar Cabral (1924-1973), do PAIGC (Guiné-Bissau e Cabo Verde); Agostinho Neto (1922-1979), do MPLA (Angola); e Marcelino dos Santos (1929-2020), da Frelimo (Moçambique).

30 Ver J. P. Gonçalves e D. S. Sengulane, *op. cit.*, p. 26-33; A. Marujo, "Pide queria expulsar 150 missionários [católicos] de Moçambique". *Público*, Lisboa, 23 abr. 1999.

31 J. P. Gonçalves e D. S. Sengulane, *op. cit.*, p. 28.

32 J. P. Gonçalves, 28 out. 2005, In: J. P. Gonçalves e R. Bié, *op. cit.*

33 J. P. Gonçalves, 1 mar. 2005, *apud* P. R. T. Abreu, *A experiência evangelizadora da igreja entre os sena de Moçambique (1992-2002): uma opção pelos pobres e pela paz*. Dissertação (Mestrado em Teologia) — Pontifícia Universidade Católica de São Paulo, São Paulo, 2006.

34 J. P. Gonçalves, 2014, p. 31, *apud* J. B. Gouveia, *Direito constitucional de Moçambique*. Lisboa: IDLP, 2015, p. 116.

35 O bispo Jaime Pedro Gonçalves participou de um sínodo em Roma, em 1977, no qual se discutiu sobre as restrições impostas às igrejas cristãs em Moçambique; desde então ele trabalhou em colaboração com a Comunidade de Santo Egídio.

36 J. P. Gonçalves, 28 out. 2005, In: J. P. Gonçalves e R. Bié, *op. cit.*

37 O Acordo de Incomáti (ou Nkomati) foi assinado, em março de 1984, entre Samora Moisés Machel (1933--1986) e Pieter Willem Botha (1916-2006), então primeiro-ministro da África do Sul, com a intenção de estabelecer o fim dos conflitos armados em Moçambique. O governo da Frelimo se comprometia a deixar de apoiar o movimento African National Congress (ANC) e o governo da África do Sul, por sua vez, a deixar de apoiar a Renamo. Na sequência, em setembro e outubro de 1984, foram realizados os Colóquios de Pretória com a presença de representantes da Renamo (entre os quais, Evo Camões Fernandes) e da Frelimo (entre os quais, Jacinto Veloso), mas a experiência foi considerada negativa e impediu novas tentativas de diálogo. Ver S. Machel, *Acordo de Nkomati — Vitória da paz, vitória do socialismo*. Maputo: Ed. Frelimo, 1984.

38 A Comunidade de Santo Egídio foi fundada em Roma, em 1968, com a vocação de ajudar os pobres. Com seu crescimento, ela envolveu-se também na busca por soluções negociadas para conflitos armados, tendo laços estreitos com o governo italiano e o Vaticano. Ver M. Zuppi e R. Chartroux, "Interview with Matteo Zuppi, Community of Santo Egidio, 1995". In: S. Chan e M. Venâncio, *op. cit.*, 1998, p. 30-33.

39 R. M. Della Rocca, *A paz — Como Moçambique saiu da guerra*. Maputo: Ciedima, 2012, p. 24.

40 A Renamo foi liderada primeiramente por André Matade Matsangaíssa (1950-1979), um dissidente da Frelimo que foi morto em conflito com as forças desta. Após a morte de Matsangaíssa, o líder da Renamo passou a ser Afonso Macacho Marceta Dhlakama (1953-2018). A Renamo contou com o apoio do governo rodesiano de minoria branca, até 1980, e com o apoio do governo sul-africano do *apartheid*, até 1984; no entanto, em meados da década de 1980, ela já não dependia de qualquer ajuda externa e constituía um movimento com ampla base de apoio entre as populações camponesas de Moçambique.

41 J. P. Gonçalves, jun. 1988, *apud* R. M. Della Rocca, *A paz — Como Moçambique saiu da guerra*. Maputo: Ciedima, 2012, p. 42.

42 J. P. Gonçalves e D. S. Sengulane, *op. cit.*, p. 30.

43 *Apud* M. Zuppi e R. Chartroux, *op. cit.*, 1995, p. 31, tradução nossa.

44 J. P. Gonçalves, 28 out. 2005. In: J. P. Gonçalves e R. Bié, *op. cit.*

45 J. P. Gonçalves e D. S. Sengulane, *op. cit.*, p. 31, tradução nossa.

46 J. P. Gonçalves e D. S. Sengulane, *op. cit.*, p. 33.

47 J. P. Gonçalves, 1 mar. 2005, *apud* P. R. T. Abreu, *op. cit.*

48 Ver I. P. Machado, "Moçambique: liberdade de expressão ameaçada?" *RFI*, Maputo, 31 ago. 2015.

49 Ver A. F. Isaacman e B. S. Isaacman, *op. cit.*, 2020.

50 J. P. Gonçalves, 19 fev. 2016. In: J. P. Gonçalves e H. Botequilha, "Entrevista com d. Jaime Gonçalves." *Agência Lusa*, Beira, 19 fev. 2016.

51 J. P. Gonçalves, 1 mar. 2005, *apud* P. R. T. Abreu, *op. cit.*

52 J. P. Gonçalves, 4 out. 2012. In: J. P. Gonçalves e M. Barroso, "O povo viveu a ideia do abraço entre Frelimo e Renamo: entrevista com d. Jaime Gonçalves". *DW África*, Beira, 4 out. 2012.

53 *Ibidem.*

54 J. P. Gonçalves, 1 mar. 2005, *apud* P. R. T. Abreu, *op. cit.*

55 Ver S. C. Lubkemann, *Culture in chaos — An anthropology of the social condition in war*. Chicago: UCP, 2008.

56 Ver J. P. Borges Coelho, "Política e história contemporânea em Moçambique". *Revista de História*, v. 178, n. 1, 2019; S. Chan e M. Venâncio, *War and peace in Mozambique*. Londres: Macmillan, 1998.

57 Ver J. Schafer, *op. cit.*; A. Vines, "Renamo's rise and decline: the politics of reintegration in Mozambique". *International Peacekeeping*, v. 20, n. 3, p. 375-393, 2013.

58 Ver C. Alden, *Mozambique and the construction of the New African state — From negotiations to nation building*. Londres: Palgrave, 2001; L. Bussotti, "A gestão do 'risco político' na democracia moçambicana: análise e perspectivas". *Estudos de Sociologia*, v. 2, n. 20, 2014; C. Manning, *op. cit.*, 2001; A. Lalá, *op. cit.*, 2002.

59 Ver M. C. Ramos (org.), *Monsenhor Joaquim Mabuiangue — Uma vida a várias vozes*. Fátima: Consolata, 2014.

AS AUTORAS E OS AUTORES

Augusto Nascimento
Investigador com Agregação do Centro de História da Universidade de Lisboa, onde leciona e coordena projetos de publicação de fontes para a história da África. Autor de artigos e livros, entre eles, *Atlas da lusofonia — São Tomé e Príncipe* (2008); *Histórias da Ilha do Príncipe* (2010); *Desporto em vez de política no São Tomé e Príncipe colonial* (2013) e *São Tomé e Príncipe — As tramas da política e a emancipação do saber histórico* (2019). Tem como principais áreas de interesse a história contemporânea e a atualidade de São Tomé e Príncipe, assim como a história política recente da África.

Carolina Bezerra Machado
Professora adjunta de Ensino de História e Cultura Africana e Afro-Brasileira na Universidade Federal do ABC (UFABC) e colaboradora do Programa de Pós-Graduação em Ciências Humanas e Sociais na mesma instituição (PPG-CHS/UFABC). Atualmente é vice-coordenadora do curso de Especialização em Estudos Africanos e Afro-Brasileiros na UFABC. É mestre em História Social pela Universidade Federal do Estado do Rio de Janeiro (Unirio) e doutora em História Social pelo Programa de Pós-Graduação da Universidade Federal Fluminense (UFF), com uma pesquisa sobre as relações de poder em Angola no pós-independência a partir de uma leitura dos romances do intelectual Pepetela.

Crislayne Alfagali
Mestra e doutora em História Social da Cultura pela Universidade Estadual de Campinas (Unicamp) e professora do Departamento de História da Pontifícia Universidade Católica do Rio de Janeiro (PUC-Rio). É autora do livro *Ferreiros e fundidores da Ilamba — Uma história social* (Luanda, 2018) e concentra suas pesquisas em história da Angola e suas conexões com o Brasil, sobretudo no século XVIII. É a atual coordenadora do Projeto Acervo Digital Angola-Brasil, que em seu site (padab.com.br) publica instru-

mentos de consulta, textos e materiais didáticos sobre os códices do Arquivo Histórico de Angola que compõem a coleção.

Fernanda Chamarelli de Oliveira

Tem graduação em História pela Universidade do Estado do Rio de Janeiro (Uerj) e especialização em Orientação Educacional e Pedagógica pela Universidade Cândido Mendes. Mestra em História pelo Programa de Pós-Graduação em História Social da Cultura, na Pontifícia Universidade Católica do Rio de Janeiro (PUC-Rio). Atualmente é professora de ensino fundamental I no Colégio Pedro II. Tem interesse em pesquisa nas áreas de ensino de história, história da África, história de gênero e história antiga, com foco no continente africano.

Inês Almeida Silva Oliveira

Bacharel em Letras pela Universidade Estadual do Sudoeste da Bahia (Uesb) e em Pedagogia pela Faculdade Regional de Filosofia, Ciências e Letras de Candeias (FAC). Mestra em Relações Étnicas e Contemporaneidade pela Uesb, onde defendeu, em 2021, a dissertação intitulada *Em torno dos Humbi e do boi sagrado: atuação e vivências do padre Carlos Estermann no Sudoeste angolano (1925–1961)*.

Mariana Bracks Fonseca

Professora de História da África na Universidade Federal de Sergipe. Mestra e doutora em História Social pela Universidade de São Paulo (USP), com estágio pós-doutoral na Universidade Federal de Minas Gerais (UFMG). Pesquisa relações de gênero e o poder das mulheres na África em perspectiva de longa duração. Tem interesse em produção de materiais didáticos, HQs e jogos digitais sobre sociedades africanas. É autora dos livros *Poderosas rainhas africanas* (2021); *Ginga de Angola — Memórias e representações da rainha guerreira na diáspora* (2019), *Nzinga Mbandi e as guerras de resistência em Angola* (2015), entre outros.

Mariana Gino

Mestra e doutora em História Comparada pelo Programa de Pós-Graduação em História Comparada da Universidade Federal do Rio de Janeiro (PPGHC/UFRJ). Secretária-geral do Centre International Joseph Ki-Zerbo pour l'Afrique et sa Diaspora/Nan laara an saara (CIJKAD). Secretária executiva adjunta do Centro de Articulação de Populações Marginalizadas (Ceap). Professora substituta no Departamento de Ciência Política/Pensamento Político Contemporâneo e Decolonial do Instituto de Filosofia e Ciências Sociais da Universidade Federal do Rio de Janeiro.

Matheus Serva Pereira

Investigador no Instituto de Ciências Sociais da Universidade de Lisboa (ICS-ULisboa). Mestre em História Social pela Universidade Federal Fluminense (UFF) e doutor em História Social da África pela Universidade Estadual de Campinas (Unicamp). Atualmente desenvolve a pesquisa *African experiences of assimilation in Mozambique: histories and memories* (1910-2010), financiada pela Fundação para a Ciência e Tecnologia (FCT) e sediada no ICS-ULisboa. Autor dos livros *Grandiosos batuques — Tensões, arranjos e experiências coloniais em Moçambique (1890-1940)* (2020) e *Alegrai-vos no mundo, o Fany Mpfumo retornou — Histórias e estórias da vida de um músico moçambicano* (no prelo).

Nathalia Rocha Siqueira

Bacharel em Letras pela Universidade Federal do Rio de Janeiro (UFRJ) e mestra em História Política pela Universidade do Estado do Rio de Janeiro (Uerj), onde defendeu a dissertação *O enfermeiro e a Quijinga: trajetória política e construção do capital simbólico de Uanhenga Xitu (1947-1975)* (2020).

Priscila Henriques Lima

Doutoranda em História pela Universidade do Estado do Rio de Janeiro (Uerj) e mestra em História Política pela mesma instituição. Graduada em História pela Universidade Católica de Petrópolis. Fundadora e editora da revista eletrônica *Veredas da História*. Pesquisadora do Grupo Interinstitucional Áfricas (Uerj/UFRJ) e do Laboratório de Estudos Africanos na Universidade Federal do Rio de Janeiro (Leáfrica/UFRJ), compondo o grupo de curadores do projeto radiofônico *Sikiliza, África!* Sua atual pesquisa é desenvolvida a partir da análise da influência da práxis educacional do educador brasileiro Paulo Freire no projeto de construção nacional angolano durante o período de intersecção entre o regime colonial e o pós-colonial.

Priscila Weber

Professora contratada de História da África na Universidade do Estado do Rio de Janeiro (Uerj). Realizou pesquisa de pós-doutorado pela Universidade de São Paulo (USP). Mestra e doutora em História pela Pontifícia Universidade Católica do Rio Grande do Sul (PUC-RG). Atua nas equipes de coordenação das associações de classe a nível nacional, como a Associação Brasileira de Estudos Africanos (ABE-África) e no GT África da Associação Nacional de História (Anpuh). Coordena o grupo de pesquisa Áfricas: Sociedade, Política e Cultura (Uerj/UFRJ). Principais interesses de pesquisa: história da África; história do Congo e de Angola; paleografia, fontes e arquivos voltados aos estudos africanos.

Silas Fiorotti

Doutor em Antropologia Social pela Universidade de São Paulo (USP) e professor colaborador do Centro Universitário das Faculdades Metropolitanas Unidas (FMU), em São Paulo. Desenvolveu pesquisa de doutorado sobre as relações entre religião e política em Moçambique. É um dos organizadores do livro *Histórias e políticas em contextos africanos* (2023) e autor de diversos artigos científicos.

Silvio de Almeida Carvalho Filho

Professor do Programa de Pós-Graduação em História (PPGH) da Universidade do Estado do Rio de Janeiro (Uerj) e professor do Mestrado em Ensino de História (PPGEH) da Universidade Federal do Rio de Janeiro (UFRJ). Doutor em História pela Universidade de São Paulo (USP), com a tese *Angola: nação e literatura (1975-1985)*, tem experiência em História da África, assim como na área de História Moderna e Contemporânea, atuando principalmente nos seguintes temas: África, Angola, história e literatura, intelectuais, ativismo político, diferenças e desigualdades sociais. Também é pesquisador do Laboratório de Estudos Africanos (Leáfrica) da UFRJ e pesquisador associado do Laboratório de Estudos das Diferenças e Desigualdades Sociais (Leddes) da Uerj.

Washington Nascimento

Professor associado da Universidade do Estado do Rio de Janeiro (Uerj) no Instituto de Filosofia e Ciências Humanas (IFCH), alocado na área de Moderna e Contemporânea, na subárea de História da África. Professor do quadro permanente do Programa de Pós-Graduação em História Política da Uerj. Desde 2021 é pro-cientista da mesma instituição. Mestre em Ciências Sociais: Antropologia pela Pontifícia Universidade Católica de São Paulo (PUC-SP). Doutor em História Social pela Universidade de São Paulo (USP). Organizador e/ou autor dos livros *Jogo nas sombras — Realidades misturadas, estratégias de subjetivação e luta anticolonial em Angola* (2021) e *Intelectuais das Áfricas* (2020), entre outros.

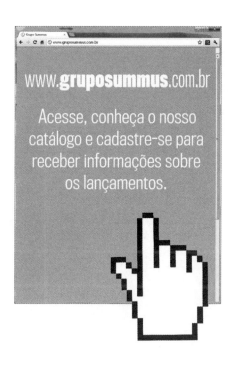